JN235775

10日間で確実に

下腹を凹《へこ》ます

シンメトリー
エクササイズ

腹筋をしても下腹は凹みません

「そろそろ腹筋をしないとマズい」とか
「腹筋をしてるのに下腹がまるで凹まない」という声を
よく聞きます。それを聞くたびに私は、
下腹は腹筋じゃやせませんよと
アドバイスしたくなります。

みなさんも思い違いをしているかもしれませんが、
どんなに腹筋をしても、ぽこっとふくらんだ下腹も

永井正之（ながい まさゆき）　中目黒「ながい接骨院」院長。柔道整復師。スポーツ選手のパフォーマンスアップを目的とした「シンメトリーエクササイズ」を考案し、シェイプアップや腰痛、肩こりで悩む患者さんの根本治療を行っている。著書に『たった5回!「骨盤クランチ」で下半身からヤセる!』（青春出版社）、『下腹を凹ます! 骨盤シンメトリーエクササイズ』『下腹を凹ます! 下半身を細くする!! 骨盤シンメトリーエクササイズ』（ともに宝島社）などがある。また、iPhoneとiPadで「腰痛診断 個別改善プログラム」を配信している。日本体育協会公認アスレティックトレーナー、JOCオリンピック強化スタッフ。

ベルトにのってしまうたるんだ下腹も凹みません。
なぜか？　下腹に貯め込んでいるのは脂肪だからです。
だからと言って「ビールをガマンしなきゃ」
「ラーメンや焼肉を封印！」といった
寂しい決心をする必要はありません。
下腹をたった10日間で
凹ますトレーニングがあります。
骨格と筋肉の関係を知り、脳を使ってトレーニングを
行うと、誰でもラクに下腹が凹みます。
気になっている下腹を放置して、おやじ体型へと
突き進む前にぜひ体験してください。

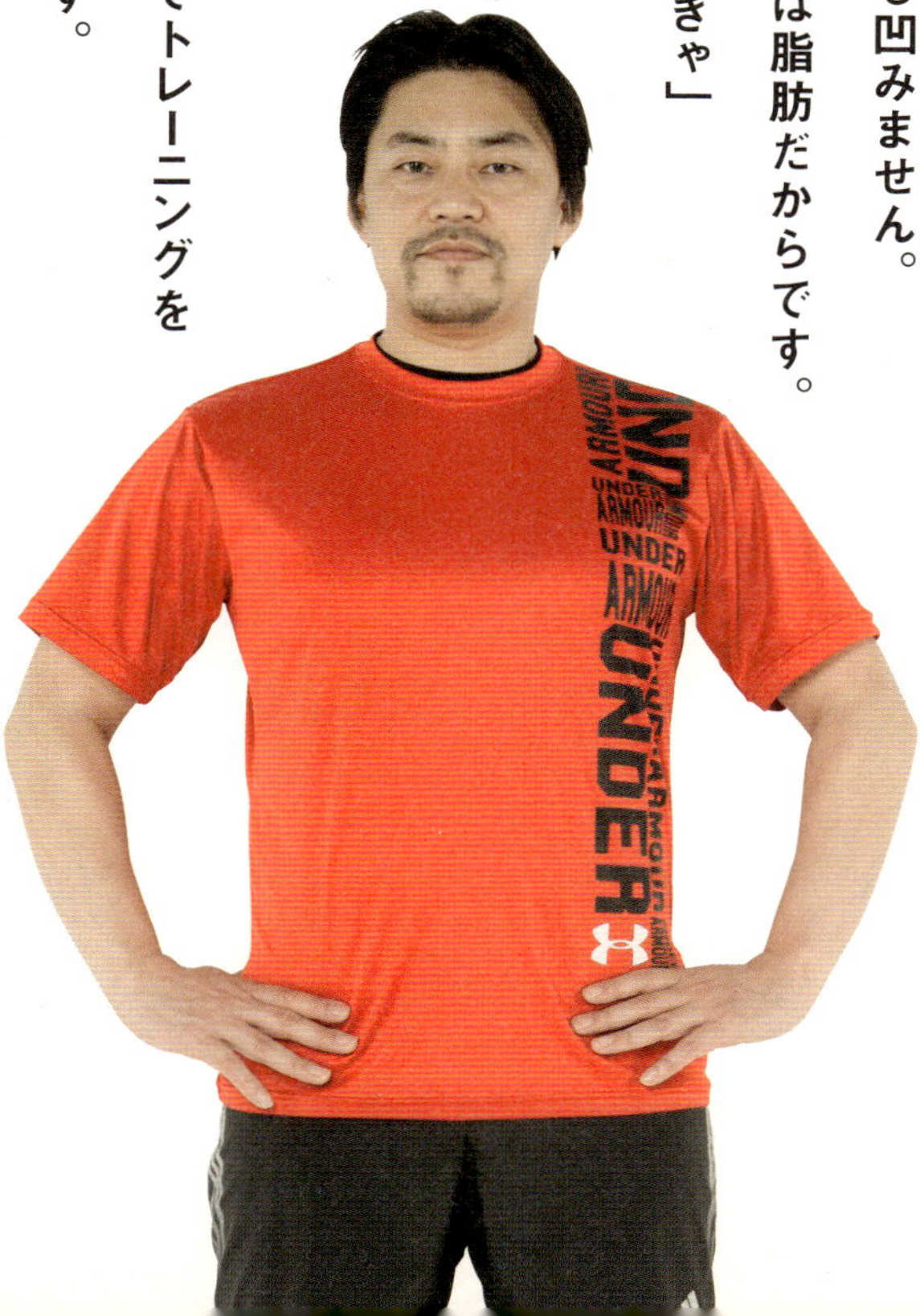

10日間で確実に
下腹を凹ます

目次

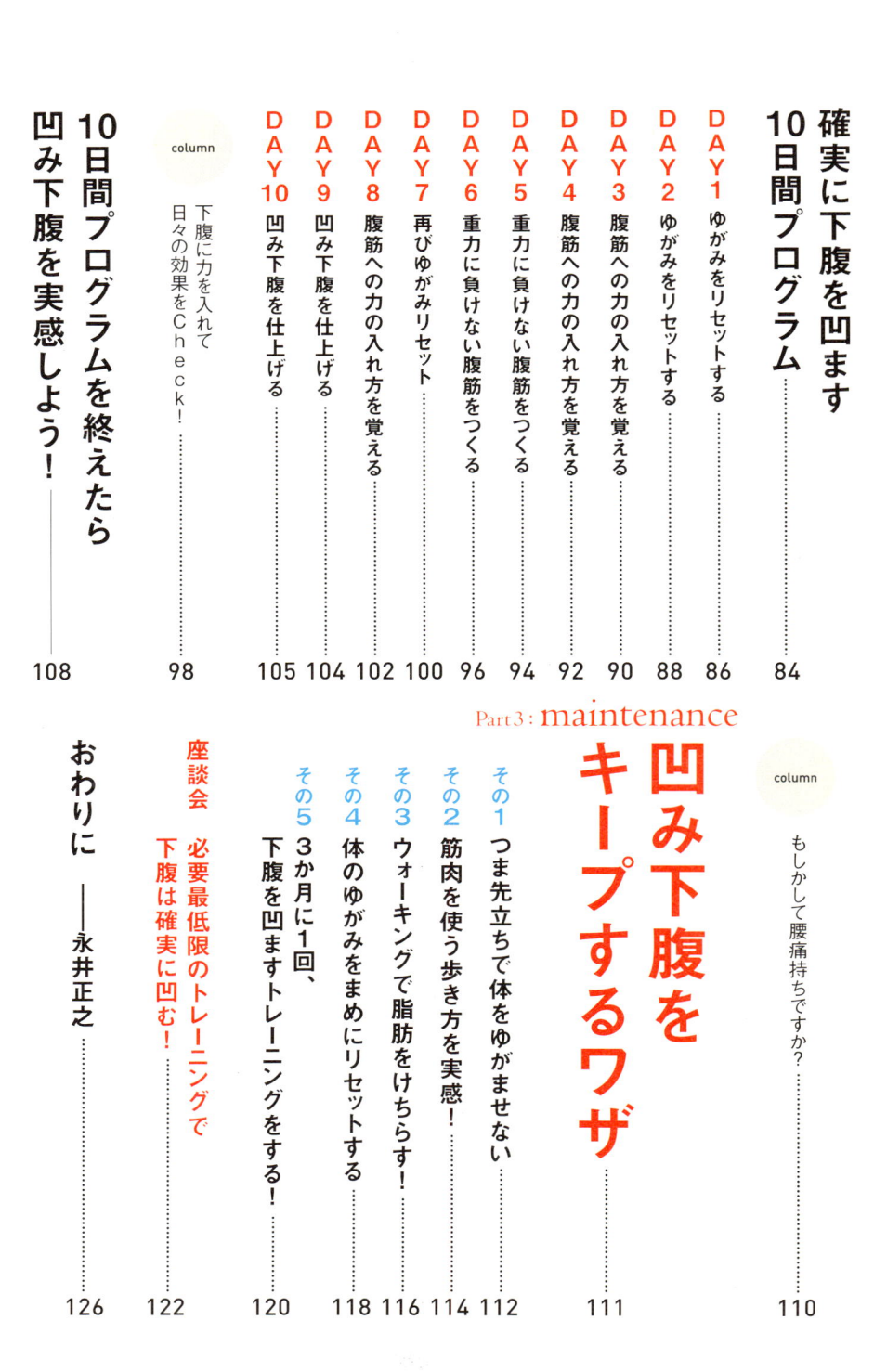

Part 1 : logic

下腹は10日間で確実に凹《へこ》む

「下腹がたった10日間で凹むわけがない」と思ったあなた、「筋トレは苦しいばかりで効果がない」と思ったあなた、そう思うのもごもっとも。ですが、正しい下腹の凹ませ方を知れば、効果が出る理由がわかります。そして、10日間で確実に下腹が凹みます！

下腹を凹ます3つのアプローチ

I 骨格のゆがみをなくす

くわしくは10ページへ

下腹に積もっているのは脂肪——。骨格のゆがみとは無縁のように感じるかもしれませんが、骨格と筋肉、そして脂肪には密接な関係があります。脂肪だけを見ていてはいつまでも下腹は凹みません。「脂肪をなくすには、シンメトリー（左右対称）な骨格から！」と肝に銘じてください。

Ⅱ 筋肉をしなやかにする

くわしくは18ページへ

どんな人にもたくさんの筋肉があります。筋肉の量には個人差がありますが、下腹を凹ますために必要なのは質のよいしなやかな筋肉！　84ページからの10日間プログラムでは、筋肉をしなやかにするための必要最低限のトレーニングを紹介していますから、効率よく下腹が凹むのです。

Ⅲ 脳のしくみを利用する

くわしくは24ページへ

実は、ただがむしゃらに鍛えるやり方は非効率的。体の司令塔である脳をうまく利用することが10日間で下腹を凹ませるカギです。10日間プログラムは脳の習性を逆手にとった、効率のよいトレーニングとなっています。史上最短期間で下腹を凹ますために脳も味方につけてください。

骨格のベストポジションを知る

下腹が出てしまう元凶はクセになった姿勢の悪さ

下腹を凹ますためには、下腹が出る理由を知ることが大切です。原因を知らずに解決法を見つけることはできません。

太ると脂肪が体に蓄えられます。その脂肪が下腹に貯まるのはなぜかというと、動きの悪い所にまっ先に脂肪がつくからです。体の中でいちばん動かさない場所といえば下腹！

日常生活では、手足を頻繁に使いますから、腕や脚には脂肪がつきにくいものです。もちろん、運動量が少なければ腕や脚にも脂肪がつきますが、それは下腹につく量に比べたら非常に少ない量です。手足を使う動作はよくしても、下腹はあえて動かさなくてもすんでしまうからです。

お腹を動かすときには背骨や骨盤が動きますが、そうした動作はなかなか思いつかないことでしょう。動かさないから脂肪が貯まる、このことこそ下腹が出る理由です。

さて、下腹を動かすのは背骨と骨盤だと言いました。この2つの骨は、姿勢をつくる要となる骨格です。そして同時に箱のような立体構造をしています。

左ページのイラストを見てください。体の中ではろっ骨と骨盤という2つの箱が積み重なっています。そしてそれらをつなぐのが腹筋です。箱がずれることなく積み上がっていれば、下腹はスムーズに動きます。ところが、箱が左右にずれていたり、箱がそれぞれ違う方向を向いていたりすると、下腹を動かしにくくなって脂肪につけ入る隙《すき》を与えてしまいます。

下腹が出る元凶は骨格がずれている、つまり姿勢が崩れていることにあるのです。

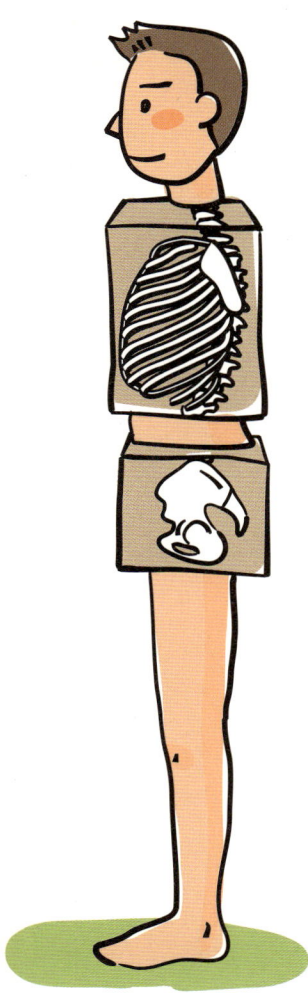

背中が丸まっていればろっ骨は下向きになるし、下腹を突き出すような姿勢がクセになっていれば腰が反って骨盤が上を向いてしまう。姿勢の悪さがたるんだ下腹の原因になっている場合は、ろっ骨と骨盤の向きをそろえるだけで瞬時に下腹が凹むこともある。

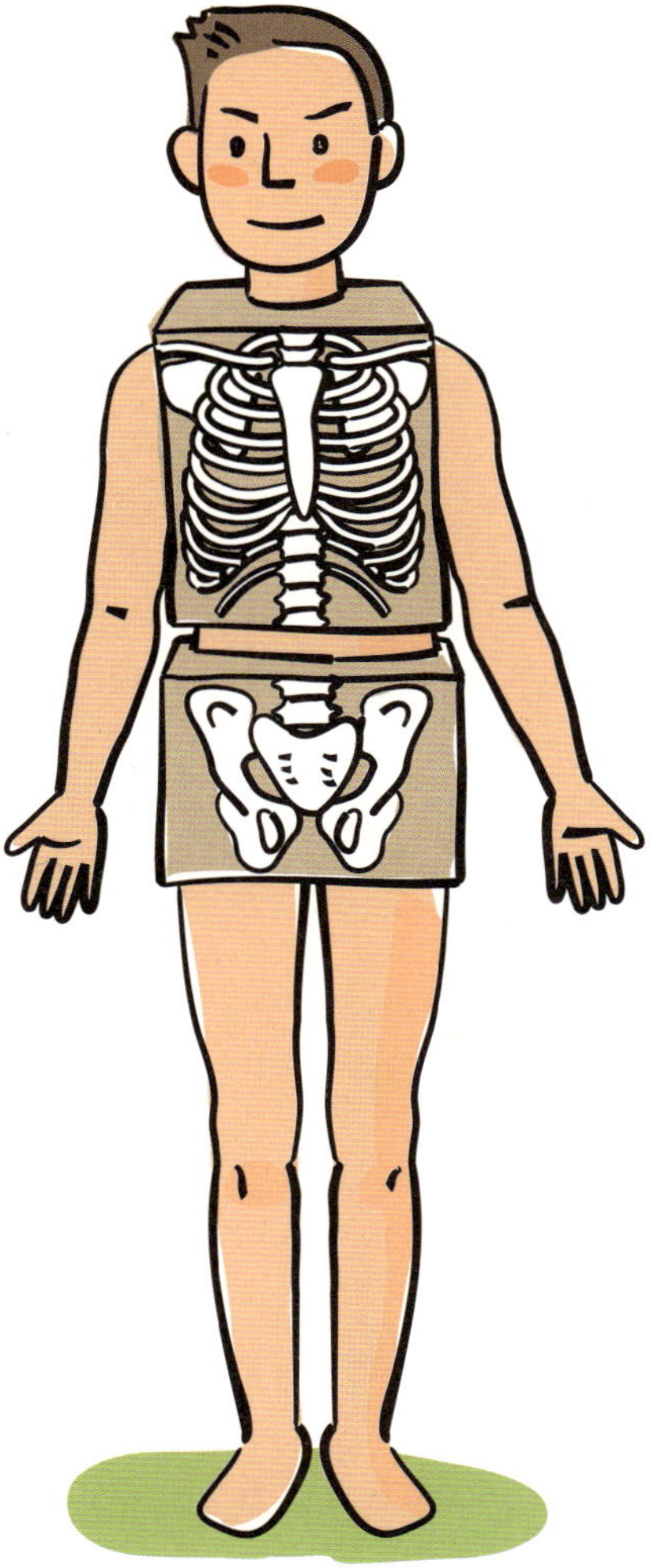

ろっ骨と骨盤が正面を向いていれば腹筋はスムーズに動くが、左右に傾いていたり、上下の箱が横にずれたりしていると腹筋の動きが鈍くなる。2つの骨を真正面に向かせるためには姿勢が重要。そのためには骨格のベストポジションを知って体にしみ込ませることが必要だ。

背骨と骨盤が姿勢のカギ

これが骨格のベストポジション

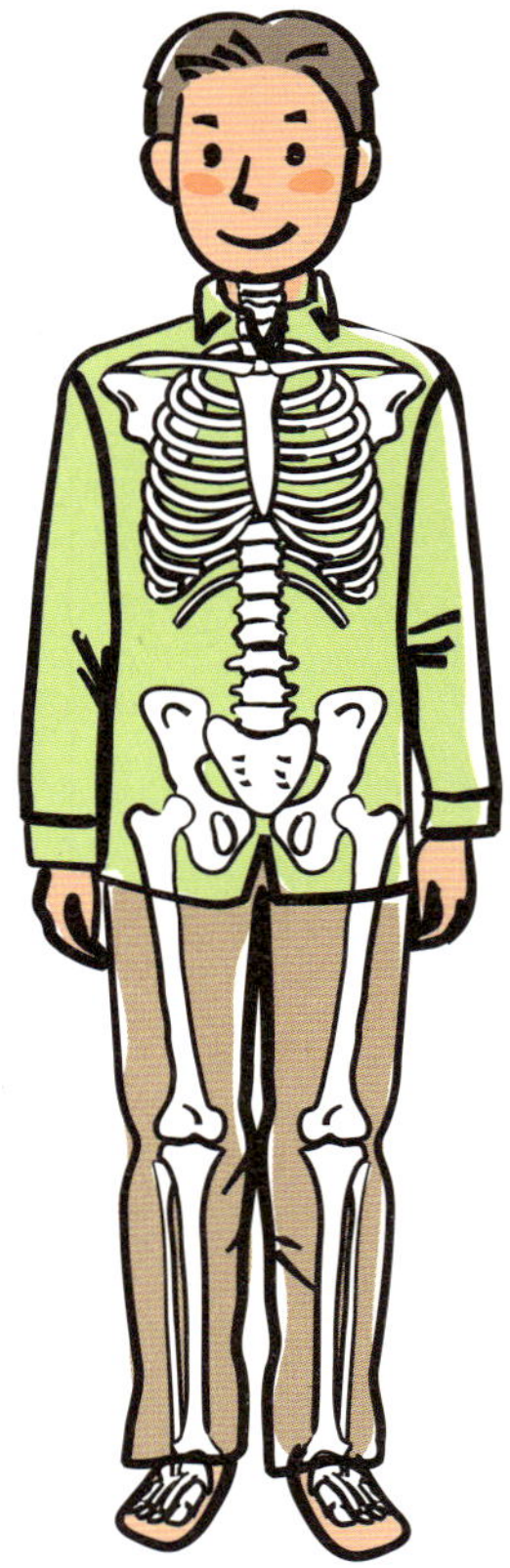

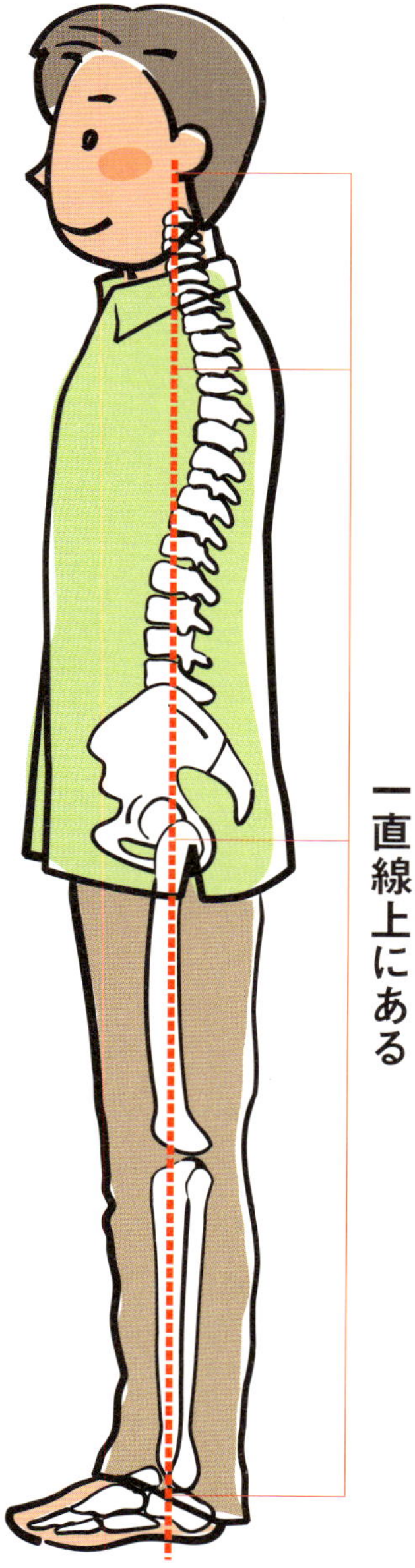

横を向いたときに耳たぶ、肩、大転子（太もものつけ根の出っ張り）、くるぶしのやや前を結んだ線が一直線上にあるのがベストポジション。背骨はゆるやかなＳ字を描き、骨盤はやや前傾する。正面から見るとシンメトリーで、左右の肩とウエストのくびれ、手の指先の位置は床に対して水平になる。

女性にありがちな悪い姿勢

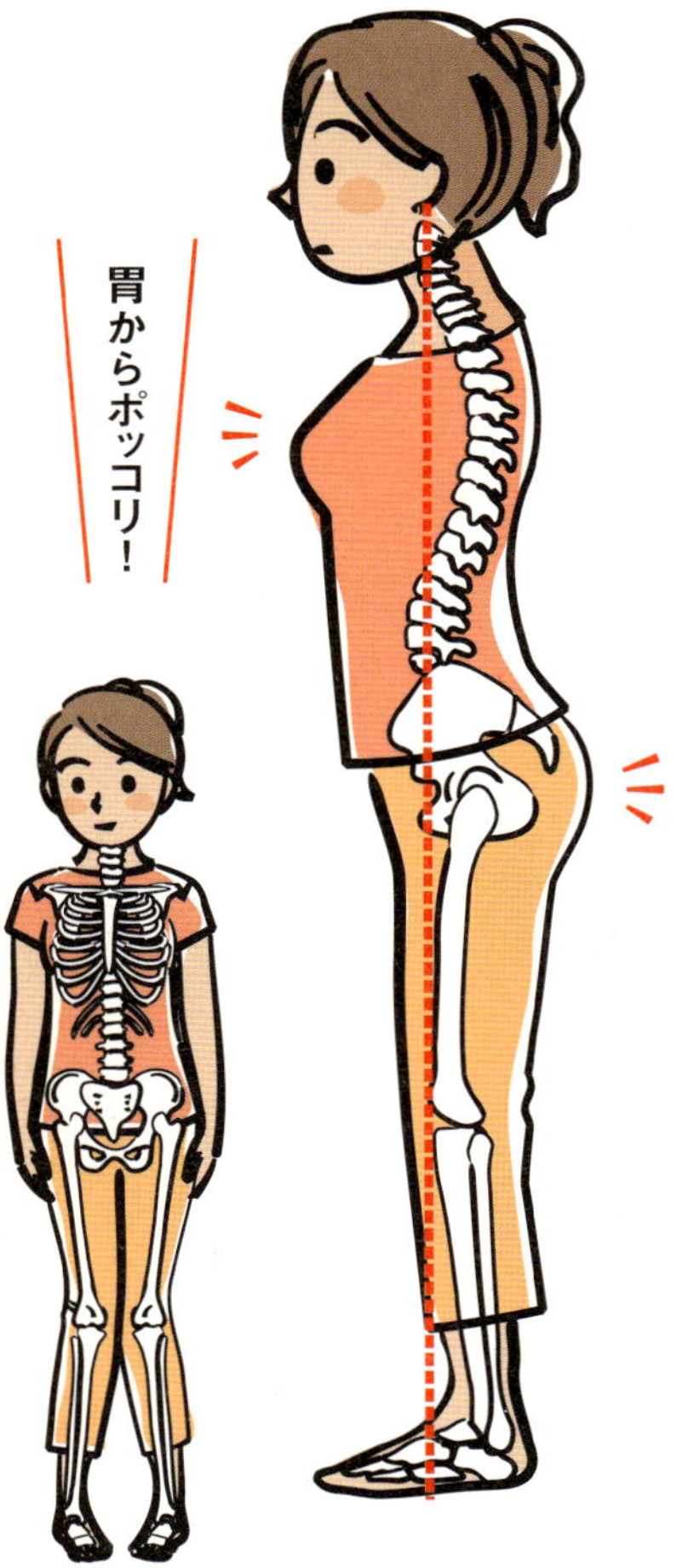

女性に多いのが反り腰の姿勢。一見すると姿勢がよく見えるが、骨盤が前に倒れているため、腰に負担がかかりやすく腰痛を起こしやすい。この姿勢は背中には肉がつきにくいが、胃から下腹部にかけて脂肪がつきやすい。また、脚はX脚になりやすい。

男性にありがちな悪い姿勢

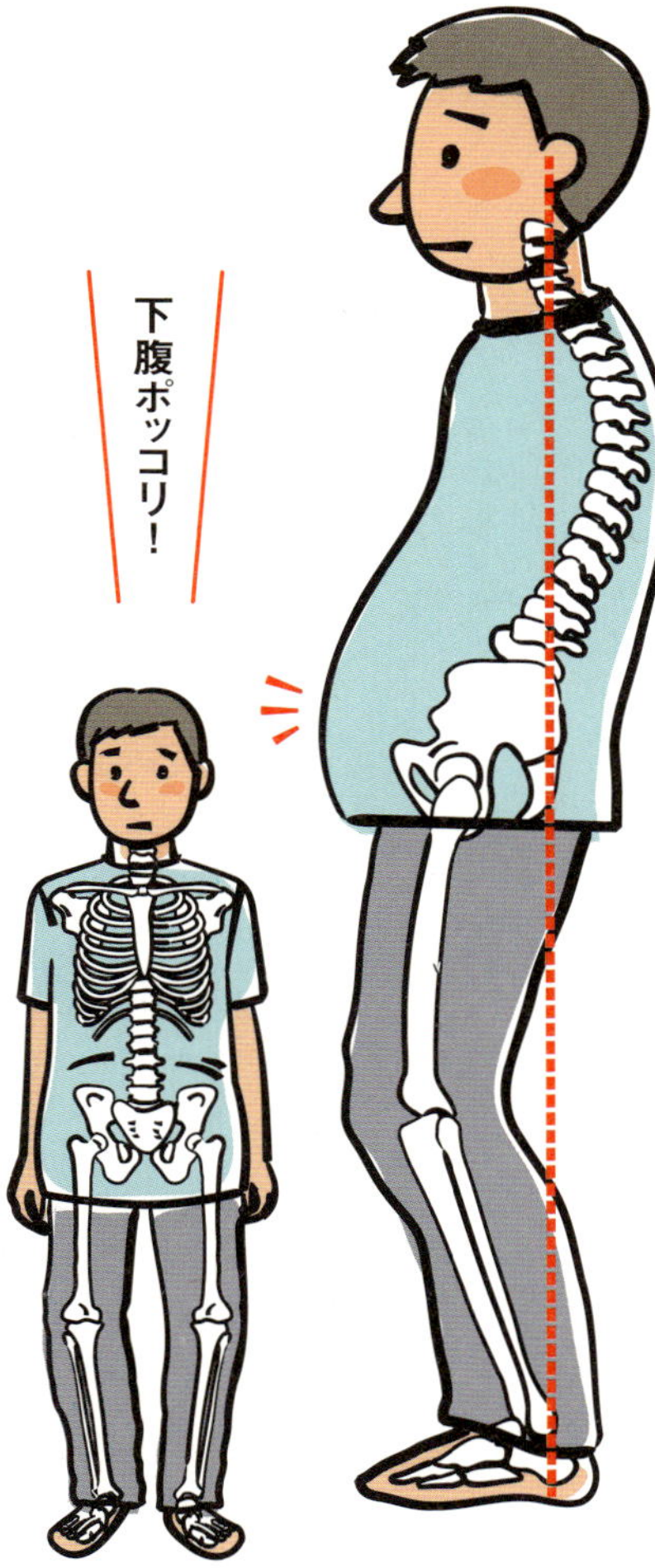

下腹が出てきた男性に多いのが骨盤がうしろに倒れている姿勢。骨盤が後傾すると上半身がバランスをとろうとし、丸まって猫背になる。この姿勢を続けていると下腹がゆるみっぱなしになって、出っ腹が進行する。また、股関節が開いてガニマタになりやすい。

人間の体はゆがむ

定期的なメンテナンスで正しい骨格を維持しよう

　人体には２００以上の骨があり、それらをつないでいるのが靭帯や筋肉です。硬い骨と、伸びたり縮んだりする筋肉の組み合わせで体の形ができています。12ページのイラストのようにすべての骨がベストポジションにあれば、骨や筋肉に負担がかからず、特定の場所に脂肪を貯め込みません。

　ところが、体の使い方に偏りが出てくると、こちらの筋肉は酷使され、あちらの筋肉はほったらかしになるということが起こります。姿勢が悪くなるのはまさにその一例。猫背になると、腹筋をまるで使わないので腹筋はほったらかしになり、骨格のベストポジションから大きくずれることになります。悪い姿勢は、言い方を変えると骨格がゆがんでいるということなのです。

　骨格がゆがむ原因は姿勢の悪さだけではありません。右利きの人は右手を使うことが多いですし、利き脚も人によって違います。よく使う筋肉は強くなって、使わない筋肉は弱くなる。すると、筋肉がつなぎとめている骨の位置がずれるのです。

　では、ゆがまないようにするにはどうすればよいのか――答えはありません。体を使って生きている限り、体はゆがんで当然。骨格がゆがんだら、筋肉を整えて元に戻しさえすればよいのです。

　体の中で特にゆがみやすいのは背骨で、その背骨のゆがみによって骨盤とろっ骨の向きが変化します。骨盤の向きが変われば股関節の位置も変化するので、動きに左右差が生じるのです。

　しかし、これらを定期的にメンテナンスしていれば、骨格のベストポジションを維持することが可能です。

骨盤

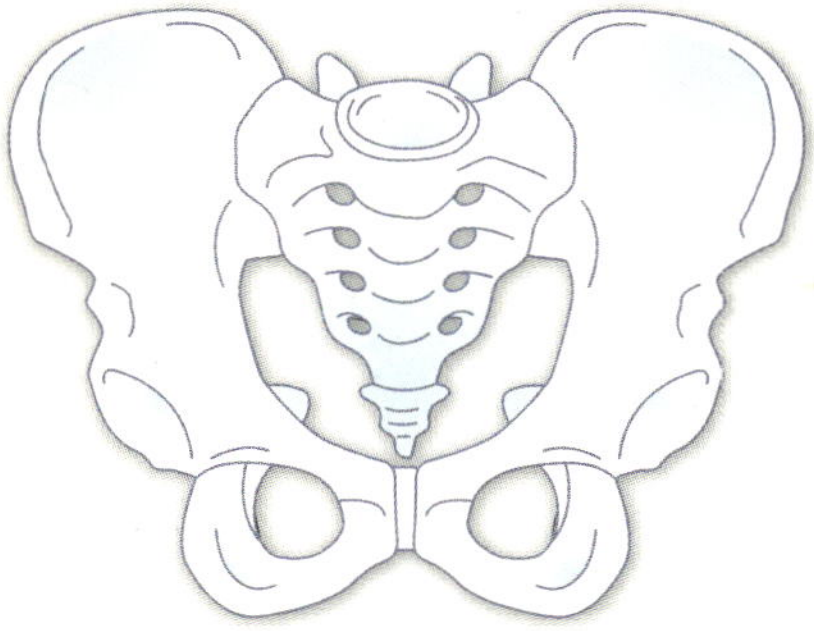

骨盤は体のほぼ中心にあり、上半身を支える土台であり、脚を動かすコントロールルームでもある。そのため、背骨からつながる筋肉や脚を動かす筋肉がところ狭しと詰まっていて、筋肉の影響を受けてゆがみやすい。立体的な構造もゆがみやすさの一因。

背骨

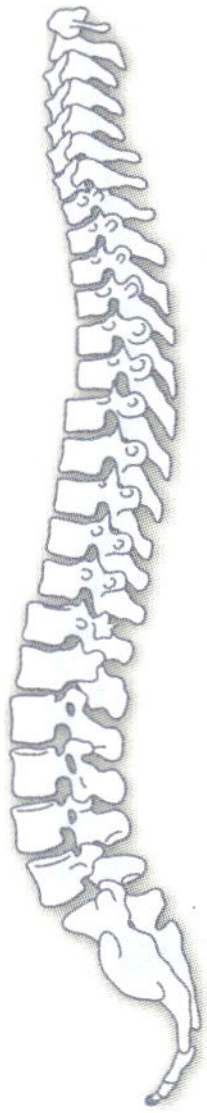

背骨はブロック状の骨が積み重なっている支柱。骨の数だけ関節があるため、ゆがみを招きやすい。首の骨がまっすぐになるストレートネックや、背中が丸まる猫背のほか、左右に湾曲することもある。が、これもメンテナンス可能。

股関節

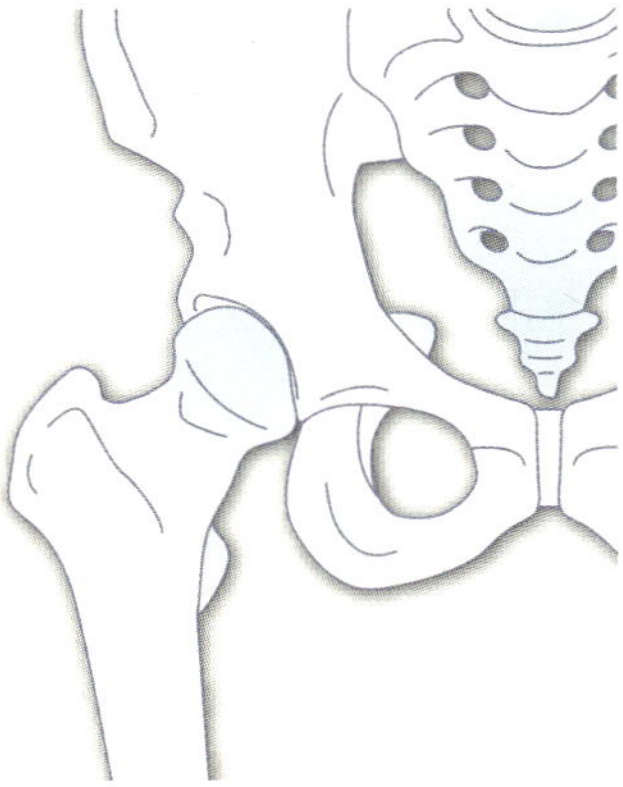

股関節はもっとも大きな関節で、可動域が広いだけでなく、上半身と骨盤の重みがずっしりとのしかかるため、ゆがみを招きやすい。股関節周辺の筋肉を強化することでメンテナンスできる。

I 骨格のゆがみをなくす

鏡と写真で体のゆがみを知る

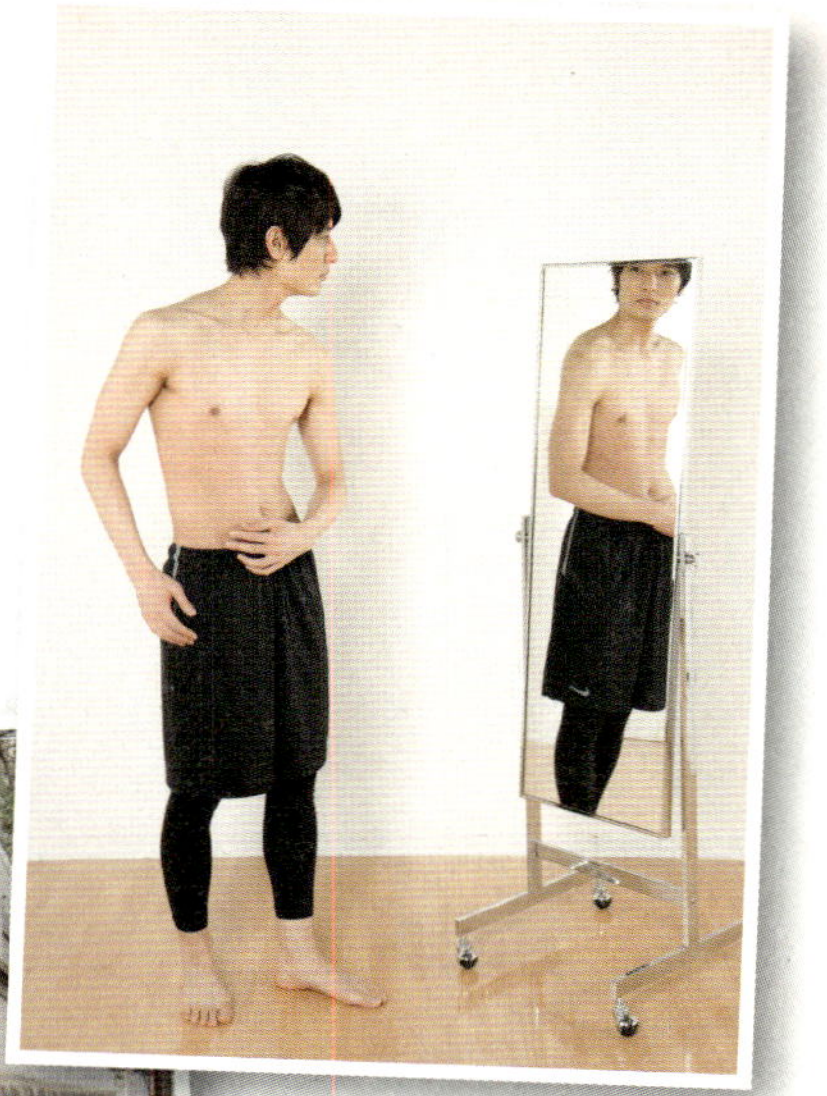

できれば全身が映る大きな鏡の前でチェックするとベター。ハダカになると骨の場所がよくわかる。左右で筋肉のつき方が違っているところがあれば、それもゆがみがある証拠。

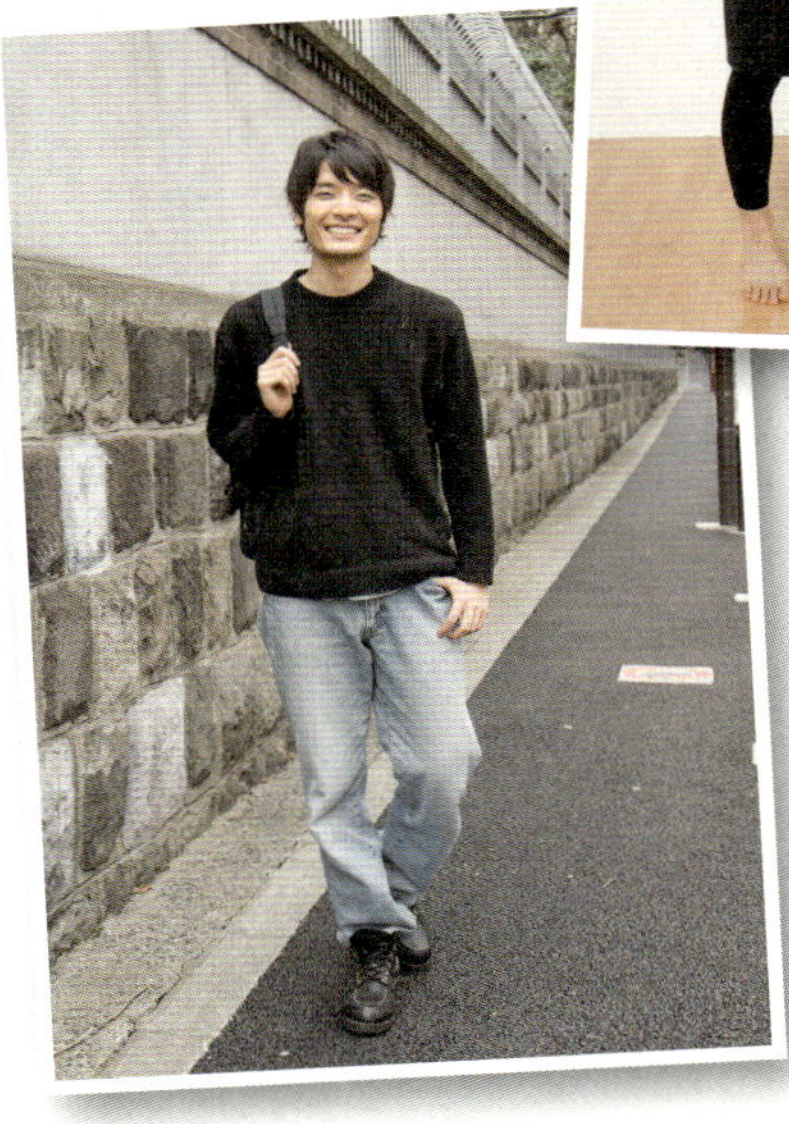

最近の写真を見てもいい。できるだけまっすぐに立っているものがオススメだ。手元に写真がなければ、まっすぐに立って正面からと横からの写真を撮ってもらうとベスト。

自分の体のゆがみを知って弱点を克服しよう

　ここまでで体のゆがみが出っ腹を招き、誰でも体がゆがむものだとわかったら、自分のゆがみをチェックしてください。下腹が気になるあなたの体は間違いなくゆがんでいます。

　まずは鏡を見てください。正面から見たときに肩の高さが水平ですか？　腰骨（大転子）の位置は水平ですか？　目を開けたまま鏡の前に立つと無意識のうちに体の位置を調整してしまうので、目をつぶって立ち、自分で「まっす

Checkするのはココ!

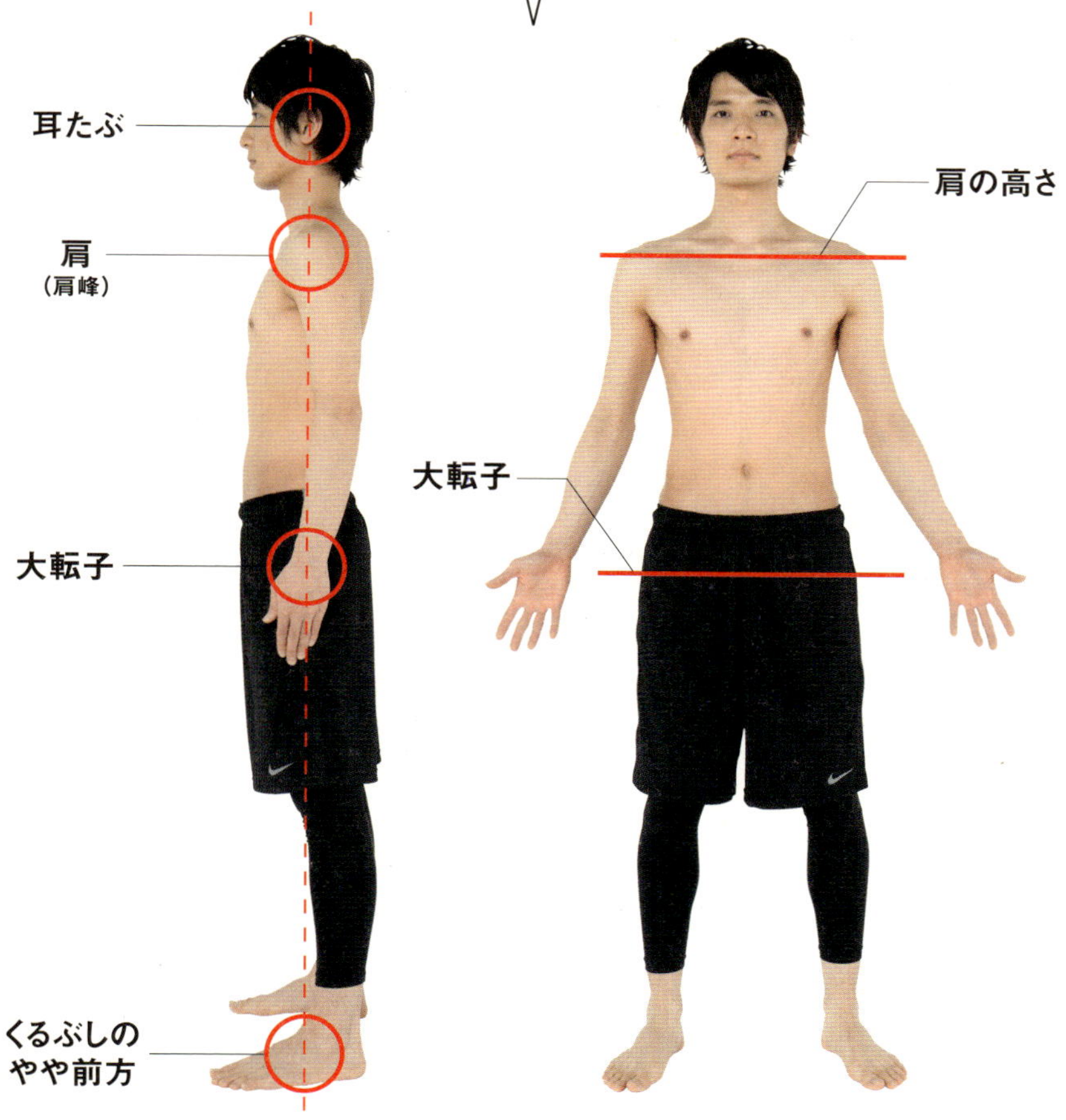

ぐ立った」と思ったら目を開けて鏡を見てください。

正面から見ただけではわからないゆがみもありますから、横姿もチェックします。横向きに立って鏡を見ると骨の位置を正確に把握できないので、できれば誰かに写真を撮ってもらうとよいでしょう。

大きな鏡がない場合は、写真でも確認できます。できるだけまっすぐに立った写真を見つけて、肩や腰骨の位置をチェックします。

84ページからの10日間プログラムで紹介するトレーニングは、ゆがみのない体をつくる工夫がしてあります。自分のゆがみを知った上で行うと、よりゆがみのない体に近づけます。

自在に動く柔軟性が大事

しなやかな筋肉が凹み下腹をつくる！

筋肉と骨格には深い関係があることを書きました。では、体をゆがませず、なおかつ下腹を引っ込める筋肉とはどういうものでしょうか。それはひとことで言えばしなやかな筋肉です。

しなやかな筋肉とは筋肉が伸びる（弛緩《しかん》）ときには完全に脱力することができ、縮む（収縮）ときには１００％の力を入れることができるメリハリのある筋肉です。完全にリラックスした状態を０％とするなら、使うときには１００％の力を発揮できる筋肉だとも言えます。

実際に、オリンピック選手やプロスポーツ選手の中でもケガの少ない選手の筋肉は、とてもやわらかです。手で触れると、これがアスリートの体？と思ってしまうほど。そのやわらかな筋肉が、競技中にはフルパワーを発揮してよい結果を生むのです。

そうしたしなやかな筋肉をつくるには、筋肉を伸ばす、縮ませる、伸ばす、縮ませる、をくり返して弾力のある状態を維持すればよいのです。

筋肉は細いゴムひもを何本も束ねたような構造をしています。ゴムの特性は伸び縮みすることですが、伸ばすことなく放っておけば弾力性が失われ、硬くこわばっていきます。ですから、筋肉を適度に使い続けることが大切です。

さらに、しなやかな筋肉では脂肪の代謝が活発に行われます。瞬時にパワーを出すには多くのエネルギーを必要とするからです。しなやかな筋肉を手に入れたあかつきには、少々食べ過ぎたくらいでは脂肪を貯め込まない燃焼効率のよい体に生まれ変わります。

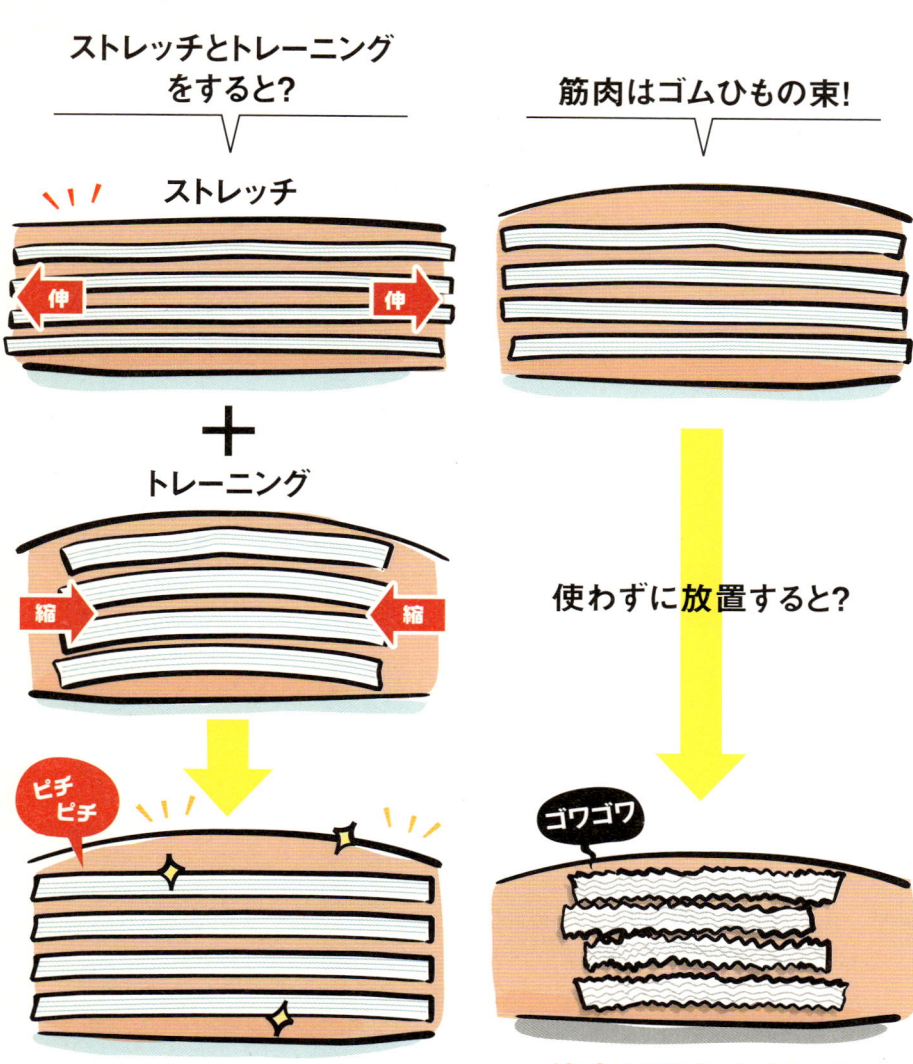

ストレッチとトレーニングをすると?

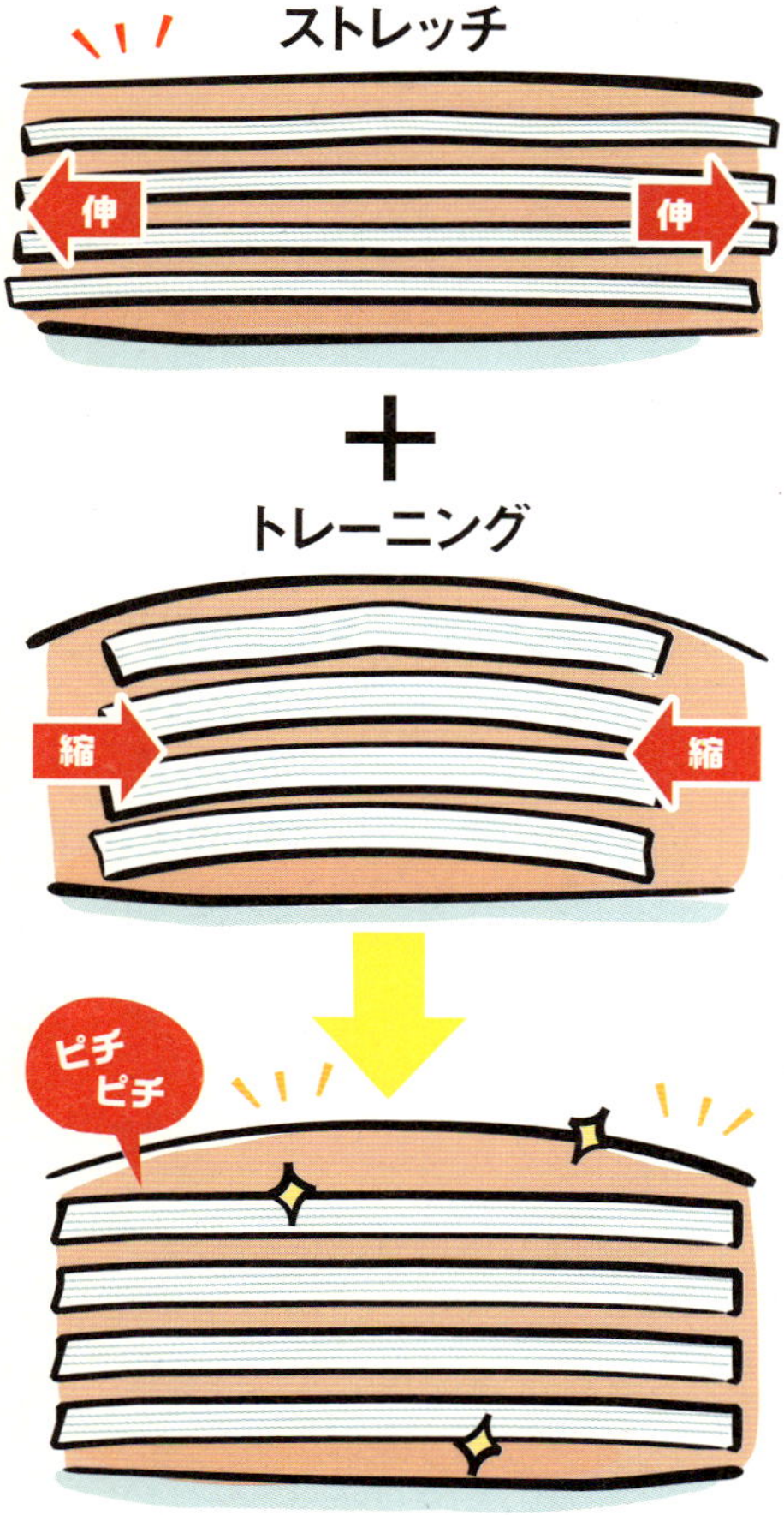

弾力性をキープできる!

ストレッチで筋肉を伸ばし、トレーニングで筋肉を縮めることをくり返すと弾力性のあるしなやかな筋肉になる。弾力性のある筋肉に生まれ変わると、エネルギーの代謝も活発になる。

筋肉はゴムひもの束!

筋肉が硬くこわばって弾力性がなくなる

筋肉を使わずに放置していると、柔軟性が失われて硬くこわばっていく。使わない時間が長くなるほどに弾力性が失われていく。

筋肉は破壊と再生で強くなる

1日1回のトレーニングでしなやかな筋肉になる！

筋肉を鍛える時間が長ければ長いほど、頻繁に行えば行うほど筋肉が強化できると思っていませんか？　それは腹筋をすれば下腹が凹むと思うのと同様に間違った思い込みです。

筋トレを行うと筋肉の組織は細かく破壊され、休息によって修復が行われて元の状態よりも組織が強くなります。

一度破壊された筋肉が修復されて再生するまでには、1～2日かかると言われています。ですから、しなやかな筋肉を効率よく手にするためには、体を休めることが必要なのです。一流のアスリートたちが長時間の練習をしないのは、こうしたメカニズムがあるからです。

下腹を凹まそうとするみなさんが、1日のうちに2回も3回もトレーニングをすると、筋肉の破壊→修復→再生のプロセスが完全に行われないうちに再び筋肉が破壊されてしまい、いつまで経っても筋肉の修復が完了しません。そうして凹み下腹への道のりがかえって遠くなってしまいます。確実に10日間で下腹を凹ますには1日に1回だけ、10日間プログラムにあるトレーニングだけを行ってください。

10日間プログラムでは、ターゲットにする筋肉が毎日変わります。また、7日目は休んでもよいことにしています。10日間という期限の中でもあえて休息日をつくることには、破壊した筋肉が修復されてより力を持った筋肉になることを待つという意味があるのです。

ただし、数日間休んでしまうとせっかく再生したパワフルな筋肉が元に戻ってしまいますから、8日目からトレーニングを再開します。

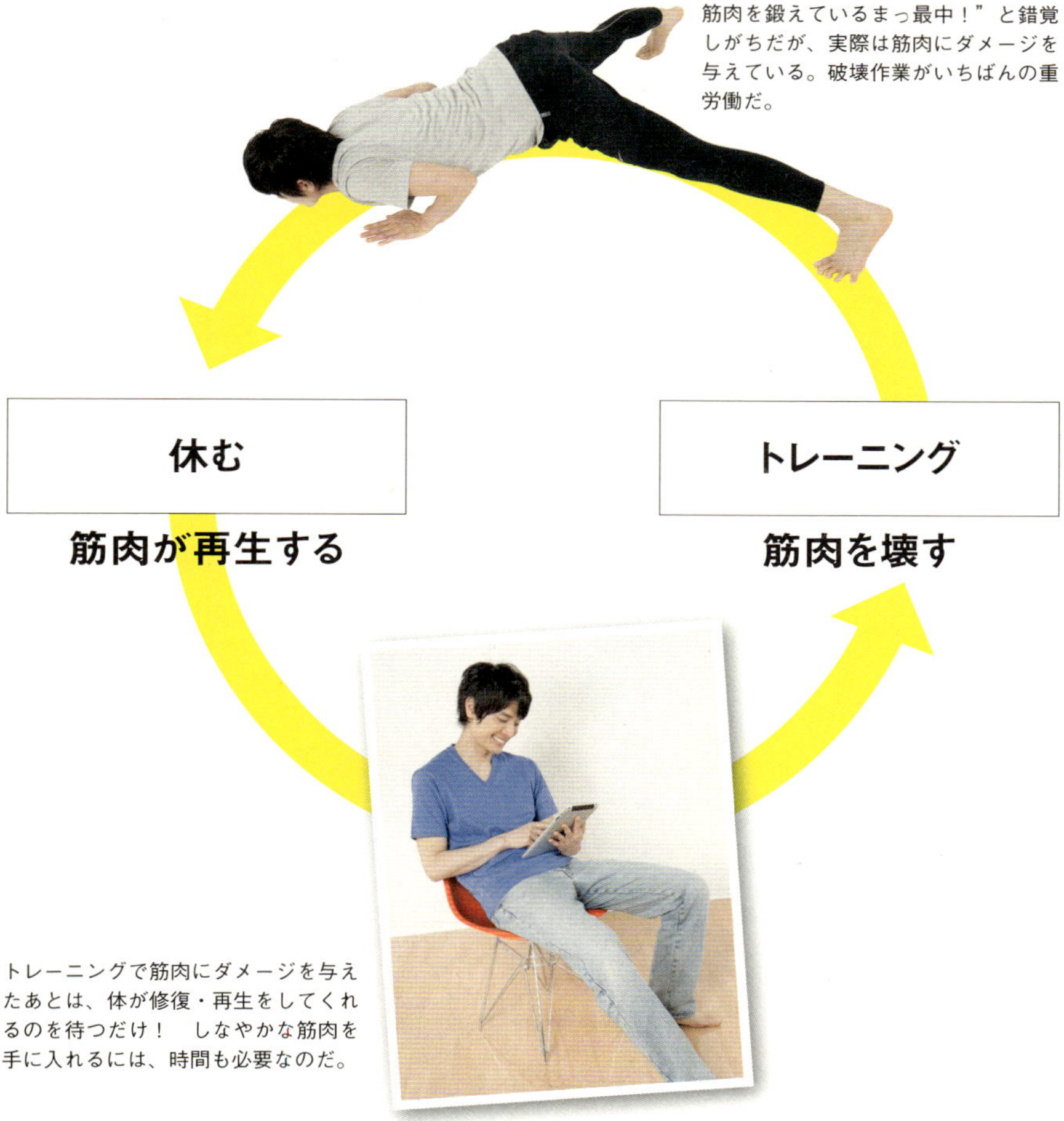
休む
筋肉が再生する
トレーニング
筋肉を壊す

トレーニングをしているときに“今は筋肉を鍛えているまっ最中！”と錯覚しがちだが、実際は筋肉にダメージを与えている。破壊作業がいちばんの重労働だ。

トレーニングで筋肉にダメージを与えたあとは、体が修復・再生をしてくれるのを待つだけ！　しなやかな筋肉を手に入れるには、時間も必要なのだ。

10日間プログラムを終えたあとに効果が確実に出るトレーニングに目覚めて、さらなる凹み下腹を手に入れたくなった場合にも、このことを忘れないでください。

ゆるく続けるなら1〜2日おきでもOK

趣味や日課、楽しみとしてトレーニングをするならばどれだけやってもかまいませんが、しなやかな筋肉をつくることを目的とするならば、トレーニングは1日おきでも、あるいは2日おきでも十分です。

次のページからは、1日10〜15分程度でできるトレーニングを10日間行うだけで、下腹が必ず凹むもうひとつの理由を解説します。

これ！

さまざまな筋肉にアプローチして姿勢を正し、シンメトリーな筋肉をつけるのが下腹を凹ますカギ。ここで示す筋肉を強化すべし！

前面の筋肉

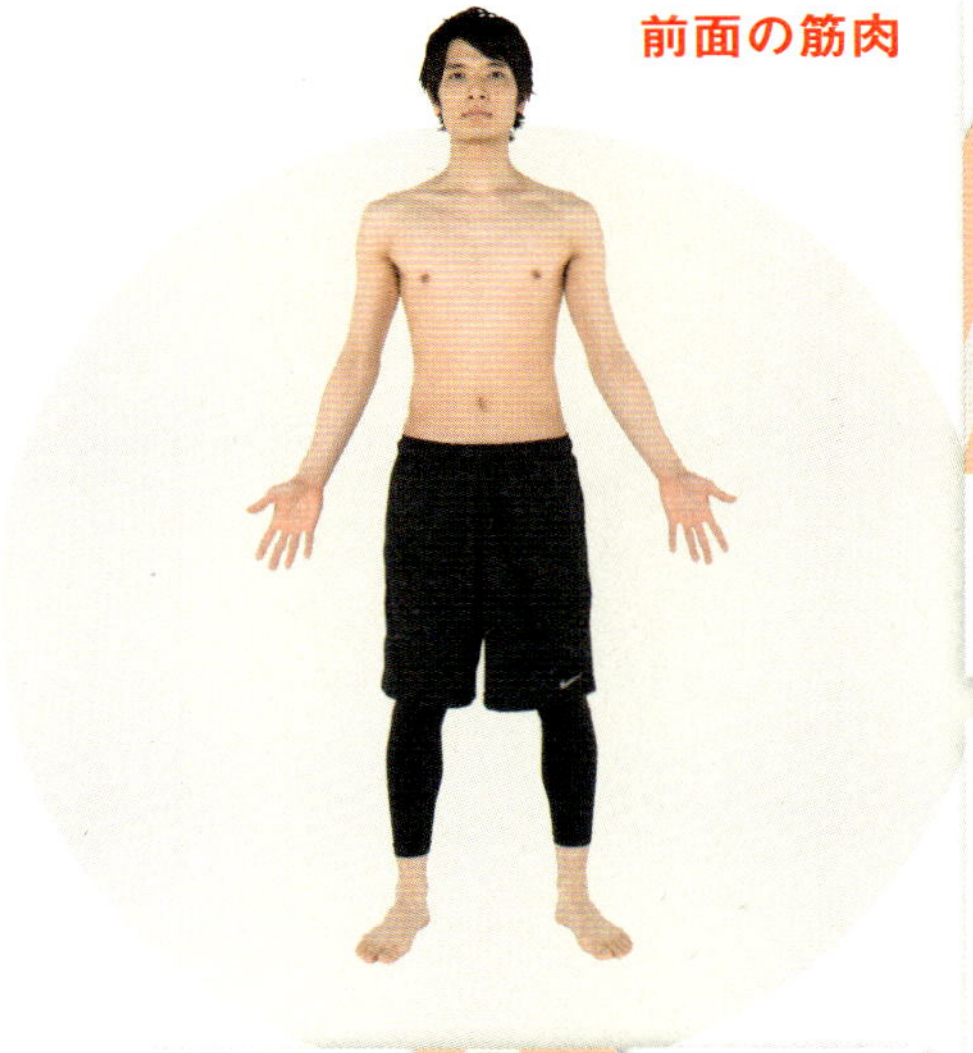

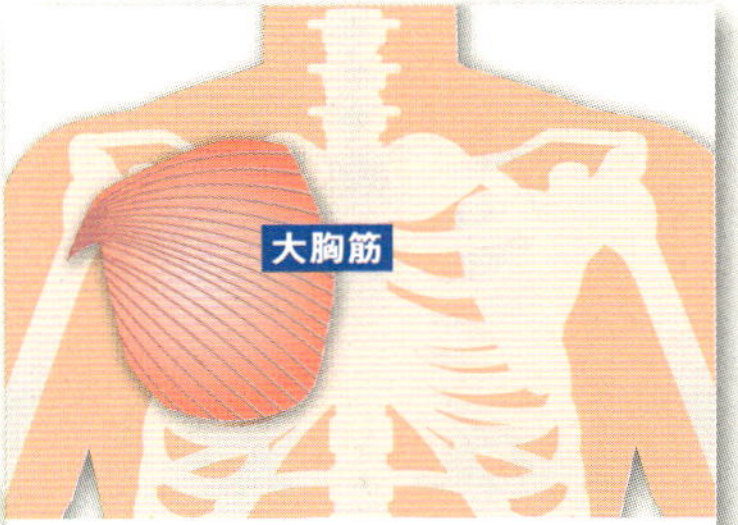

大胸筋を左右バランスよく強化すると、上半身を前側から支えることができるようになり、姿勢を改善できる。

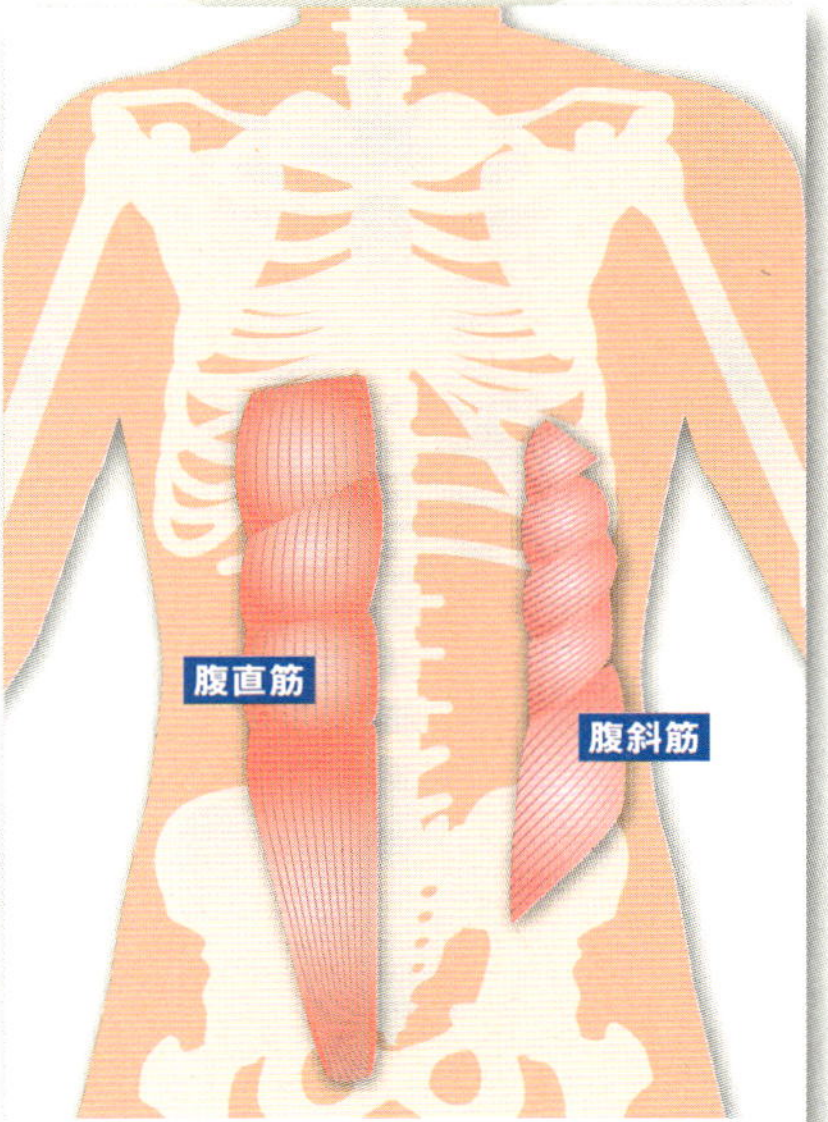

お腹の中心を走る筋肉が腹直筋。その横に斜めに走るのが外腹斜筋。ろっ骨と骨盤をつなぐため、左右対称に強化することが大切だ。

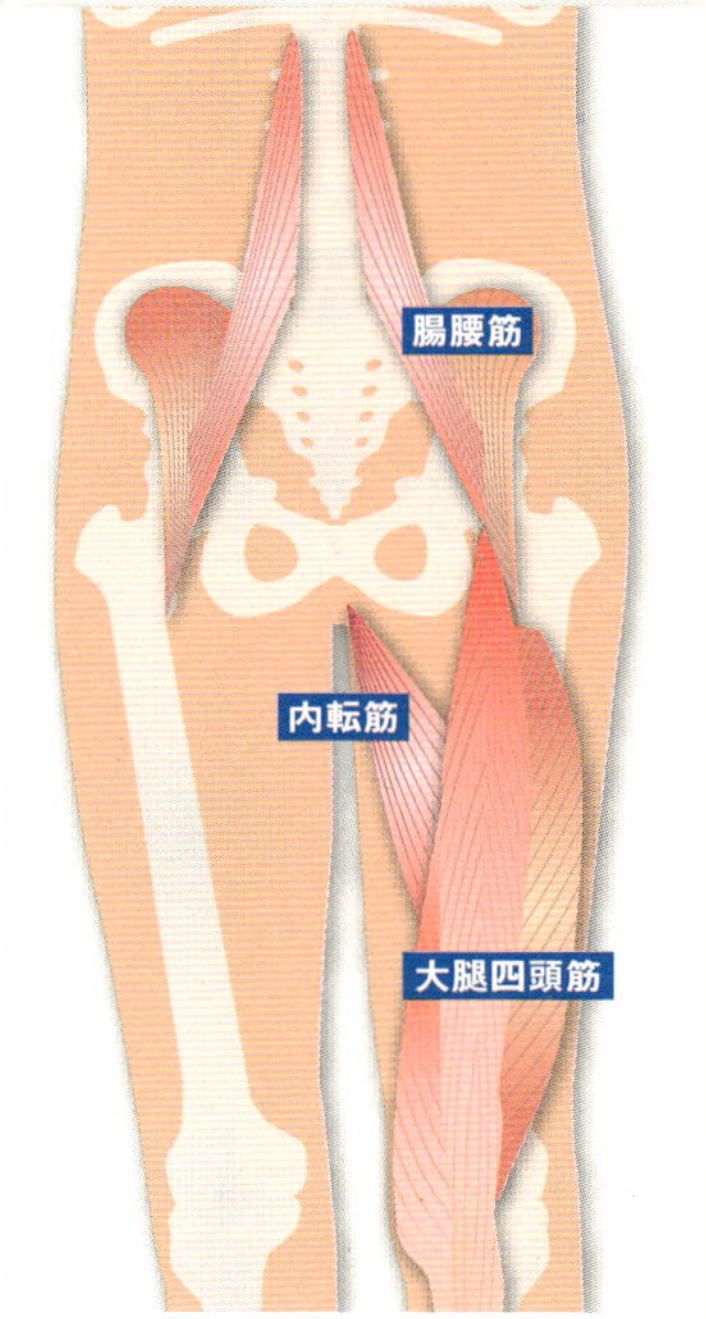

背骨から骨盤を通って大腿骨につながる腸腰筋は姿勢の要。シンメトリーに整えると体のねじれが解消する。太ももにある内転筋と大腿《だいたい》四《し》頭筋《とうきん》は、上半身の土台となる骨盤を支える筋肉。内転筋をしなやかにすることで股関節の可動域が広がり、ゆがみにくい体も手に入る。

下腹を確実に凹ますために 強化する筋肉は

背面の筋肉

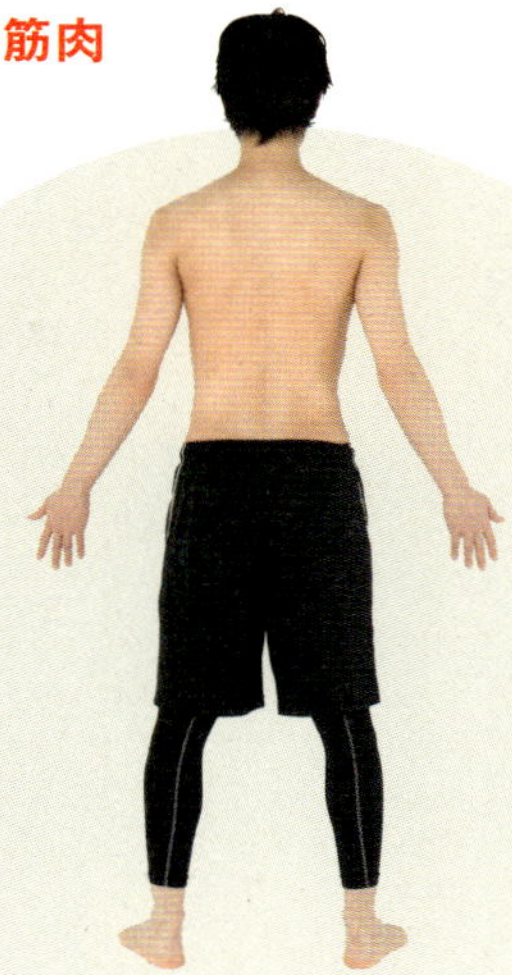

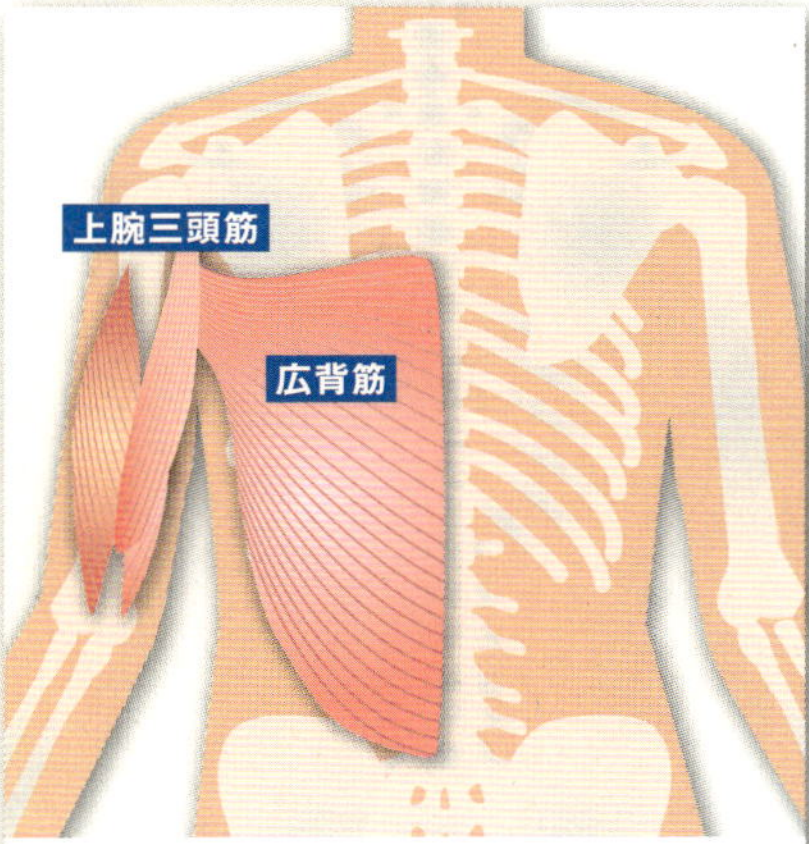

二の腕のうしろ側にあるのが上腕三頭筋《じょうわんさんとうきん》。日常生活ではあまり使うことがないため弱りやすい。広背筋は背中を覆っている大きな筋肉。大胸筋と背骨をはさんで上半身の姿勢を保っている。

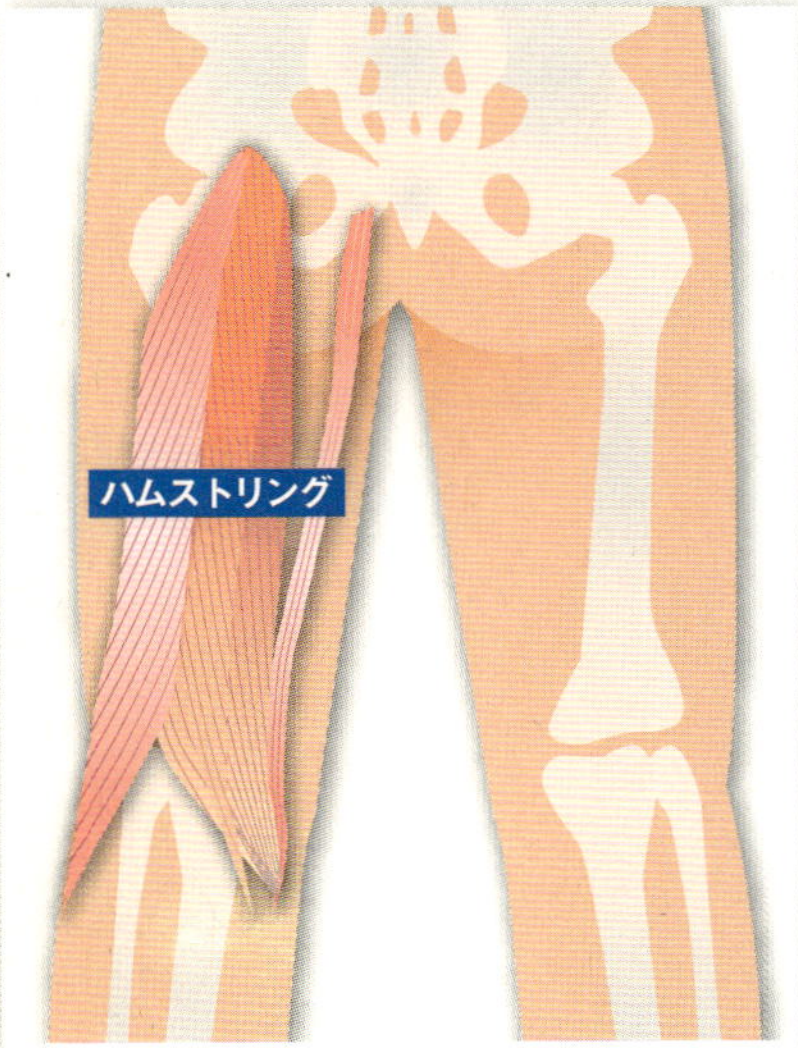

ハムストリングは太ももの裏側にある大腿《だいたい》二《に》頭《とう》筋《きん》、薄筋《はっきん》、半腱様筋《はんけんようきん》、半膜様筋《はんまくようきん》の総称だ。

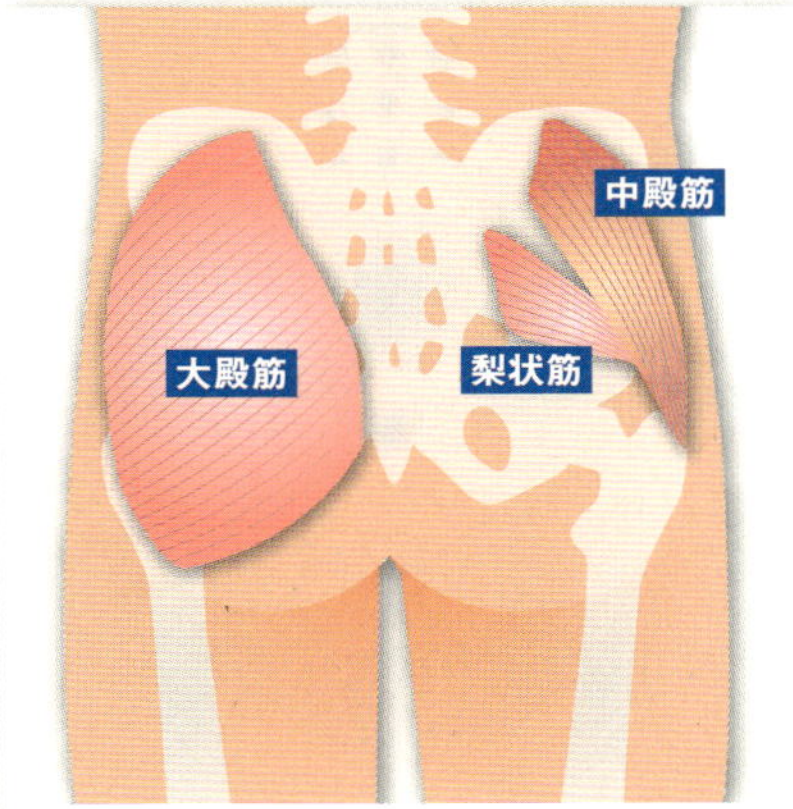

お尻の全面を覆っているのが大殿筋《だいでんきん》。その内部に骨盤と大腿骨をつなぐ中殿筋と梨《り》状《じょう》筋《きん》がある。大殿筋が上半身の重みをしっかりと支え、中殿筋と梨状筋は骨盤の位置を安定させている。中殿筋と梨状筋のトレーニングではお尻の奥を使っていることを感じよう。

頭を使うと運動神経が発達する

考えながらトレーニングをすると効果が倍増する！

たった10日間で下腹を確実に凹ますことができるのは、骨格と筋肉へのアプローチのほかにもうひとつ仕掛けがあります。

それは脳のしくみをうまく利用することです。体を少しでも動かすときには、全身の司令塔である脳を必ず使っています。例えば指先を少し動かすときでさえ、脳から指令が出されます。その指令を神経が伝達して筋肉を動かすのですが、それぞれの筋肉が見事な連係プレーで次！次！次！と動いてその結果として指先が動きます。この指令を出す脳と指令を伝える神経のコンビネーションがとても大事です。そしてこの連係がよいことを運動神経がよいと言うのです。

運動神経が鈍いと言う人がいますが、それは神経が鈍いのではなく、体の使い方がよくわからないか間違っているだけのこと。はじめてキャッチボールをしたときのことを思い出してください。最初から速い球は投げられませんでしたよね。ところが何度もキャッチボールをくり返して体の使い方がわかってくると、投げるボールにスピードが出てきたことでしょう。

体の使い方を習得するのは脳です。体のどこを使ってどう投げるとスピードが出るのかを脳が懸命に考えて、その都度、神経の伝達方法を工夫してどんどん上達するのです。

下腹を凹ますトレーニングでもこの「考える」作業が必要です。ただ体を動かすのではなく、トレーニング中に「今、ここを使ってる！」「下腹を凹ませよう！」と頭を使うと、筋肉のポテンシャルを最大限に引き出すことができます。

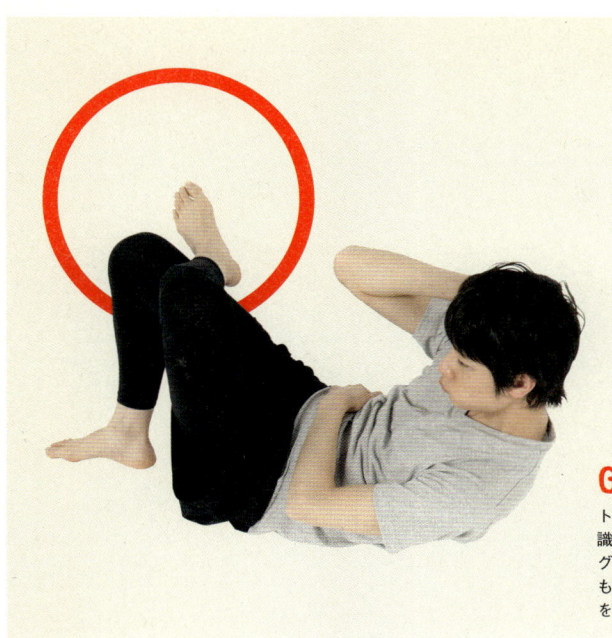

GOOD

トレーニング中に使っている筋肉を意識するのはもちろんのこと、トレーニング終了後の自分の姿をイメージするのも効果的。トレーニング前に、どの筋肉を使うのかを再確認するのも有効だ。

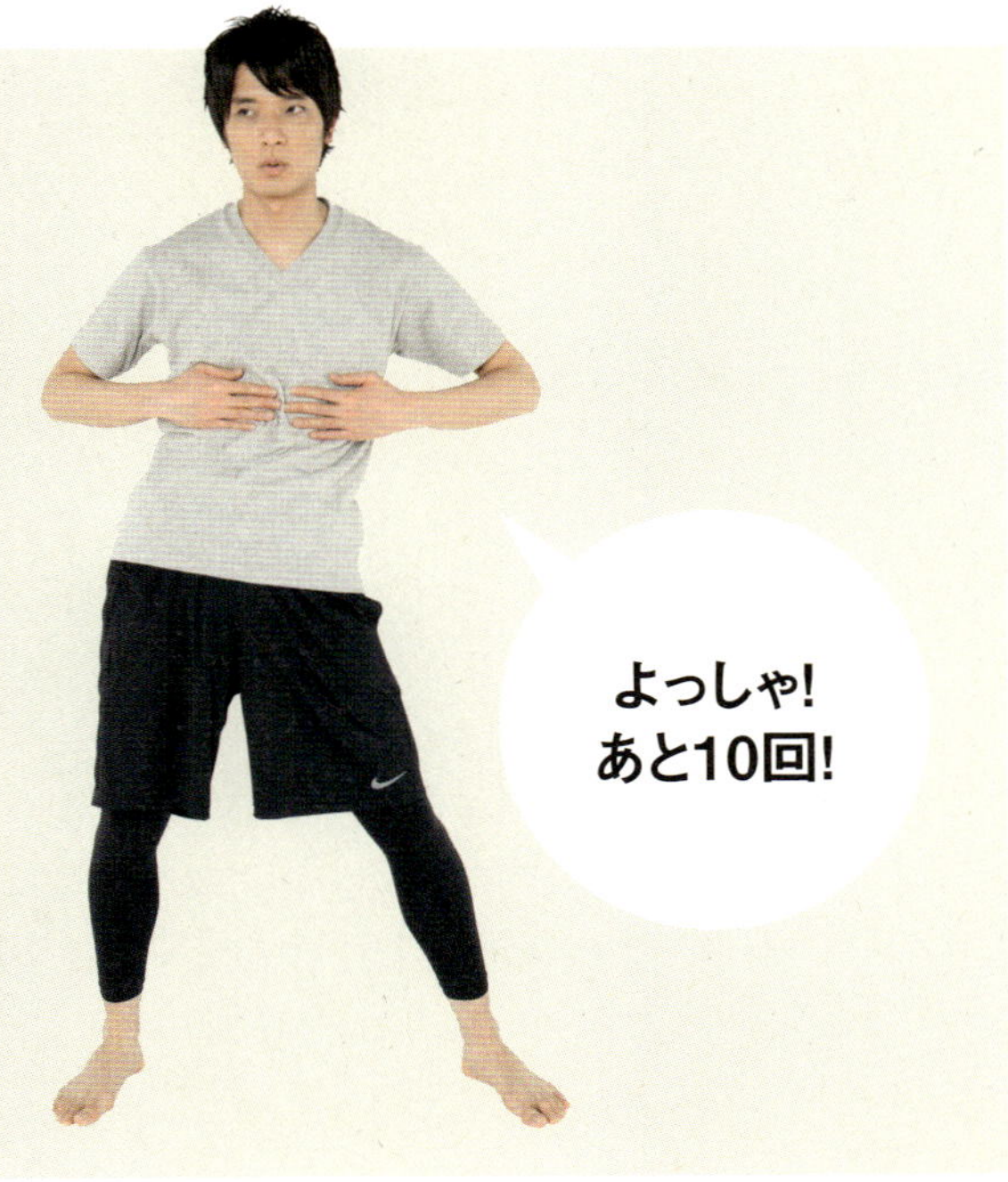

BAD

勝手に回数を増やしたり、キープ時間を長くするのは無意味。体を機械的に動かして、使っている筋肉を意識することなくトレーニングするのもよくない。トレーニングの意味を考えながら行うべし。

毎回、プログラムを変えて脳をフル稼働させるべし！

面倒と思うときには脳が懸命に働いている

　脳には、新しいことをするときにフル稼働するという特性があります。キャッチボールも投げ方のコツをつかむまでは、ボールを投げるときに使う運動神経が猛スピードで発達しています。ですから、このコツをつかむまでのプロセスを毎回、踏むようにすれば運動神経が飛躍的にアップします。

　このしくみを84ページからの10日間プログラムで活用するには、ひとつのトレーニングを行うたびにどの筋肉を動かすのかを確認してください。〝あお向けになって手を頭に置いて上体を起こす〟という動作だけでなく、〝あお向けになって手を頭に置いて、腹直筋と腹斜筋を使って上体を起こす〟と認識することがとても大切です。

　また、メニューの順番を毎日変えて、体を慣れさせないことも重要です。10日間プログラムにはメニューがまったく同じ日はありません。これはこのトレーニングをしたら次はあれ！と〝慣れ〟で自動的に体を動かさないようにするためです。ひとつひとつのトレーニングのコツがつかめてきても、毎日違うトレーニングを組み合わせることで脳を使うことができるのです。少し面倒かもしれませんが、毎日、本書で確認しながら続けてください。面倒くさいと思うその確認作業こそが下腹を凹ます〝脳の〟トレーニングとなります。

　ですから、下腹を凹ますと決めた10日間は、プログラムにあるトレーニングを順番通りに行ってください。プログラムに従って行うことで、必要最低限のトレーニングで筋肉を強化することができます。

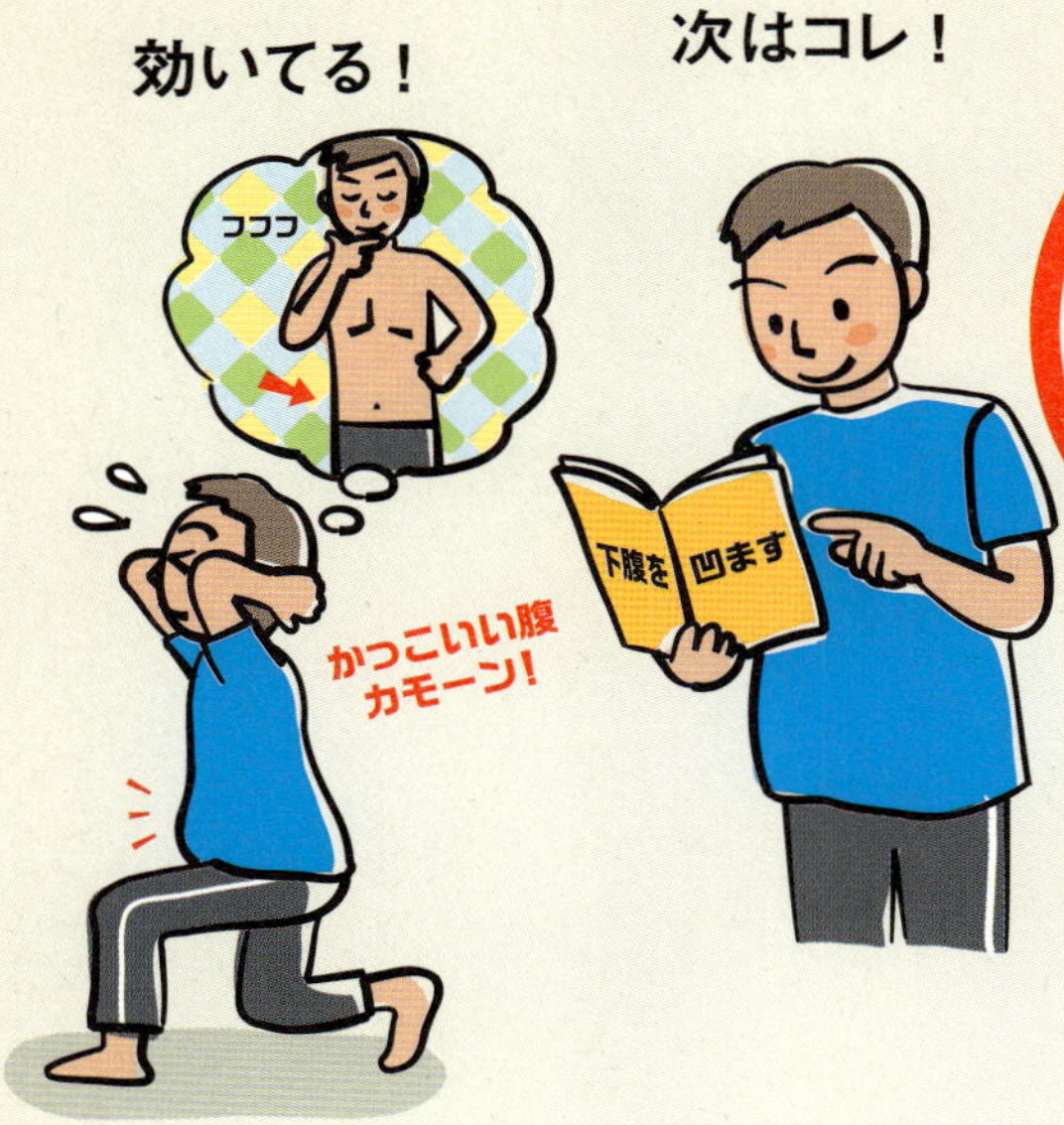

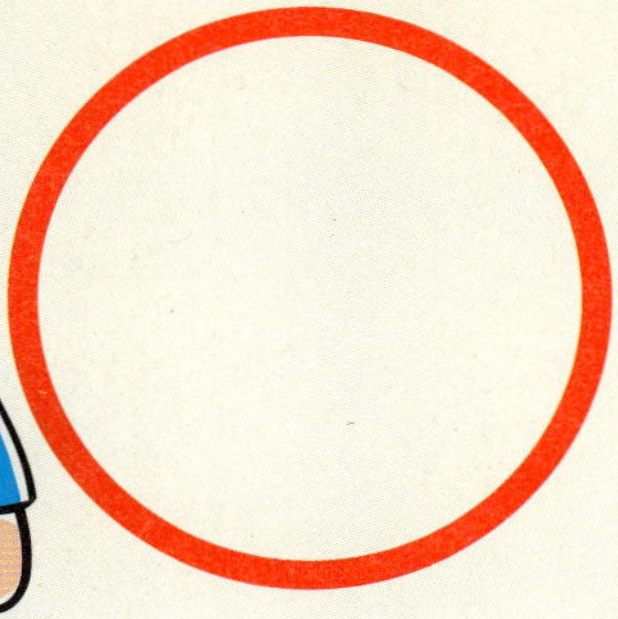

GOOD

トレーニング中はターゲットの筋肉を動かしていることを確認し、次のメニューを行う前に順番とやり方を再確認！　いちいち確認する作業が筋肉養成の効率を上げる最大のポイントだ。

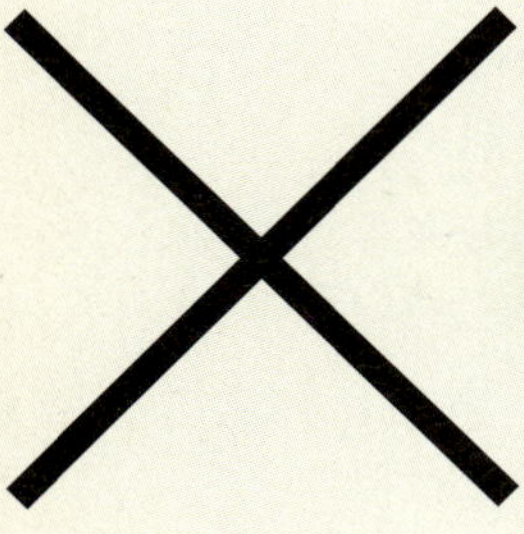

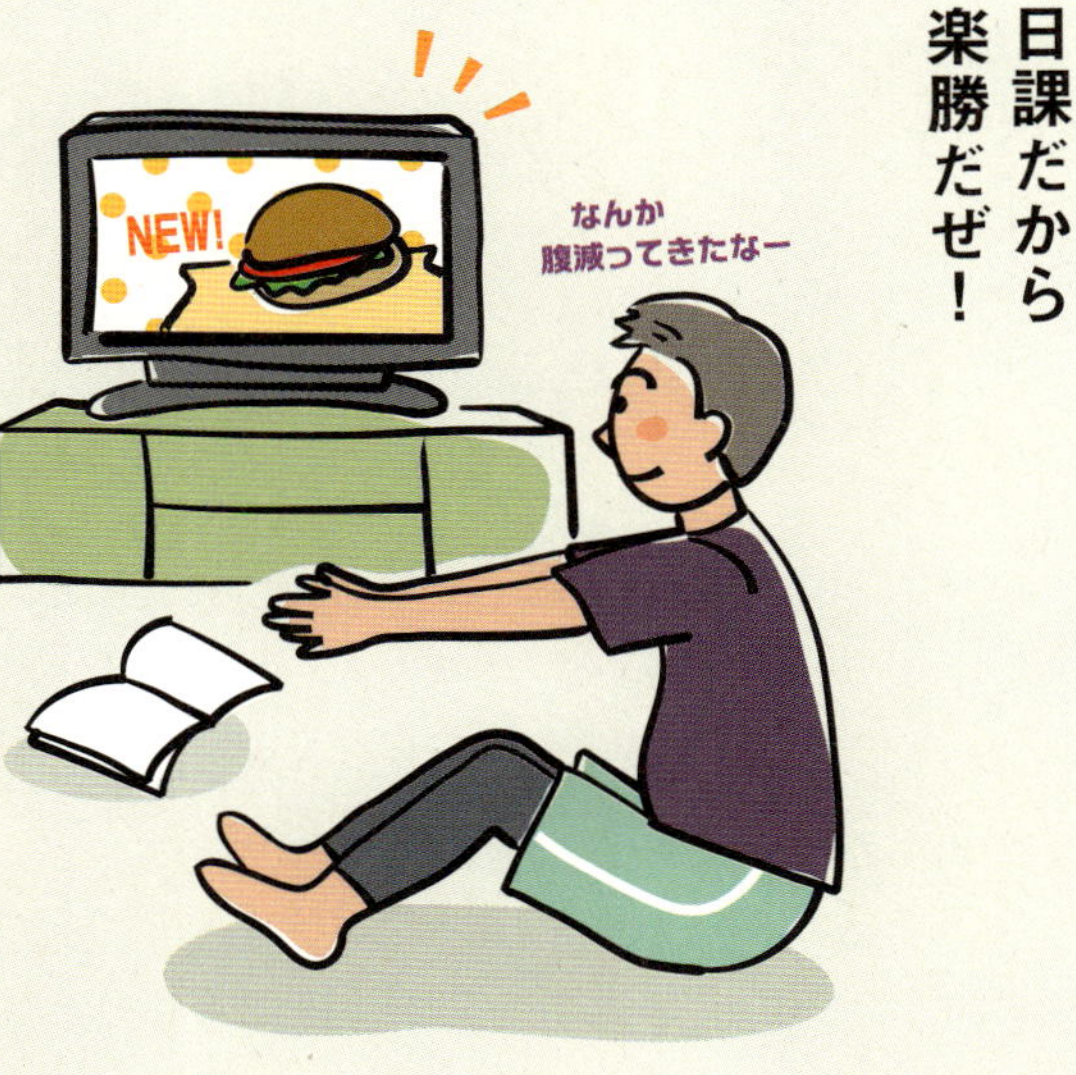

BAD

毎日のトレーニングを日課にするのはOK。でも、体を動かすことしか考えないのはNG。筋肉を意識して、やり方を確認しながら脳を使って集中して行おう。ながらトレーニングは禁物だ。

column

下腹が凹むと全身やせる!

下腹を動かすことが少なくて、筋肉を使っていないから下腹が出ると説明しました。そして本書では下腹の筋肉を使うプログラムを紹介しています。しかしながら、実は下腹だけを使うことはできません。なぜなら全身のゆがみを解消し、筋肉をしなやかにしなければ下腹の筋肉が使えないからです。

裏を返せば、下腹を動かす筋肉を得ると全身の筋肉が使えるようになります。全身の筋肉はつながっていますから、1か所でも筋肉に渋滞が起きてしまうと筋肉の動きが鈍ります。ところが、滞っていた下腹がスムーズに動くようになれば、全身の筋肉のポテンシャルが高まります。

この結果、下腹が凹むと全身がスッキリと引き締まるのです。

滞りが解消すると
全身スッキリ!

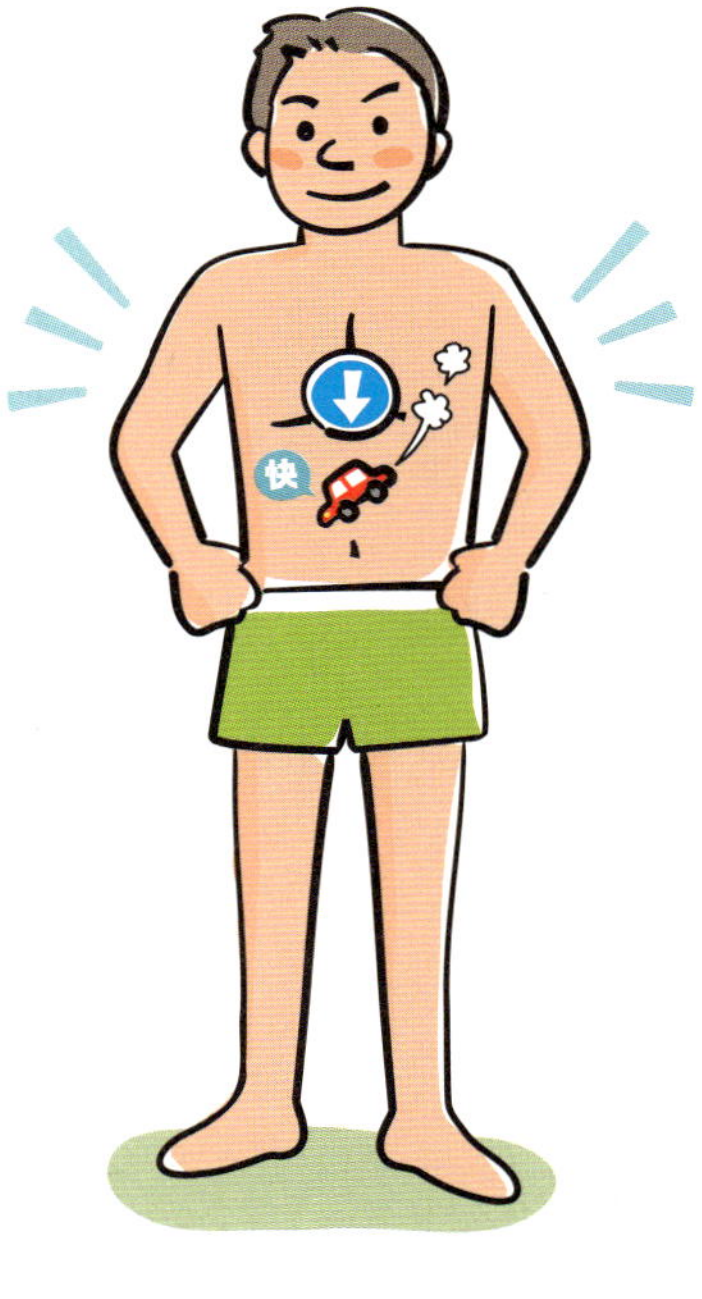

滞りがあると
やせない!

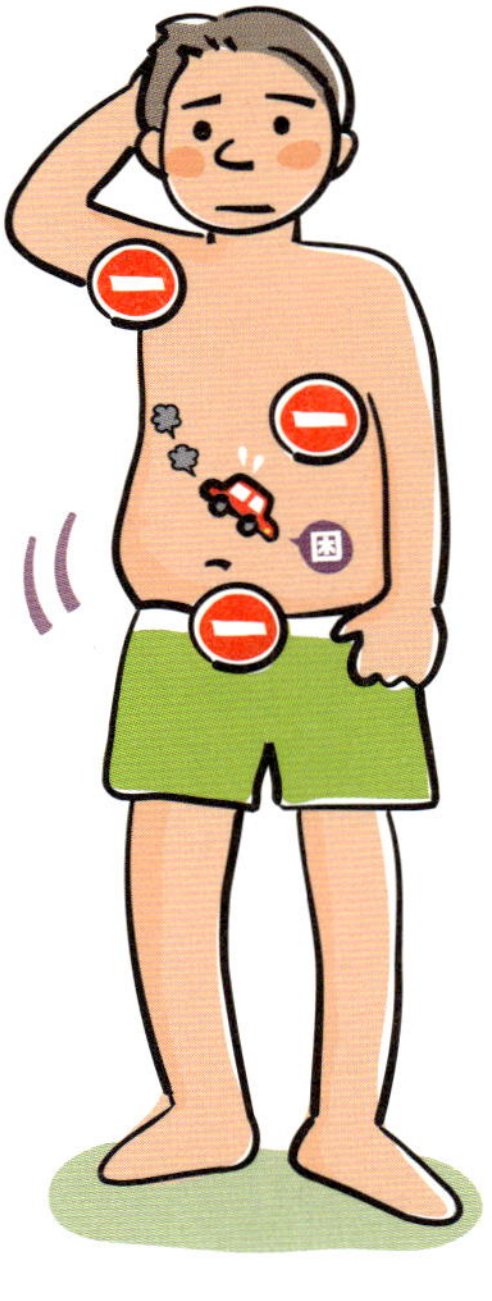

Part2 : training

10日間で確実に下腹を凹《へこ》ますトレーニング

下腹を凹ますために厳選した21種類のトレーニングを、それぞれの効果と意識すべき筋肉とともに徹底解説。体のゆがみを解消するストレッチと、下腹へとつながる筋肉トレーニングを組み合わせて下腹を集中的に引き締めます。下腹を凹ますなら、思い立った今です！

5種類のトレーニングで 下腹を凹ます!

腹筋だけをしても下腹は凹みません。筋肉とともに体の形をつくる骨格と、腹筋につながるさまざまな筋肉を同時に強化することが重要です。それを一挙に叶えるのが5つのカテゴリーからなるバラエティ豊かな21種類のトレーニング。40～83ページを実践する前に、ここを読んで目的と効果をカクニン！

Category I ストレッチ

骨盤とろっ骨の位置を決める筋肉を伸ばしてゆがみをなくす

まず最初に紹介するのは、立体構造をしているろっ骨と骨盤を正しい位置に戻して、体のゆがみを解消するためのストレッチ（40～47ページ）。体がゆがんだままでは、どんなトレーニングも効果が半減してしまいます。

骨盤と大腿骨をつないで骨盤の形をキープしている梨状筋と、股関節の周辺に密集している筋肉群を伸ばすと、股関節まわりの筋肉が使えるようになり、可動域が広がります。つまり、100%の力を出せるような筋肉になるということ。

また、太ももの裏側にある筋肉群・ハムストリングを伸ばせばひざが曲がらないまっすぐな姿勢が手に入ります。

そして、背骨から骨盤を通って大腿骨につながる腸腰筋を使えば、背骨と骨盤の向きがそろい、ゆがみが改善されます。

骨を形づくっているのは筋肉だということを理解しながら、ターゲットの筋肉を意識して「効いている！」と感じるまで十分に伸ばしてください。

ストレッチで伸ばした筋肉は、このあとに行うトレーニングで使いますから、筋肉を〝伸ばして〟〝使う〟ことができ、1回のトレーニングでしなやかな筋肉へと変化します。

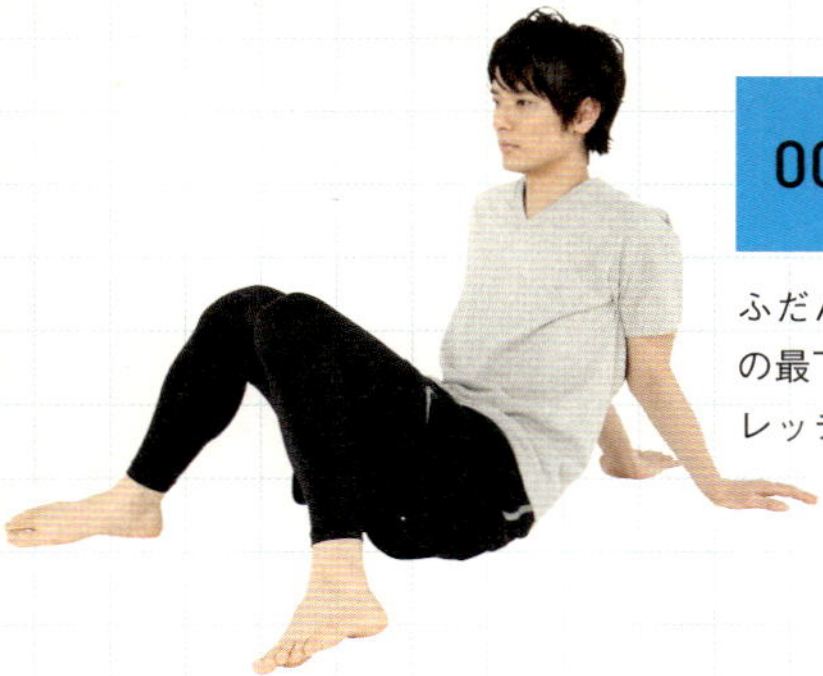

001 梨状筋ストレッチ

→40ページ

ふだんあまり意識することのない、背骨の最下部から骨盤につながる筋肉をストレッチ。お尻の奥にある筋肉を伸ばす。

002 股関節ストレッチ

→42ページ

脚を自在に動かすために股関節にはたくさんの筋肉が集まっている。ここをほぐすとゆがんだ骨盤が徐々に元に戻る。

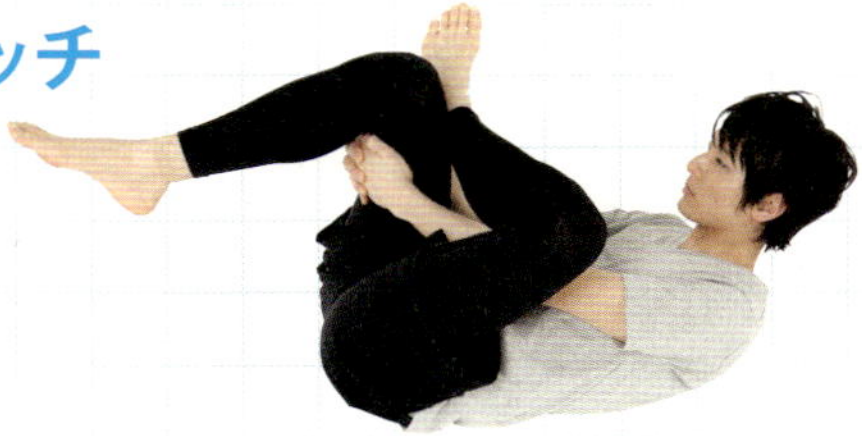

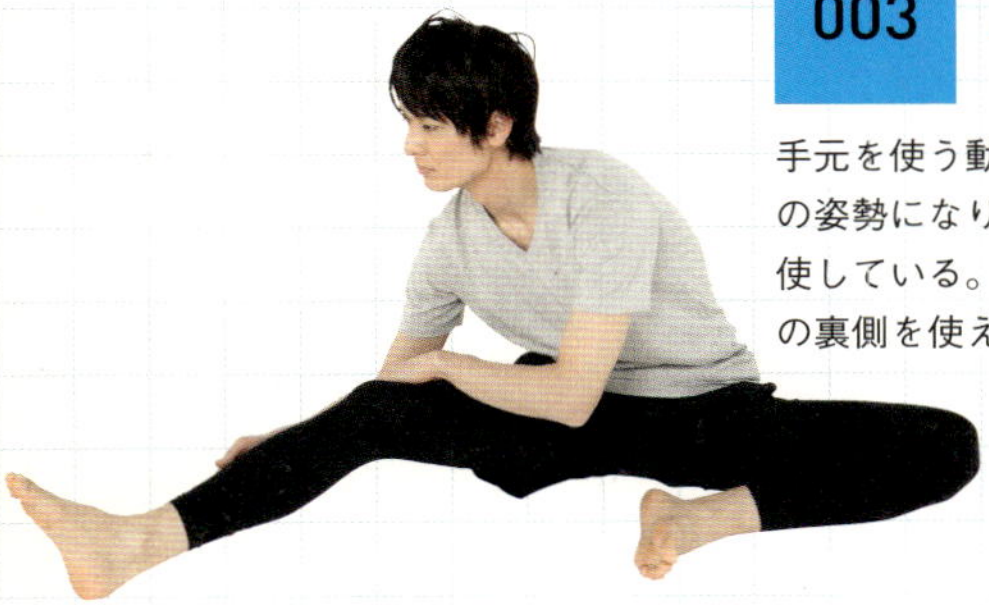

003 ハムストリングストレッチ

→44ページ

手元を使う動きが多い現代人は前かがみの姿勢になりやすく、太ももの前側を酷使している。それによって衰えた太ももの裏側を使えるようにする。

004 腸腰筋ストレッチ

→46ページ

背骨、骨盤、大腿骨へとつながる腸腰筋は背骨と骨盤を同じ方に向かせる役目を担っている。ここが使えるようになると、悪い姿勢が一発で改善！

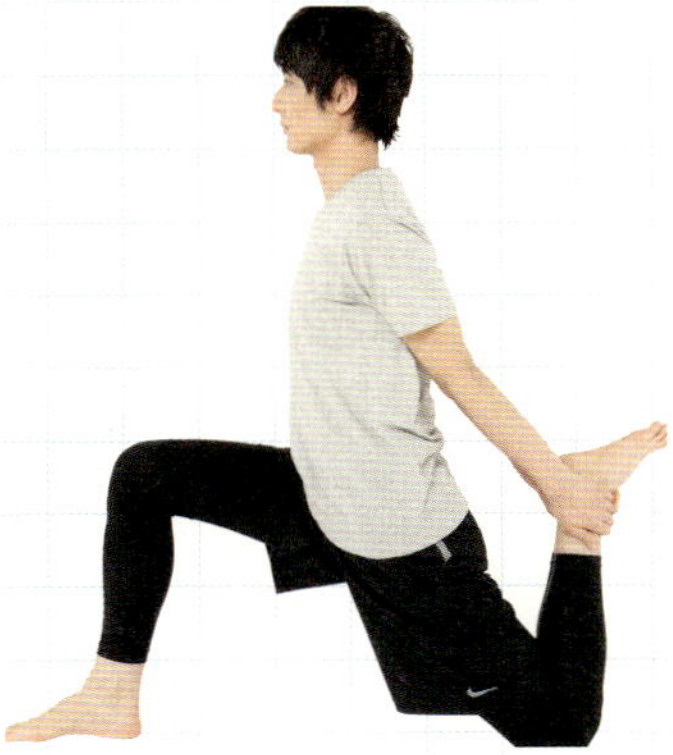

Category 2

クランチ
【寝てやるクランチ】

下腹にある筋肉を動かして下腹に直接アプローチする

クランチとは腹筋運動のことです。下の写真を見てもわかる通り、寝てやるクランチ（48〜57ページ）は、一般的な腹筋運動です。これまでに腹筋をしてもムダだと何度も書いてきました。しかし、腹筋だけを行うのはムダでも、ほかのトレーニングと組み合わせると出っ腹の撲滅に最大限の効果を発揮します。やはり気になる部分は積極的に動かさないといけません。そして忘れないでいただきたいのは、お腹の筋肉を動かそうとし、動いていることを感じることです。ていねいに動かし、しっかり脳を働かせれば、回数をこなさなくても効果はテキメンです。

005 ストレートクランチ

→48ページ

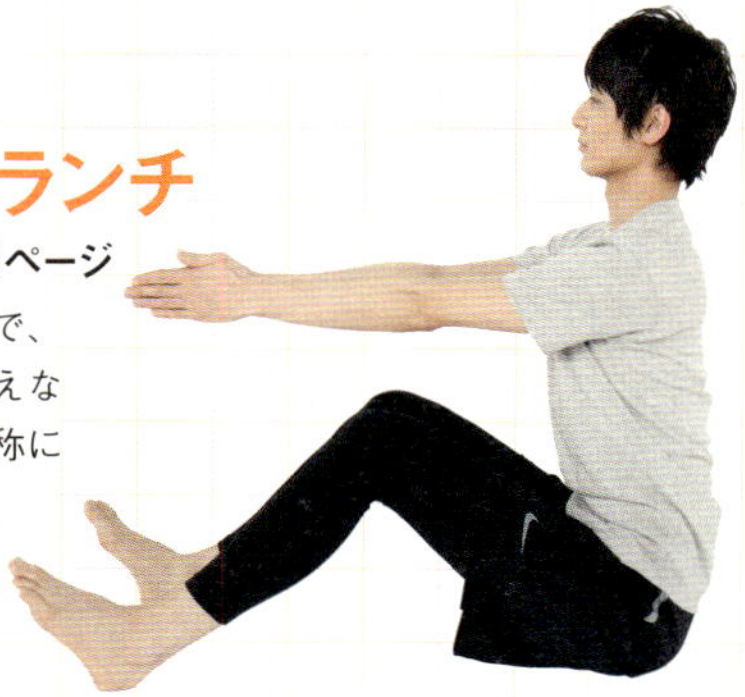

手を体の中央に突き出して行うことで、腹直筋と腹斜筋をシンメトリーに整えながら強化することができる。左右対称に使えばゆがみも整ってくる。

006 リバースクランチ

→52ページ

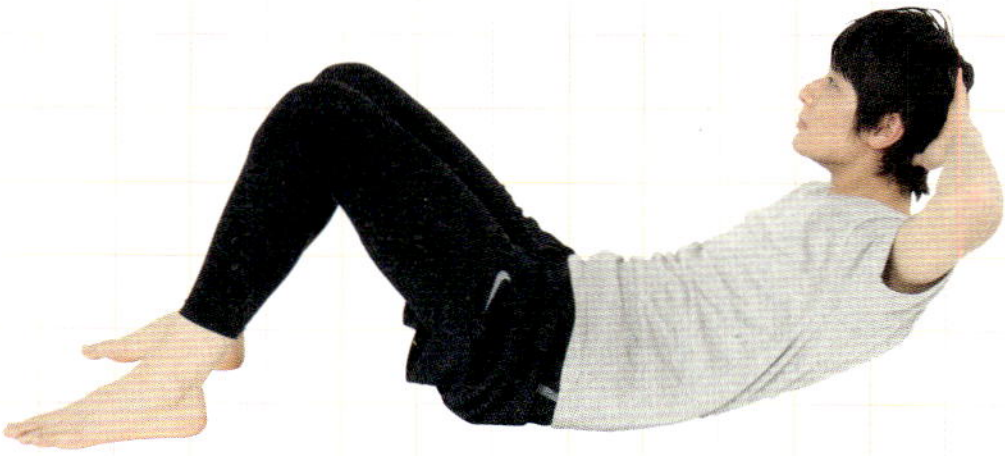

腹直筋と腹斜筋を重点的に攻めるトレーニング。骨格のゆがみを解消するストレッチとシンメトリーに整えるトレーニングと組み合わせることで効果を発揮する。

お腹の皮下脂肪のすぐ下には中央をタテに走る腹直筋と、お腹の横を斜めに走る腹斜筋があります。下腹を凹ますにはこの2つを同時に強化することが大事。下腹が前にぽっこり出ていたとしても、横腹がベルトの上にのっかっていたとしても、両方を同時に強化しなければどちらも解消しません。

腹直筋と腹斜筋の奥にも筋肉がありますが、腹直筋と腹斜筋をしっかり動かすと、同時にその奥にある筋肉も動きます。奥の筋肉の動きまで感じとれるようになれば達人です。

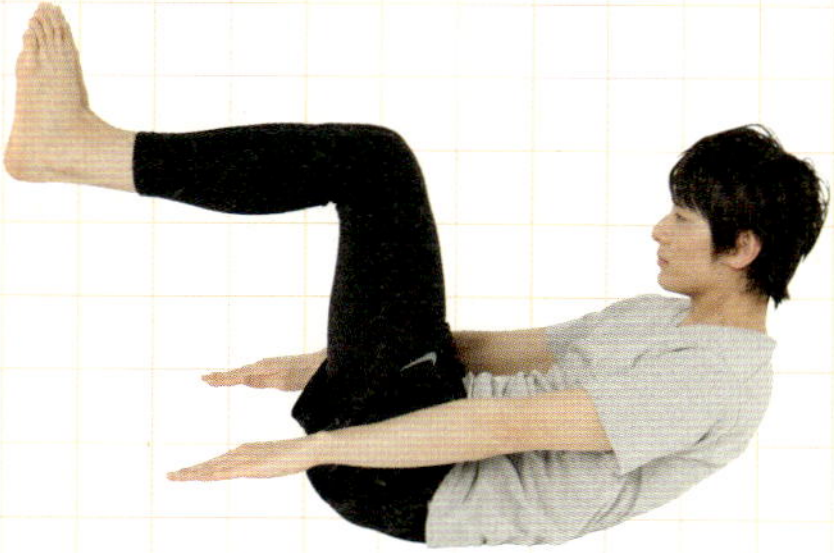

007 クイッククランチ

→54ページ

体をスピーディに動かすことで腹直筋を使い切る。前に伸ばした手がガイドとなって、体を床と水平に動かし、シンメトリーな筋肉をつくる。

008 オブリーククランチ

→56ページ

体を斜めにねじりながら起き上がって腹斜筋を重点的に攻める。わき腹に手を置いて筋肉の収縮を感じながら行い、脳を活性化するのがポイントだ。

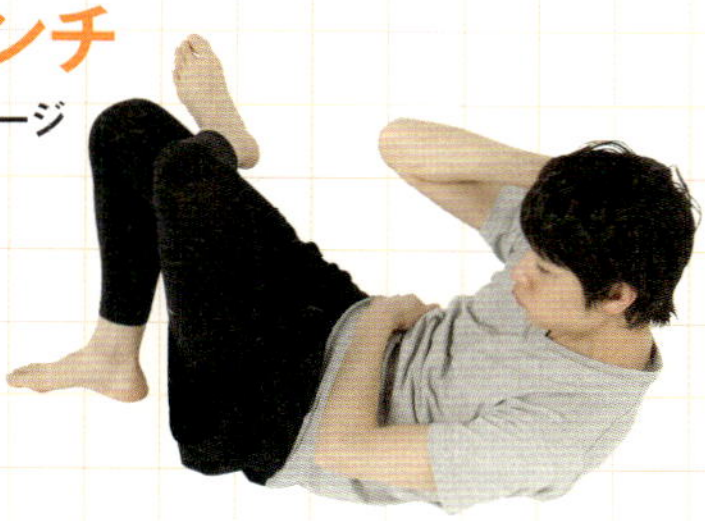

Category 2

クランチ
【立ってやるクランチ】

歩いていても凹んだままの腹筋を手に入れる

腹筋と言えば寝てやるものというのが常識ですが、いくら腹筋を鍛えても、立ったときにその筋肉を使えなければ意味がありません。そこで、立ってやるクランチ（58～61ページ）が必要となるのです。

下の2つのトレーニングをしてみると、立ったままお腹に力を入れたり、腹筋を動かすことの難しさを実感するかもしれません。それこそが立ったときに下腹が出てしまう原因です。

骨盤クランチもリブクランチも、息をはいてお腹を極限まで凹ますことを意識しながら行ってください。

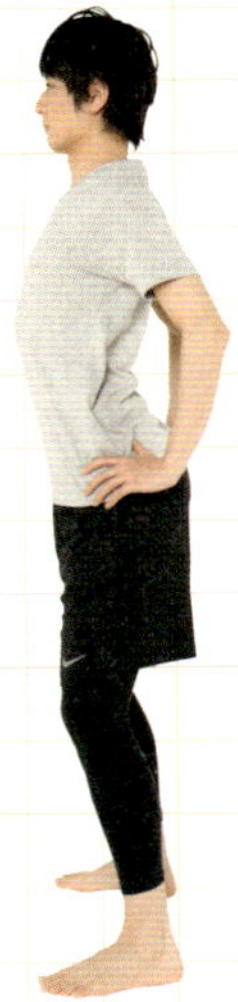

009 骨盤クランチ

→58ページ

体の内側へとお腹を引っ込める感覚が身について、腹直筋と腹斜筋にアプローチ。呼吸を意識することがポイントだ。

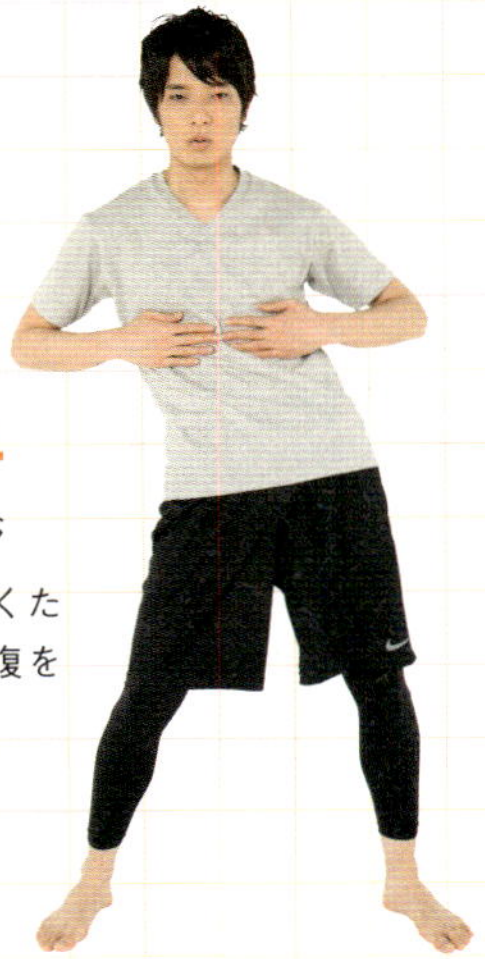

010 リブクランチ

→60ページ

正確に行えるようになると左右に動くたびに腹斜筋が縮むのがわかる。お腹をぐっと引っ込めてやろう。

Category 3

下半身・上半身を引き締めるトレーニング【下半身】

お尻から太ももを使って安定した土台をつくる

骨盤を含む下半身は体の土台です。下半身の骨のゆがみが大きければ上半身はそれ以上にゆがみますし、下半身の筋肉が維持されていないと体は不安定になります。62〜67ページのトレーニングでは、立ったり歩いたりの日常の動作では動かしにくい筋肉にアプローチして、体の土台をつくってください。

お尻の上部から大腿骨につながる中殿筋を鍛えると骨盤と太もものつながりが強まり、土台が安定します。2種のランジでは、お尻から太ももにかけての筋肉を強化することができます。

011 中殿筋トレーニング

→62ページ

中殿筋の役割は骨盤を水平にキープすること。日常ではあまり使っていない中殿筋を狙い撃ちしよう。

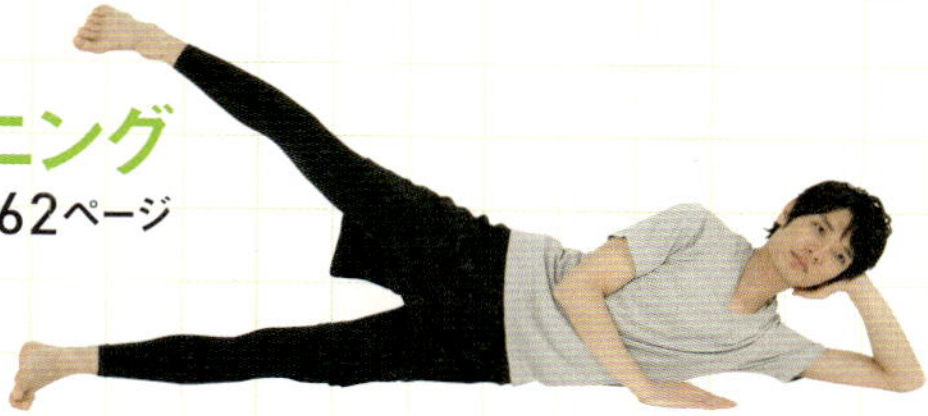

012 レッグランジ

→64ページ

太ももの前側と裏側、そしてお尻にある大殿筋をまるごと強化できる。上半身の姿勢をキープすると腹筋も使える。

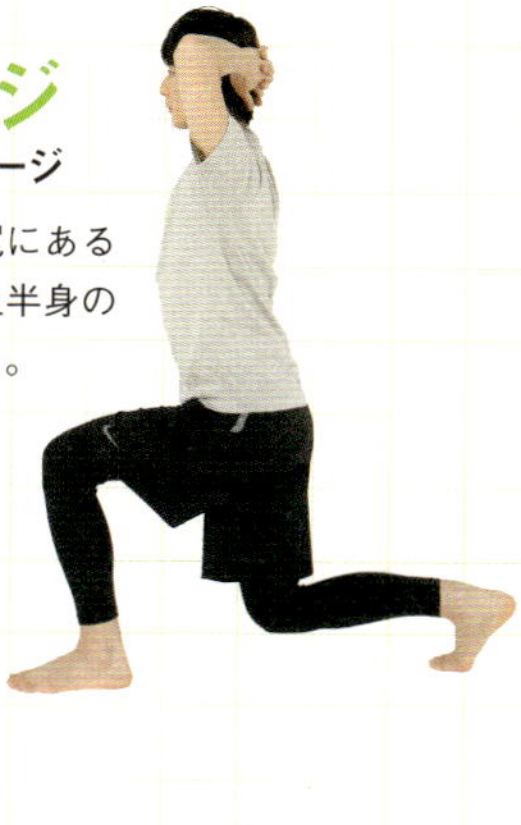

013 サイドランジ

→66ページ

衰えやすい太ももの内側とともに、お尻と太もも裏のハムストリングを強化。ガニマタの人は、内側の筋肉が特に衰えている。

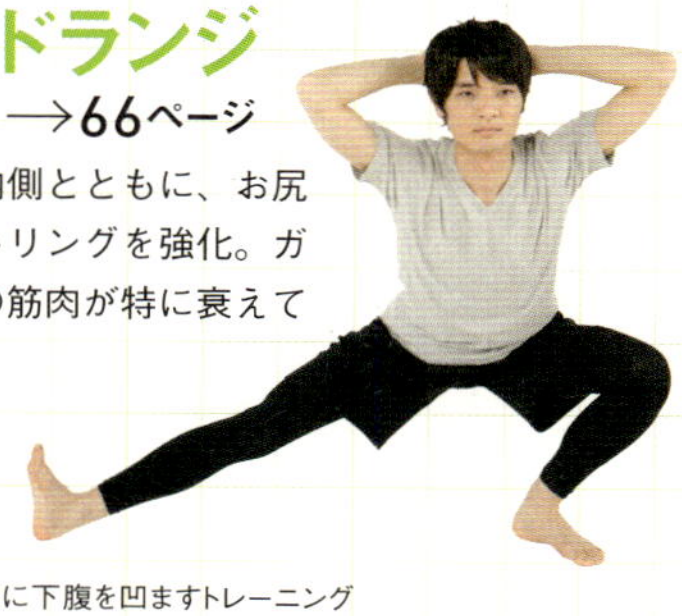

Category 3

下半身・上半身を引き締めるトレーニング【上半身】

体の土台に負担をかけない筋力を養う

下半身を引き締めるトレーニング（68～73ページ）は、体の土台を安定させます。しかし、上半身の筋肉が弱って不安定な状態だったり、猫背のせいでろっ骨が下を向いていると、安定している土台がゆるぎかねません。そこで上半身の筋肉が必要になるのです。

　このカテゴリーでは、二の腕の裏側と大胸筋、そして、大胸筋と広背筋を体の側面でつなぐ腹斜筋を強化します。てんでんばらばらに感じるかもしれませんが、腕から胸、胸から腹は筋肉でつながっています。これらを強化することで上半身全体を筋力アップすることができます。

015 プッシュアップワイド

→70ページ

手を大きく広げて行う腕立て伏せは、大胸筋をフルに使うことができ、腕や腹筋も一緒に使うことができる。

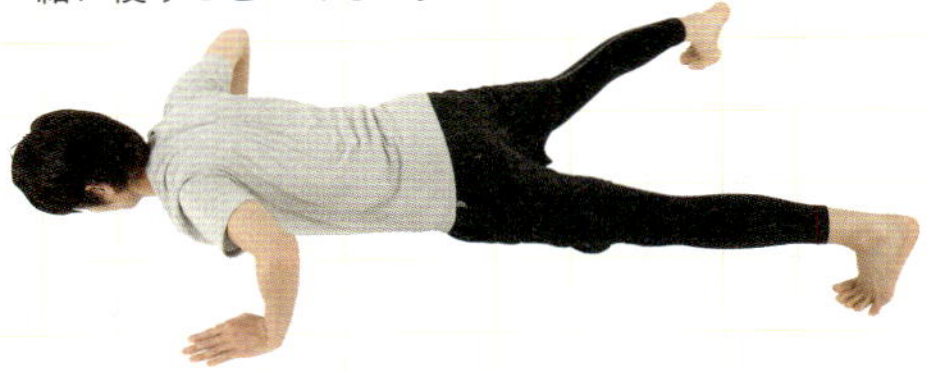

014 ツイストランジ

→68ページ

お腹から背中へとつながる腹斜筋を強化するだけでなく、脚の動きを加えることによってお尻、太ももの表裏も強化する。

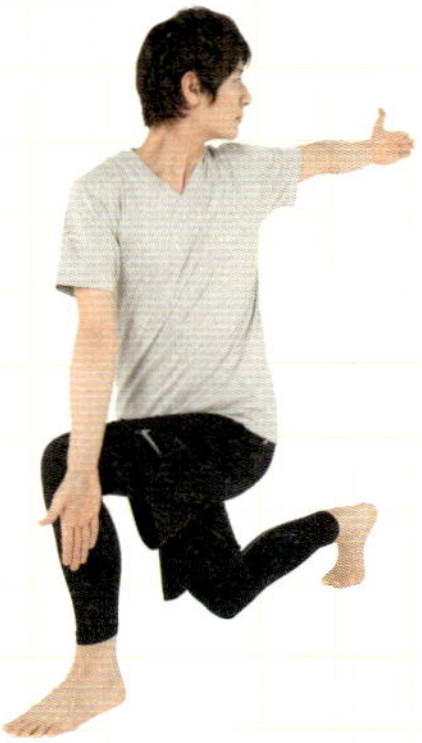

016 プッシュアップナロー

→72ページ

両手の幅を狭くする腕立て伏せは、二の腕を集中的に強化。体をまっすぐにするので胸、背中、お腹の筋肉も使える。

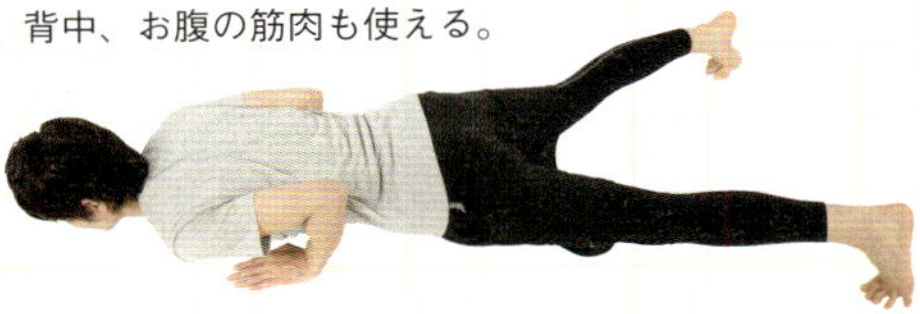

Category 4

マルチトレーニング

体をまんべんなく使って全身のバランスを保つ

ゆがみのないシンメトリーな体をつくるには上半身と下半身、左右の筋肉を均等に強化することが大切です。弱っている部分を集中的に強化することは必要ですが、そればかり行っていると、全身バランスが崩れます。ですから、このカテゴリーでは全身の筋肉を使ってバランスを整えるトレーニング（74〜79ページ）を紹介します。

それぞれのトレーニングで示した「ココを使う」には、特に強化できる筋肉を挙げていますが、それ以外の筋肉もまんべんなく使います。体じゅうの筋肉を意識して行ってください。

017 ヒップリフト

→74ページ

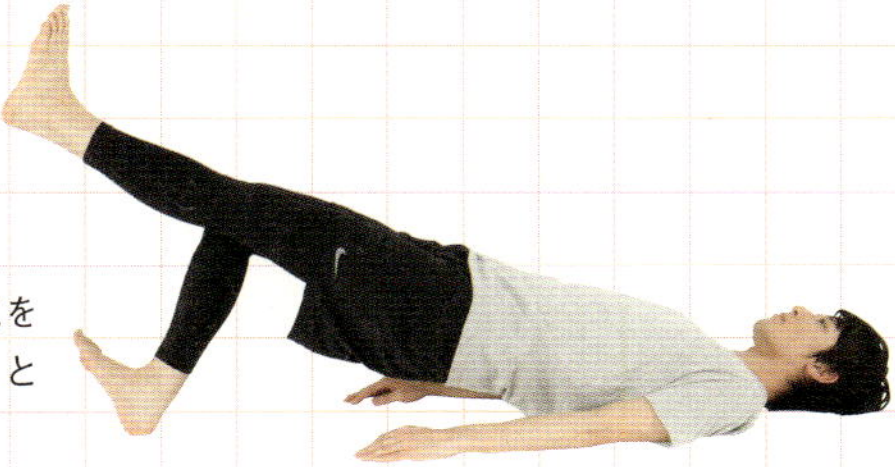

太ももの裏側のハムストリングとお尻をおもに強化し、体をまっすぐに保つことでお腹や背中にもアプローチする。

018 ニートゥエルボー

→76ページ

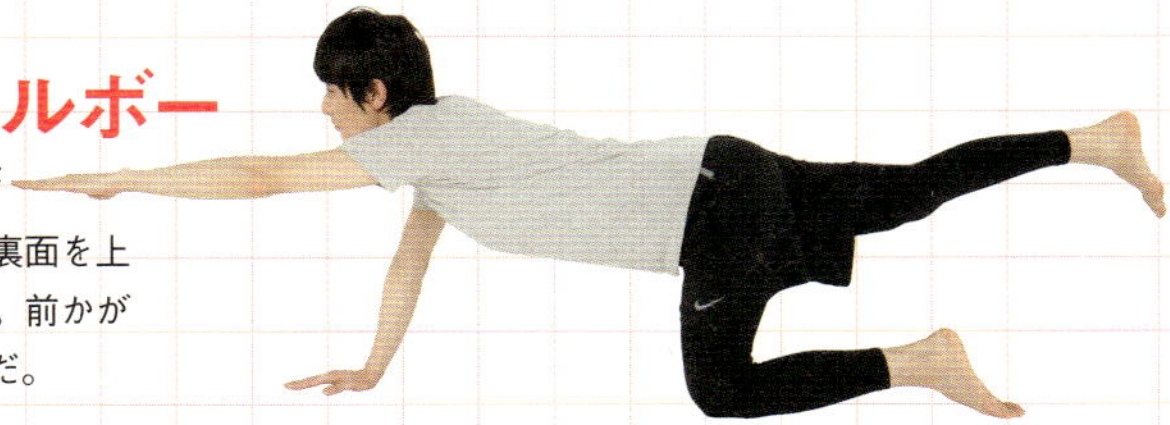

背中から太ももの裏側まで、体の裏面を上半身〜下半身まで広範囲に使える。前かがみになりがちな姿勢の改善に有効だ。

019 突き上げ

→78ページ

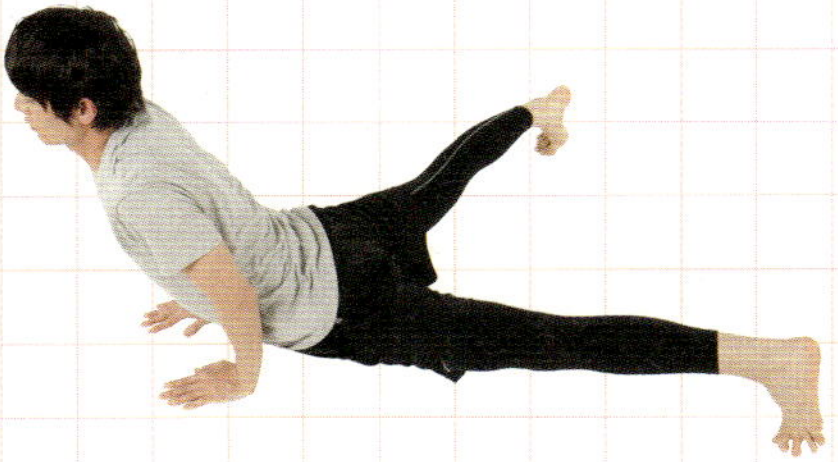

全身でウエーブを描く突き上げは、体のあらゆる部分を使う。格闘競技では欠かせないトレーニングでもある。

Category 5

体をシンメトリーにするスクワット

左右対称な体の使い方を筋肉に記憶させる

体の左右のバランスが整ったシンメトリーな体にするために、体を左右対称に動かすトレーニング（80～83ページ）を行います。筋肉を左右均等に使うことが目的ですから、上記の2つのトレーニングはできるだけ鏡の前で行い、右と左で形が違っていないかどうかをチェックしてください。いびつな形のままトレーニングしても目標が達成できません。

左右の筋肉バランスが整ってくると、全身の筋肉が自由に動くようになり、下腹はもちろんのこと、全身がひとまわり引き締まります。

020 シンメトリースクワット

→80ページ

動きが鈍った下腹をシンメトリーに使えるようにするために、立ったまま腹直筋と腹斜筋を使うトレーニング。

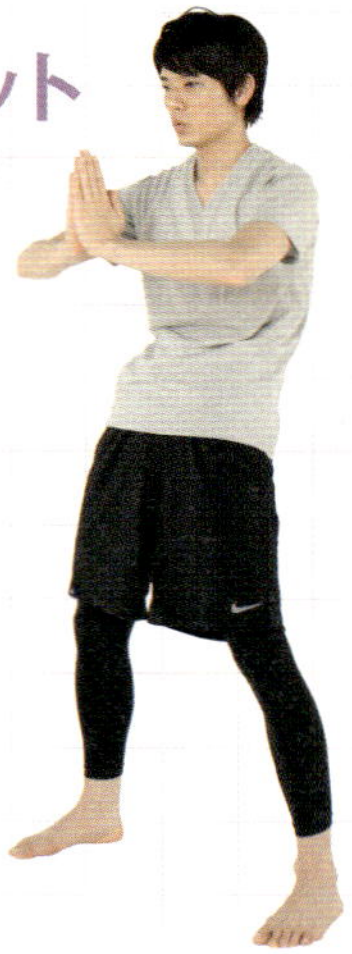

021 四股スクワット

→82ページ

お腹をシンメトリーにするだけでなく、太ももの内側と前側を強化して、体の土台である骨盤の支柱を安定させる。

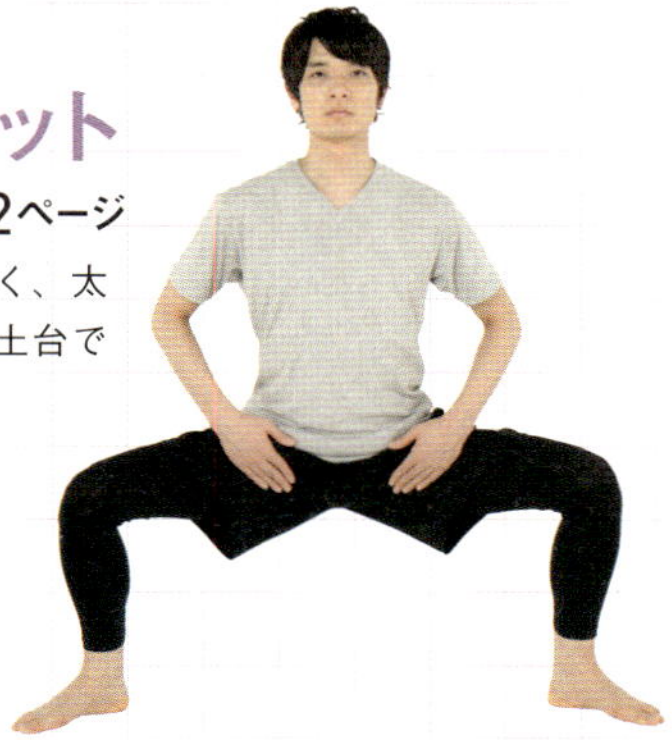

全身の筋肉バランスを整えると確実に下腹が凹んでいく！

10日間プログラムでは目的に応じて5つのカテゴリー、21種類のトレーニングを紹介しています。それらの目的をわかっていただけたでしょうか？　たかが下腹のために21種類もあってげんなりするかもしれません。しかし、毎日行うのは、そのうちの8〜10種類だけでOK。短期間で、しかもできるだけ少ない回数と時間で凹んだ下腹を実現するために、全身へのアプローチができるトレーニングをとりそろえているので、21種類もあるのです。

　一見、下腹を凹ますためとは思えないトレーニングでも、骨格や筋肉の連携によって下腹の筋肉に作用します。全身の筋肉バランスが整えば、体の前後、左右の傾きや、ねじれなどのゆがみが解消されて、体じゅうの筋肉が使える体になります。また、トレーニングの種類が多いほど煩雑《はんざつ》になって、頭を使うことにもなります。こうした要素が筋肉に作用することで、短期間で下腹を凹ますことが可能なのです。

　10日間で確実に下腹を凹ますために、誰でも続けられて効果が出るプログラムは私の自信作です。ぜひはじめてください。

10日後の自分を
イメージして
今日からスタート！

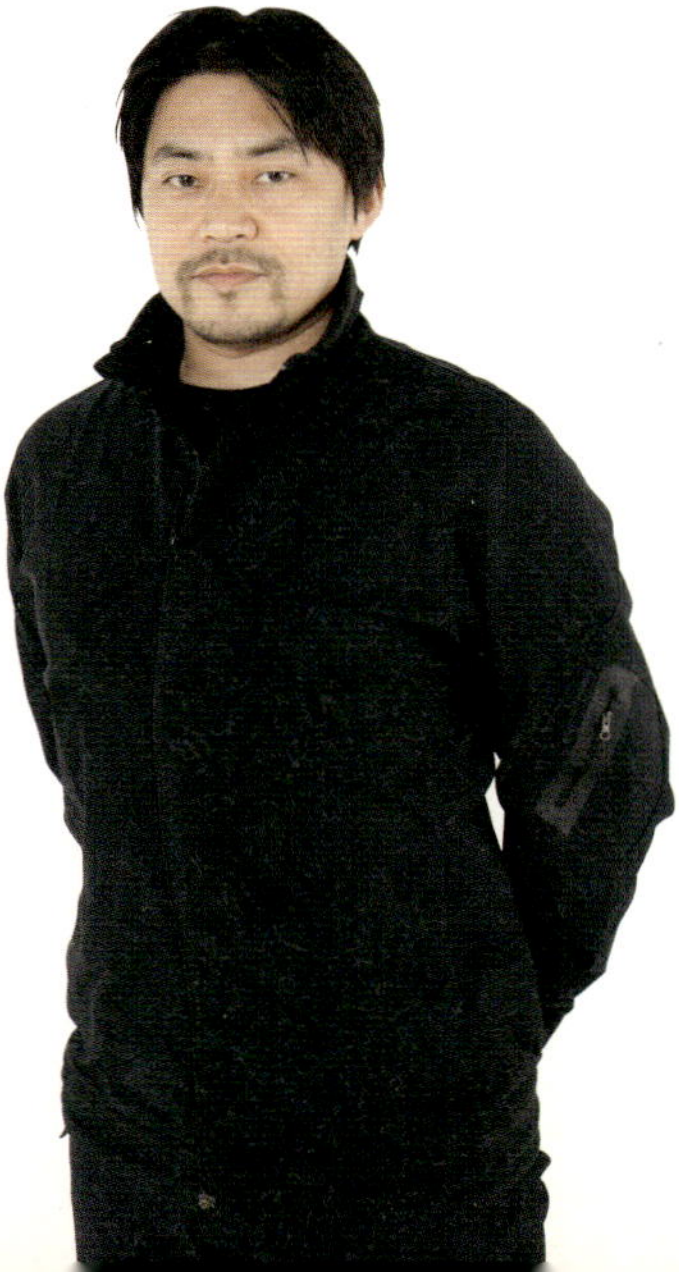

股関節のインナーマッスルを伸ばしてゆがみをとる

001 梨状筋ストレッチ

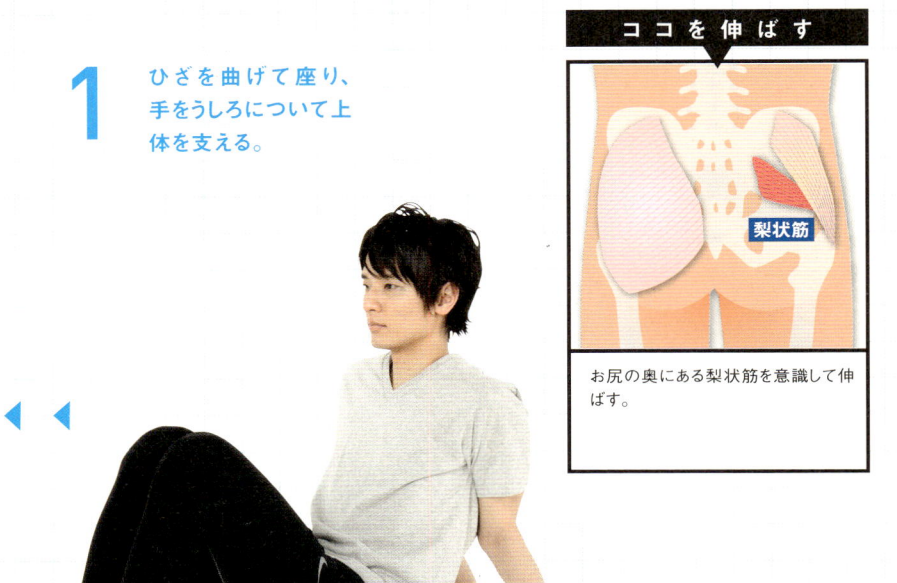

1

ひざを曲げて座り、手をうしろについて上体を支える。

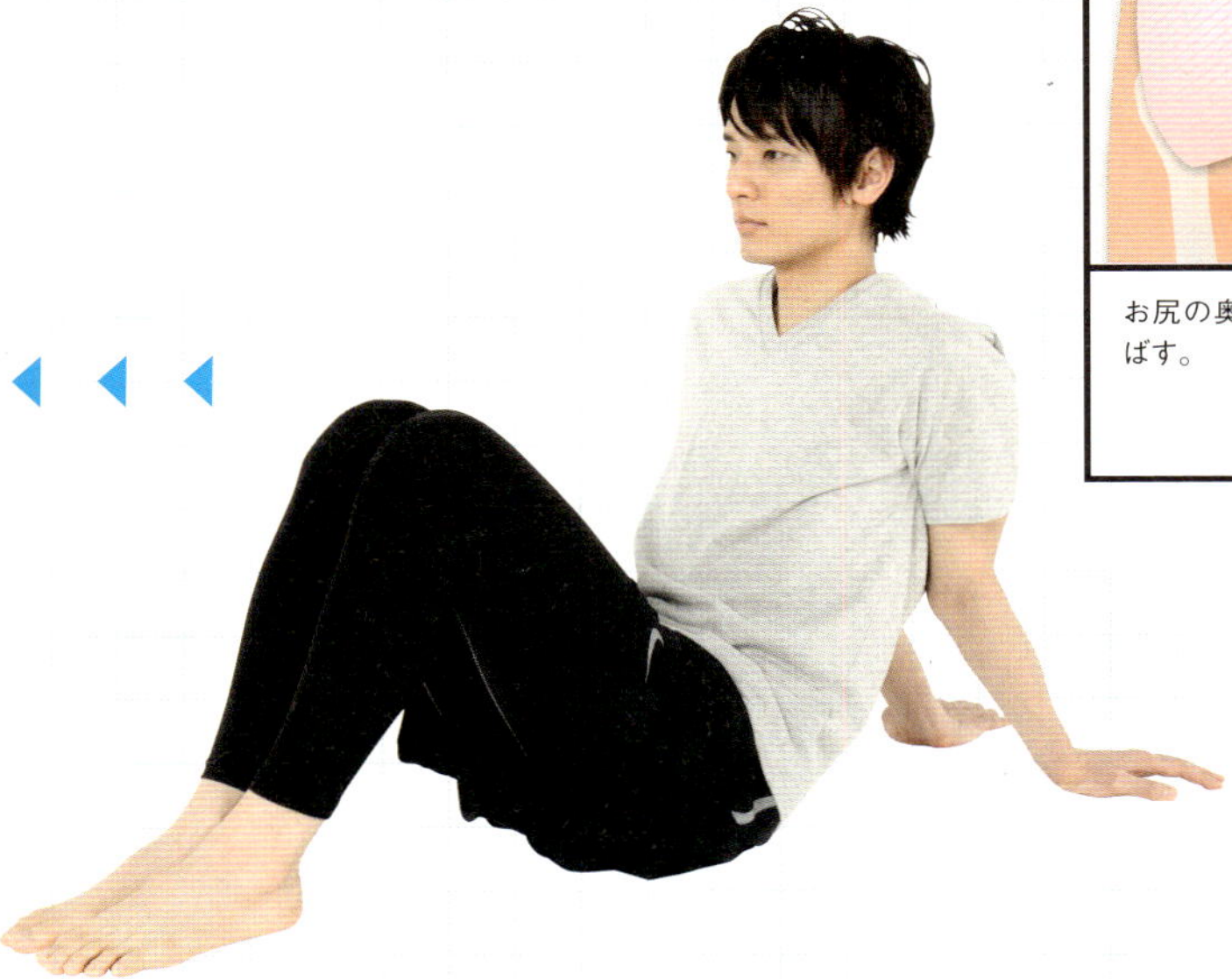

ココを伸ばす

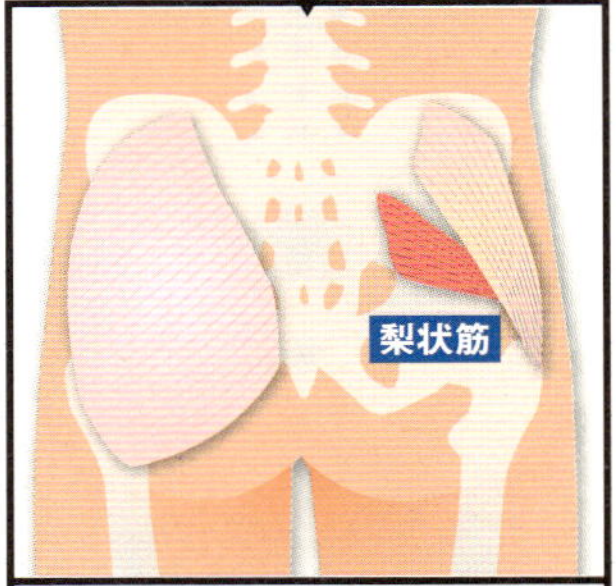

お尻の奥にある梨状筋を意識して伸ばす。

training guide

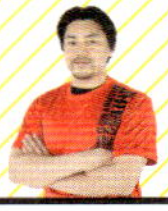

お尻から太ももの外側にかけて伸びていることを実感しよう。ゆがみをなくすのが目的なので、左右対称に足を開いて左右の筋肉を同じ力で伸ばすのがポイント。

梨状筋は骨盤と大腿骨をつないでいるため、梨状筋の力に左右差があると骨盤が正面を向かず、上半身と下半身の向きがちぐはぐになります。また、大腿骨の向きにも影響を与えます。

梨状筋ストレッチで筋肉を伸ばせば、硬く縮んだ筋肉がほぐれて、姿勢の要所となる骨盤のゆがみをとることができます。

2 お尻の奥が伸びていることを感じるまで足を開く。左右対称になるように！

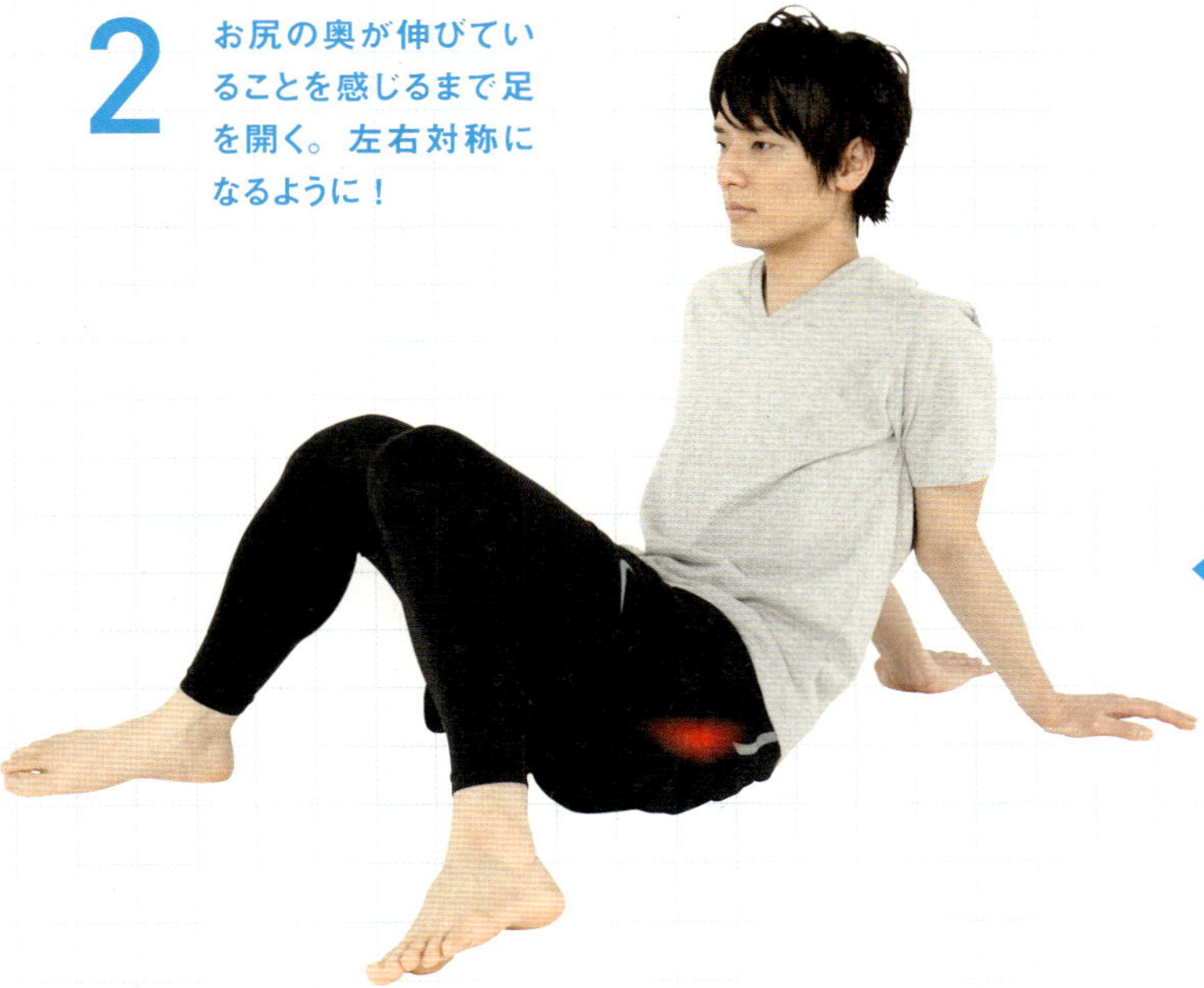

30～60秒キープ

寝て行ってもOK!!

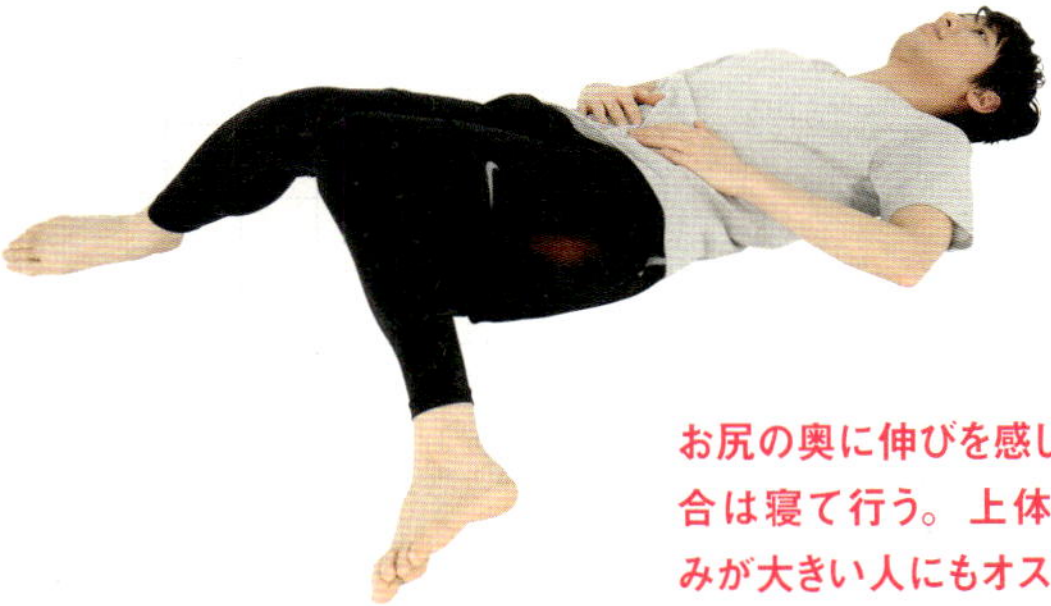

お尻の奥に伸びを感じない場合は寝て行う。上体のゆがみが大きい人にもオススメだ。

002

股関節を柔軟にしてO脚やガニマタをまっすぐにする

股関節ストレッチ

ココを伸ばす

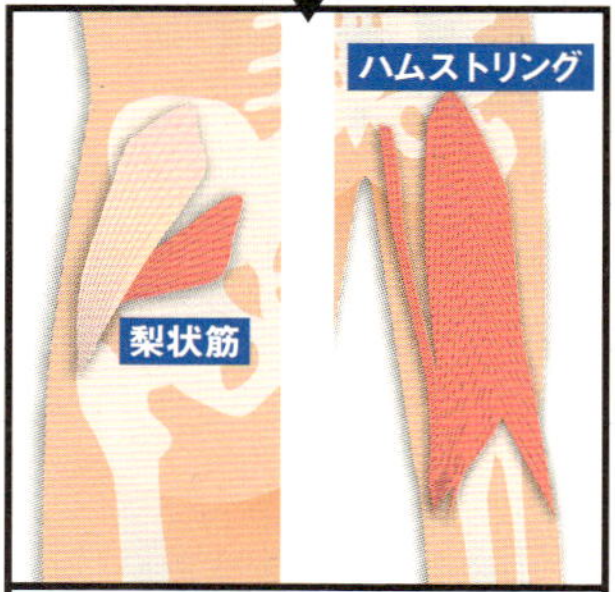

お尻の奥にある梨状筋と、太ももの裏にあるハムストリングを伸ばす。

1

ひざを曲げてあお向けに寝る。左足を右ひざにのせる。

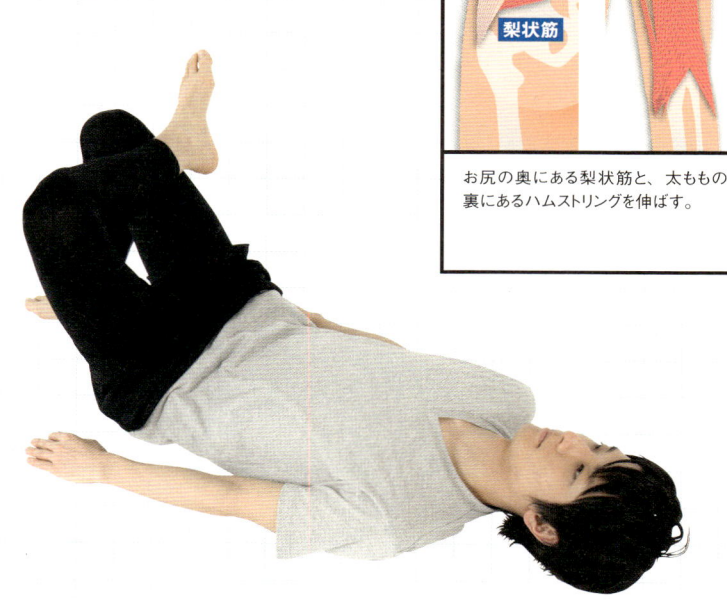

骨盤と大腿骨のつけ根をつなぐ筋肉をぐーっと伸ばすことで、骨盤周辺の筋肉をほぐして股関節の動きをスムーズにします。同時に、骨盤内の筋肉がほぐれ、骨盤のゆがみを解消できます。すると股関節と骨盤内の筋肉が柔軟になるため、お腹まわりの筋肉が動きやすくなってトレーニングの効果が早く出ます。

お腹まわりのトレーニングをする前に欠かせないステップです。

training guide

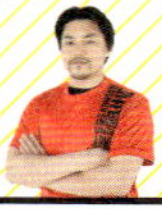

脚をひざの上にのせて太ももを抱え込むと、テコの原理で効率よくお尻の奥の筋肉群がほぐせます。横に開いた脚のひざを前に押し出すようにすると効果が高まります。

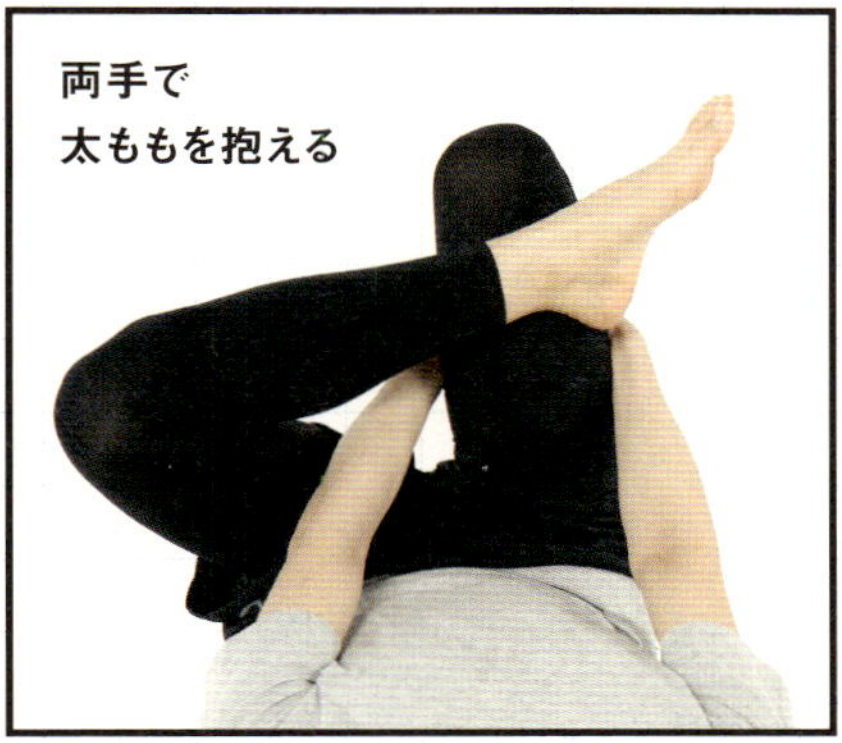

2

両手で太ももを抱え込み、上体を脚に近づける。
＊脚を替えて同様に行う

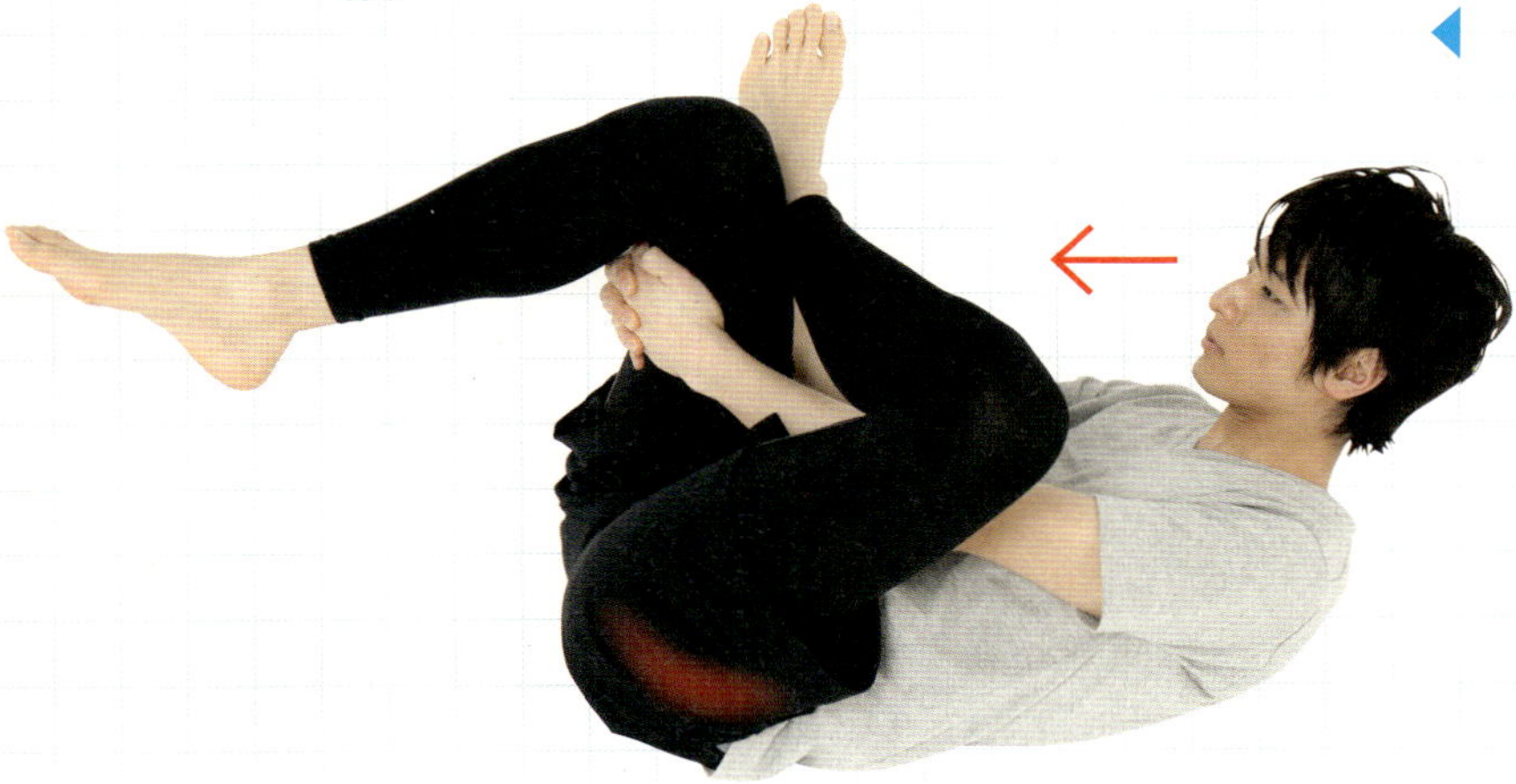

30秒キープ

003

硬くなりやすい太もも裏の筋肉を目覚めさせる

ハムストリングストレッチ

ココを伸ばす

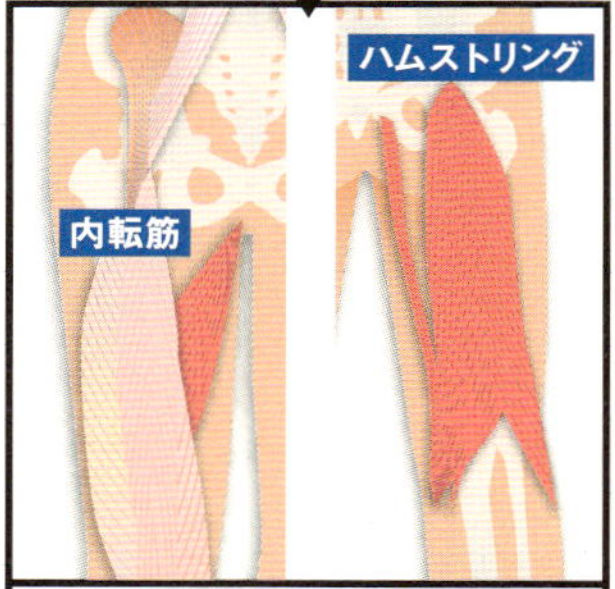

ハムストリングは太ももの裏側にある大腿二頭筋、半腱様筋、半膜様筋、薄筋の総称。太ももの裏側全体を伸ばす。

1

脚を開いて座り、左ひざを曲げる。

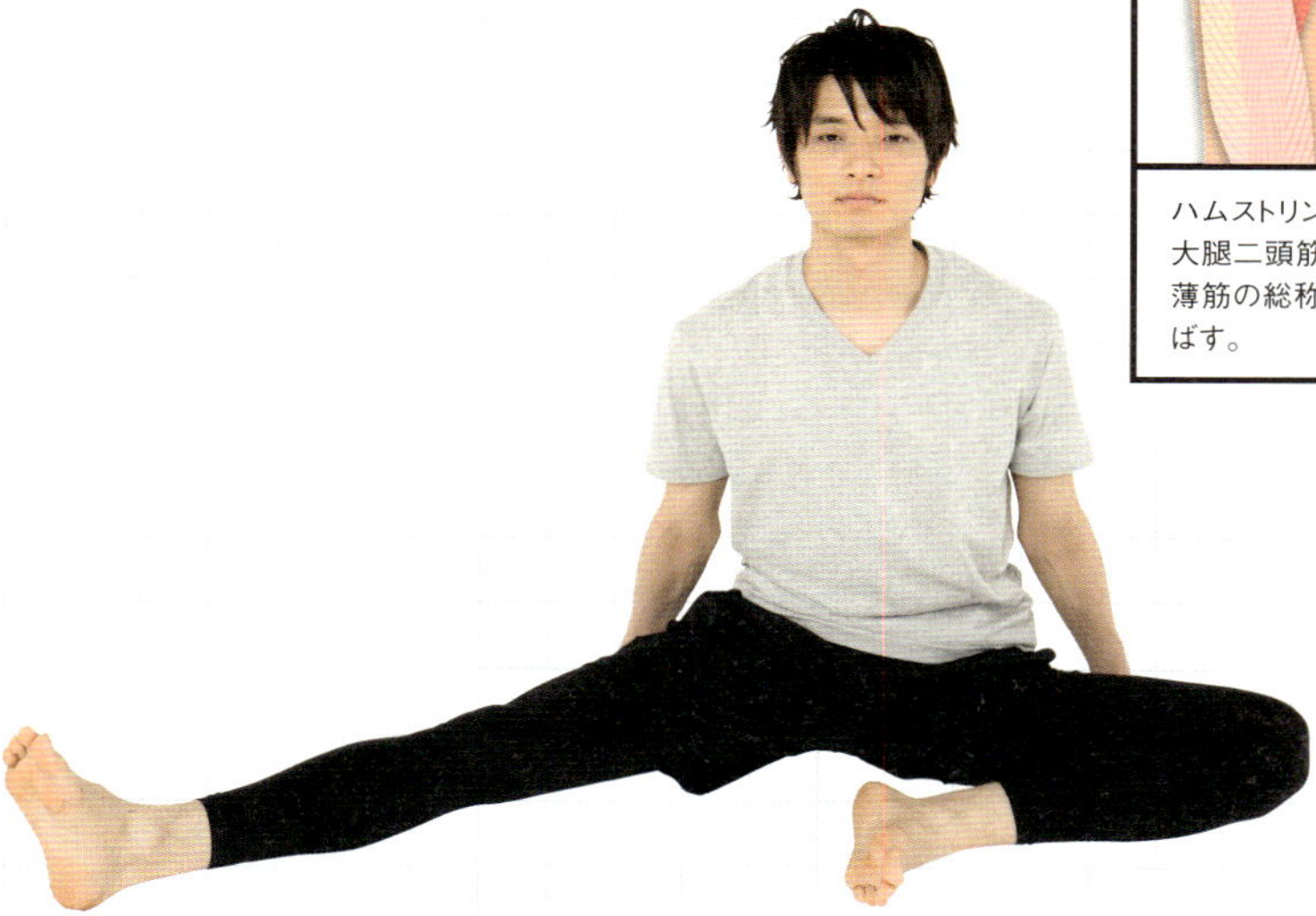

training guide

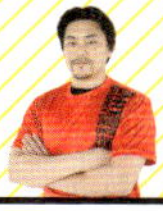

ハムストリングストレッチと同じ体勢で行える内転筋のストレッチは、太もものうしろ側と同様に日常生活ではなかなか使わない太ももの内側をしっかり伸ばすことができます。

太ももの裏側にある筋肉を伸ばすことなく、小さな歩幅で歩いていると、太ももの前側の筋肉ばかりを使ってしまいます。すると、体の前後のバランスが崩れて猫背になりやすく、ぜい肉も貯まっていくのです。

体の前面と裏面を均等に使って姿勢を整え、猫背を改善しよう。

2

伸ばした右脚のひざを軽く曲げて、右脚の上に上体を倒す。
＊脚を替えて同様に行う

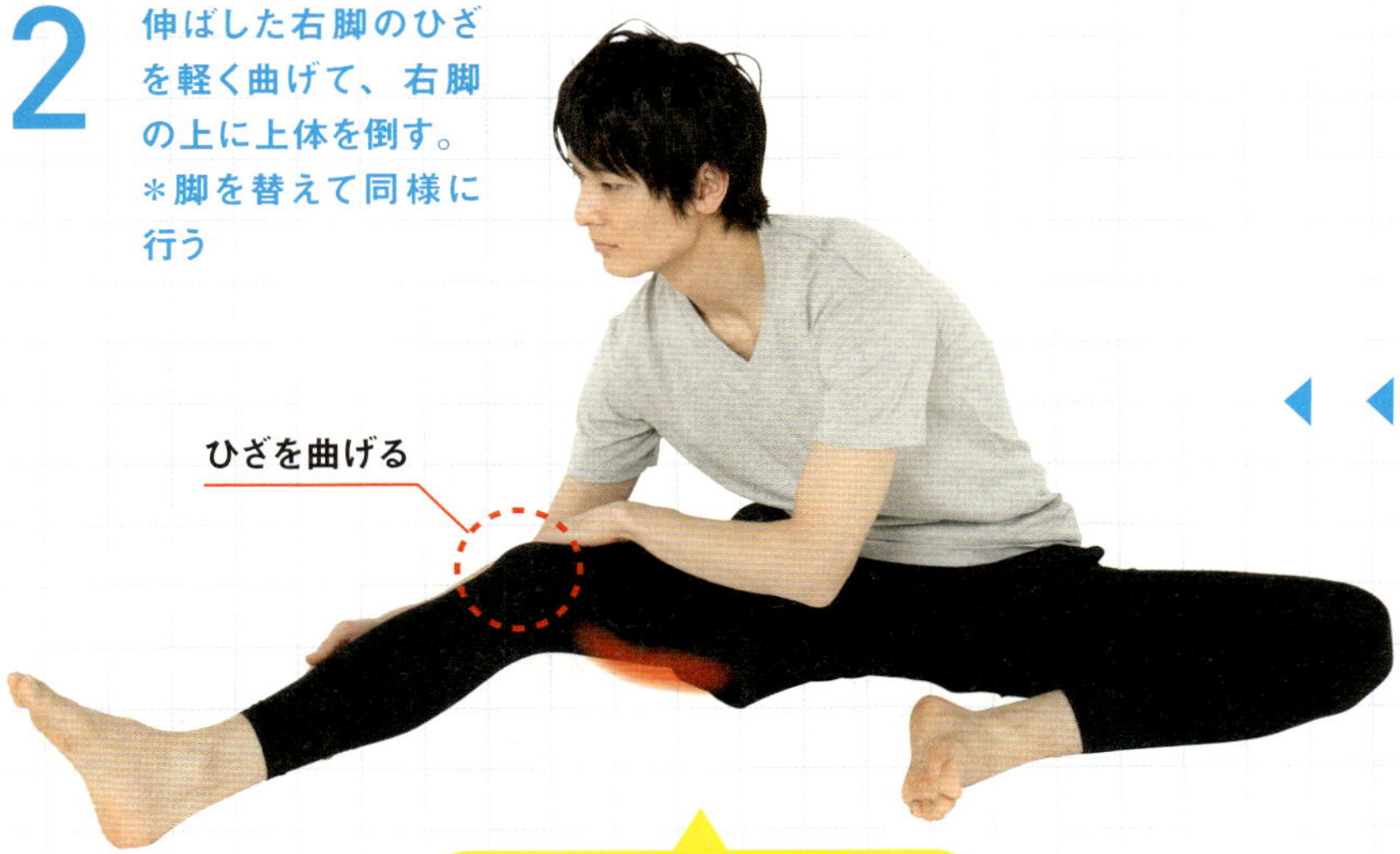

30秒キープ

ついでに内転筋もストレッチ！

ココを伸ばす

太ももの内側にある筋肉群が内転筋。

30秒キープ

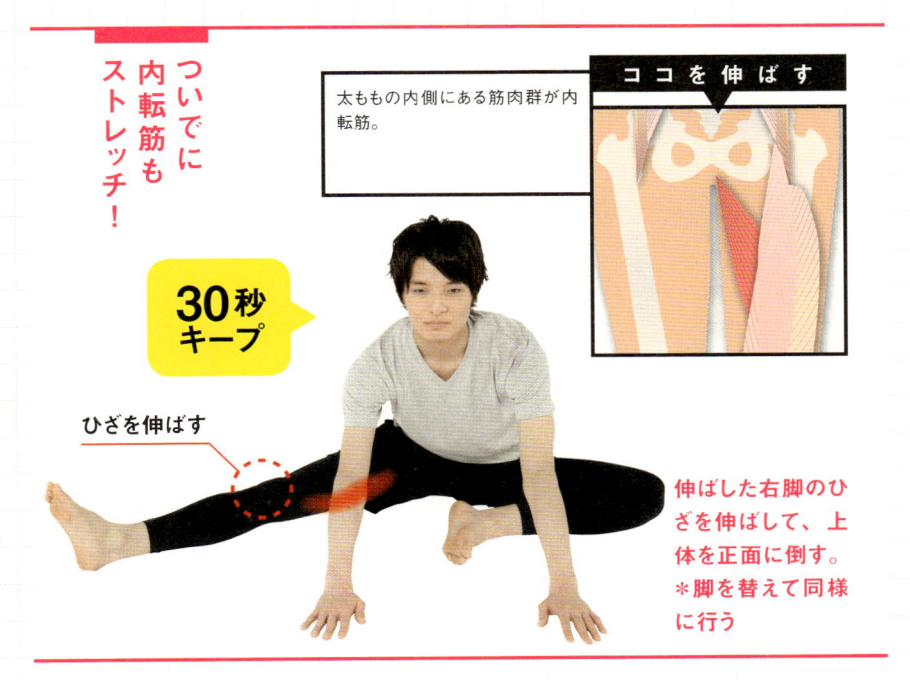

伸ばした右脚のひざを伸ばして、上体を正面に倒す。
＊脚を替えて同様に行う

004

骨格のポジションを決める筋肉を伸ばして姿勢を正す

腸腰筋ストレッチ

初級

右ひざを立てて腰を落とす。左脚はうしろへ投げ出す。上体を立てて、頭の下に重心を置くのがポイント。
＊脚を替えて同様に行う

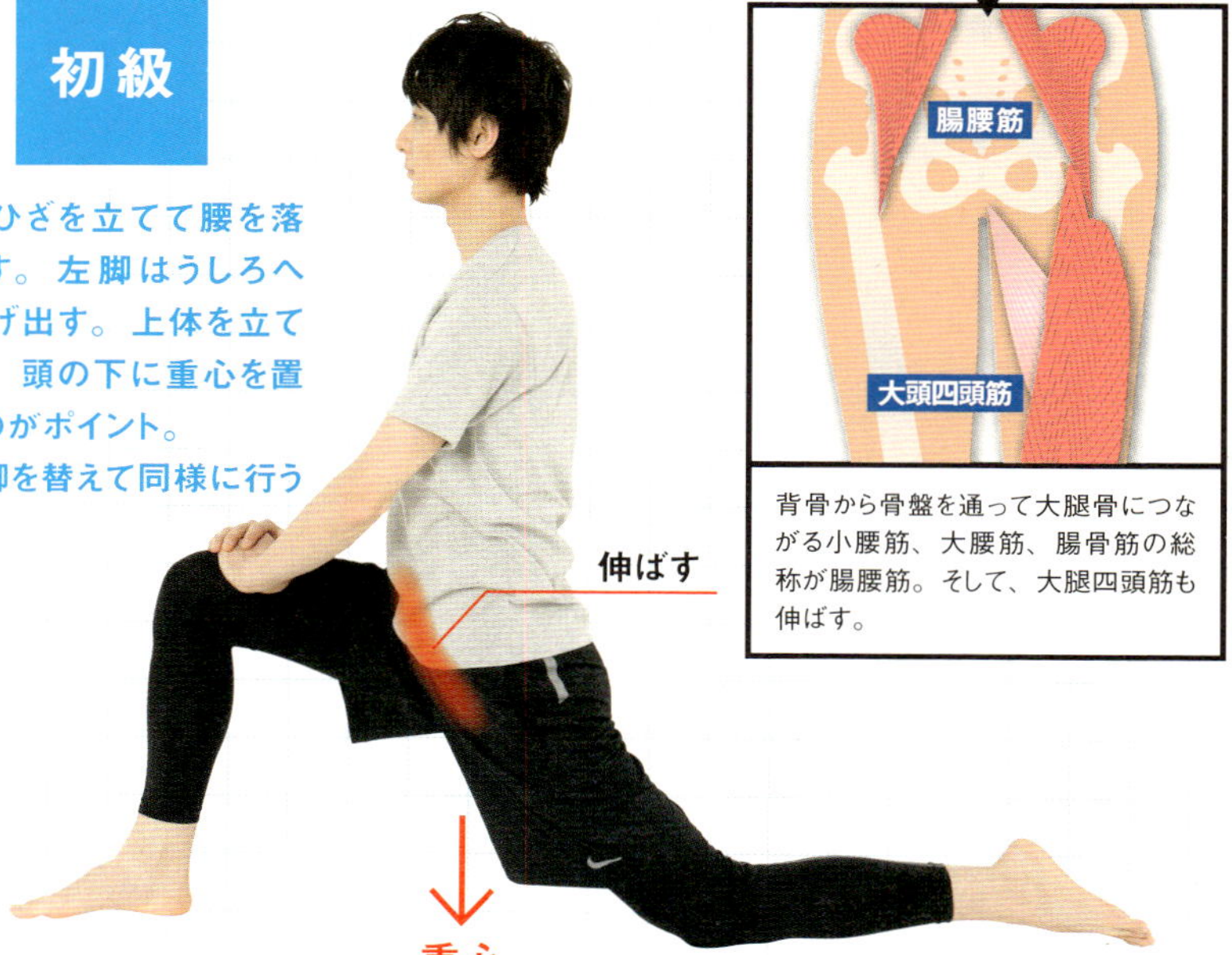

30秒キープ

ココを伸ばす

背骨から骨盤を通って大腿骨につながる小腰筋、大腰筋、腸骨筋の総称が腸腰筋。そして、大腿四頭筋も伸ばす。

training guide

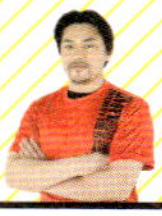

姿勢が悪いと感じている人は、まず初級を行ってください。初級では腸腰筋の伸びが足りないと感じるようになったら上級へ。徐々に正しい姿勢がとれるようになります。

上半身と下半身をつないでいるのが腸腰筋です。ここが弱ると背中が丸まったり、逆に下腹を突き出す姿勢となってしまい、下腹に肉が貯まる隙《すき》を与えてしまいます。

腸腰筋によってしっかりと支えられたゆがみのない骨格をつくった上で、お腹まわりの筋肉を鍛えることが大切です。

上級

両手で左足首を持った姿勢をキープする。
＊脚を替えて同様に行う

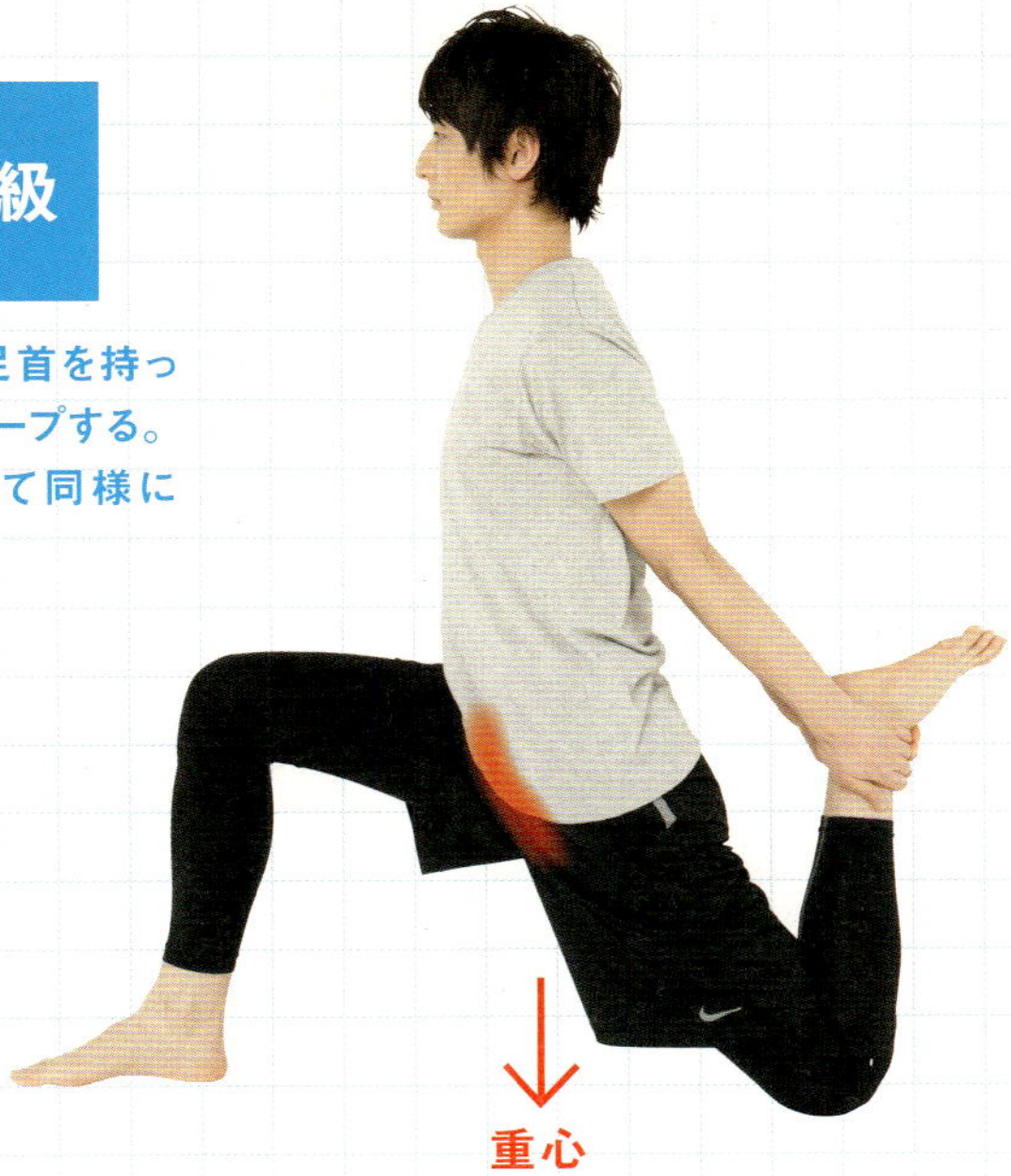

15秒キープ

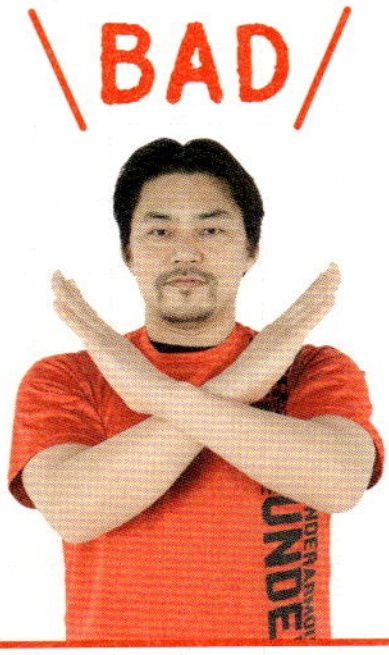

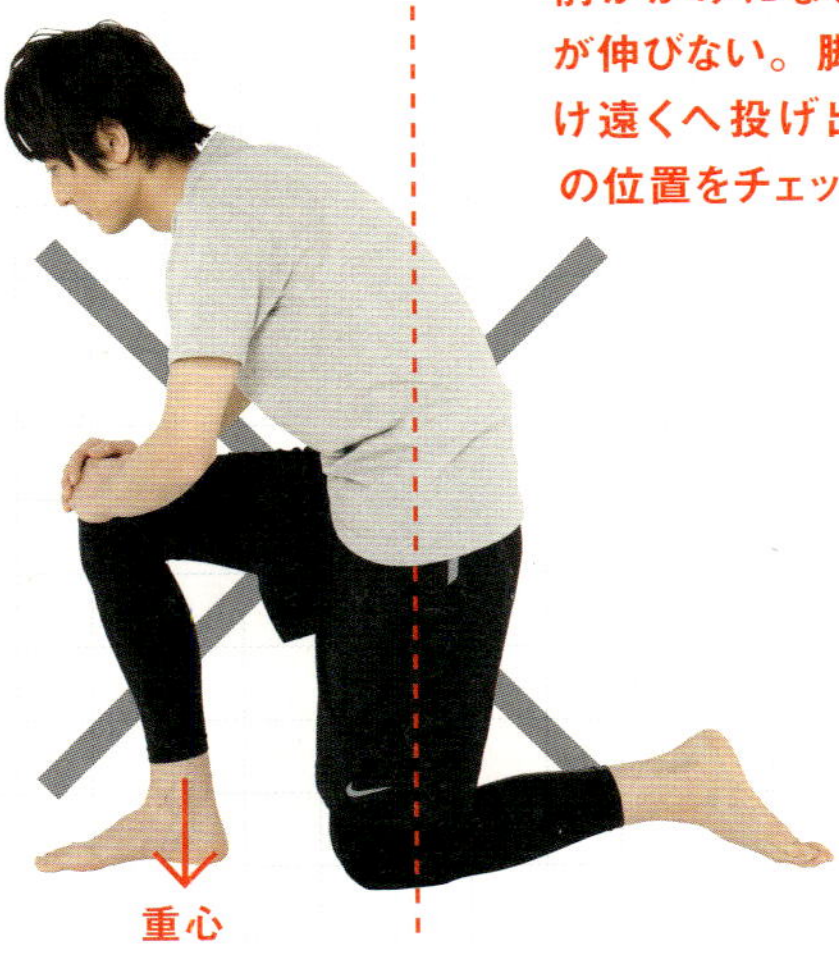

前かがみになると腸腰筋が伸びない。脚をできるだけ遠くへ投げ出して重心の位置をチェックしよう！

005 ストレートクランチ

呼吸を意識して、腹筋のありかを確認する

手は必ずひざの間!

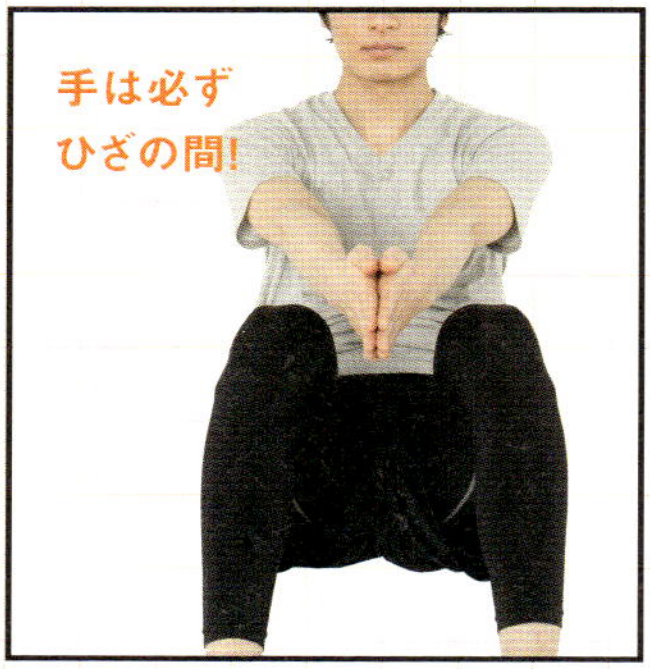

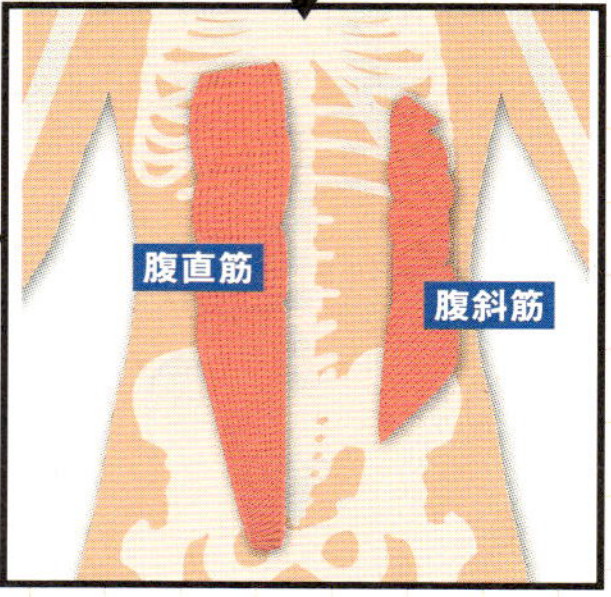

お腹の中央にある腹直筋と、わき腹にある腹斜筋を同時に鍛える。

ココを使う

腹直筋　腹斜筋

1
ひざを曲げて座り、足を肩幅に開く。両手を前に伸ばして手のひらを合わせる。

吸う

息を吸って背中を反る

つま先を上に向ける

2
お腹を引っ込め、背中のまん中を引っ張られる感覚でうしろに倒れていく。

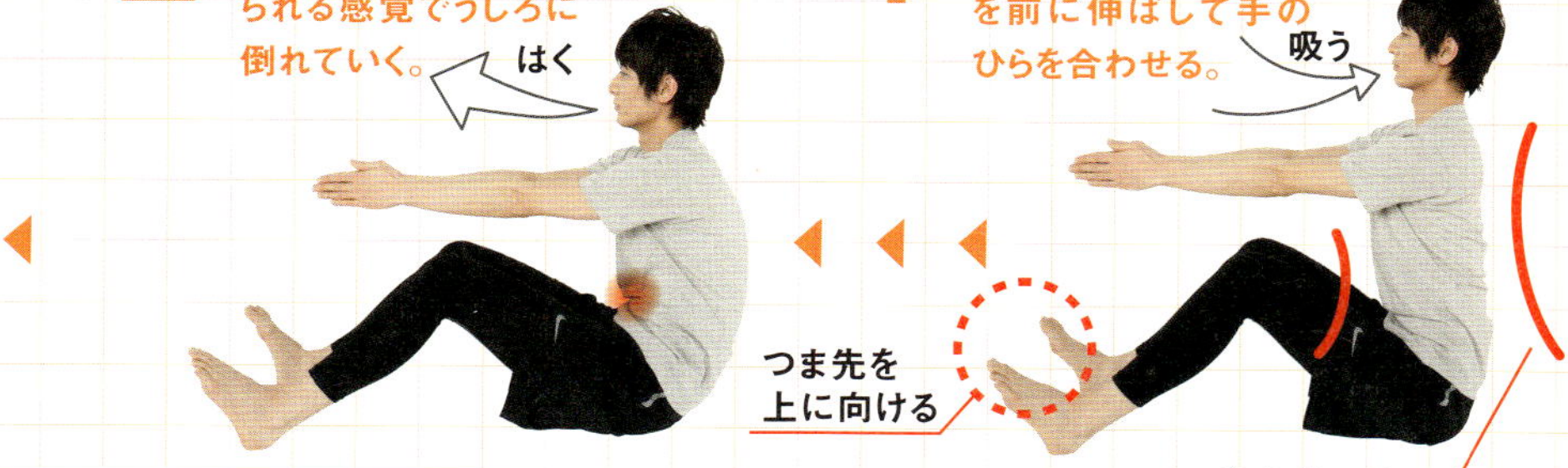

はく

ゆ〜っくり寝る

棒を使うと確実にできる

手を肩幅より広めに開いて棒を持つ。そのままうしろに倒れていく。

左右の腹筋を均等に使えていないと感じたら、ゴルフクラブや傘など棒状のものを手に持って行うのがオススメ。体が傾くと棒が水平に保たれないので、確実に行えているかどうかを簡単にチェックできます。

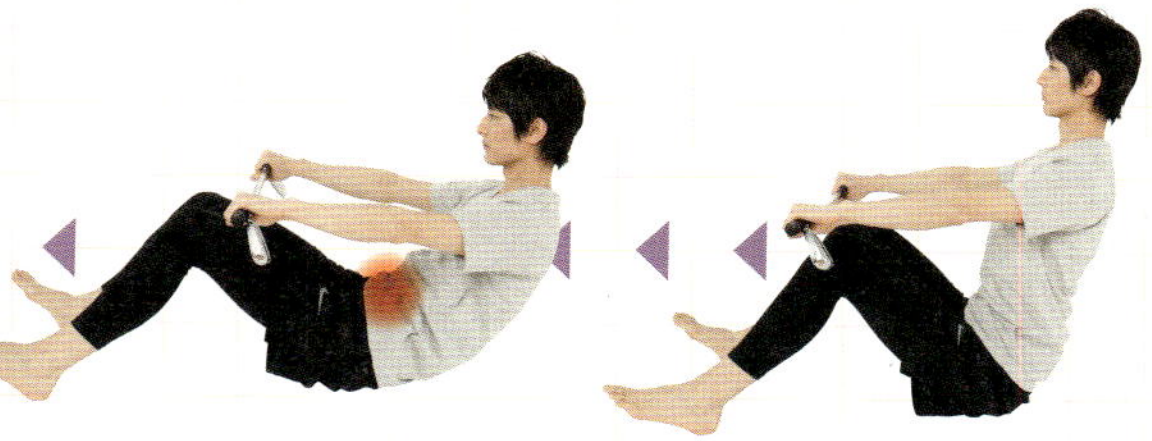

まずは息を吸いながら背中を反らせてお腹を伸ばし、息をはきながらお腹を引っ込めることで腹筋の位置を確認してください。

次に、見つけた腹筋を意識しながら「寝る」「起きる」をすると、下腹の鎧《よろい》となる筋肉が徐々に鍛えられて、下腹が凹んでいきます。

training guide

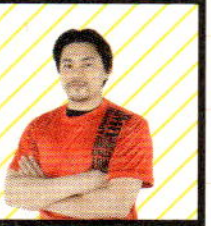

お腹をシンメトリーに鍛えるために、手をひざの間に置きます。手がまん中からずれるのは体が傾いている証拠。左右どちらかの腹筋に頼ると体がゆがむので注意！

3 お腹を凹ませたままゆ〜っくりと上体を倒す。

4 完全に倒れたら、肩甲骨を床につける。

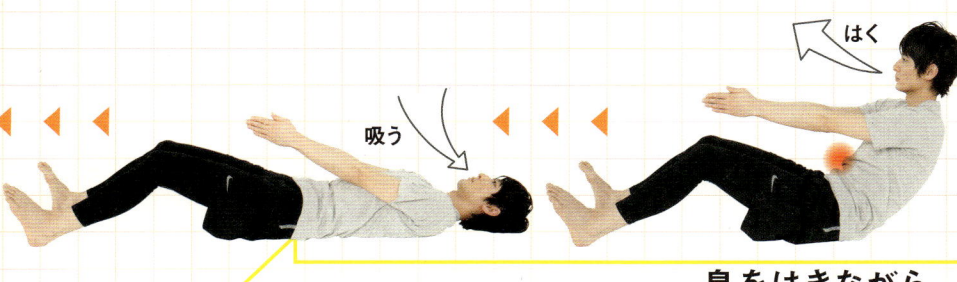

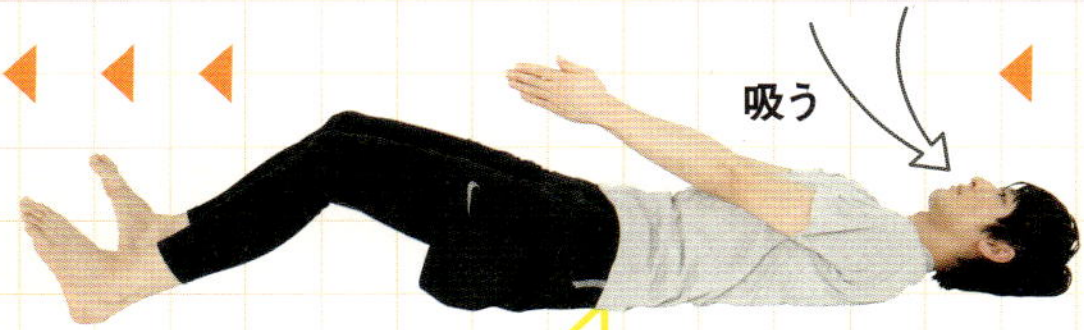

息をはきながら、

背中が床に着く直前まで腕を前に伸ばしておく。

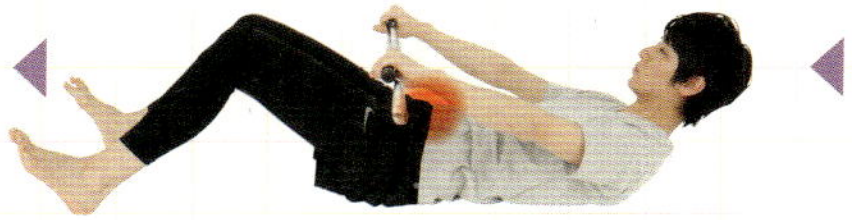

肩甲骨が床に着いたら手を上に。

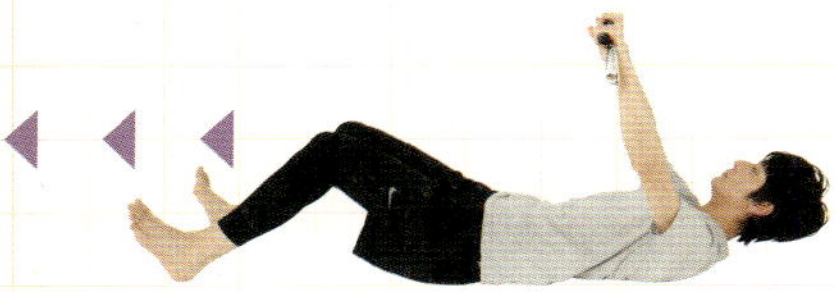

005 ストレートクランチ

5 寝た状態で息を吸って背中を反る。

6 手を引っ張られている感覚で起き上がる。お腹は引っ込める。

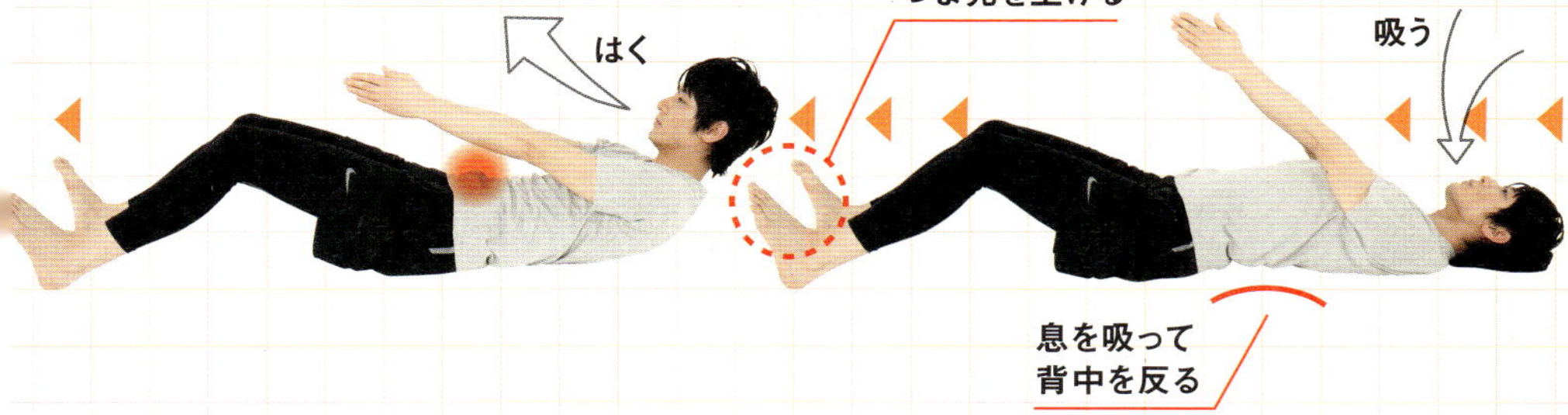

ゆ～っくり起きる

そのまま手を上げてバンザイをする。ここで背中を反る。

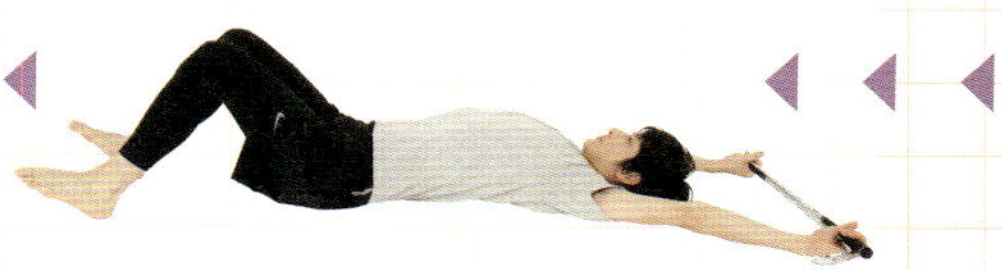

手を顔の上に移動させて背中を丸め、お腹を引っ込める。

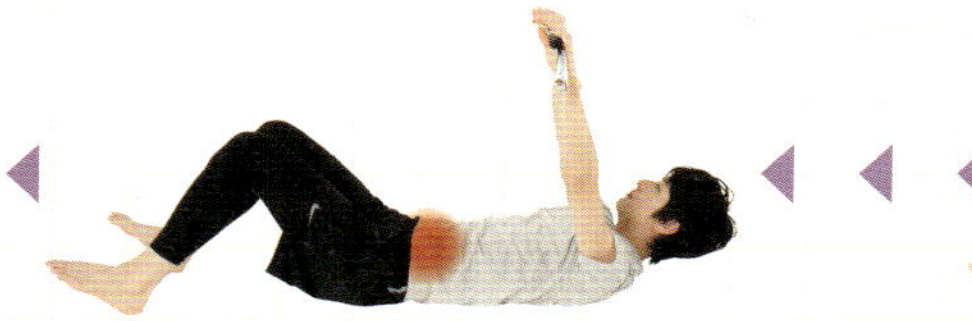

training guide

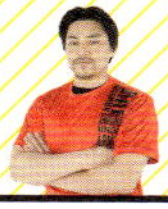

倒れるときも、起き上がるときもお腹をぐーっと凹ませることが大切です。背中を反るのはろっ骨の動きをよくし、ゆがみを寄せつけないようにするためです。

5回くり返す

7 腹筋をフルに使ってゆっくり起き上がる。

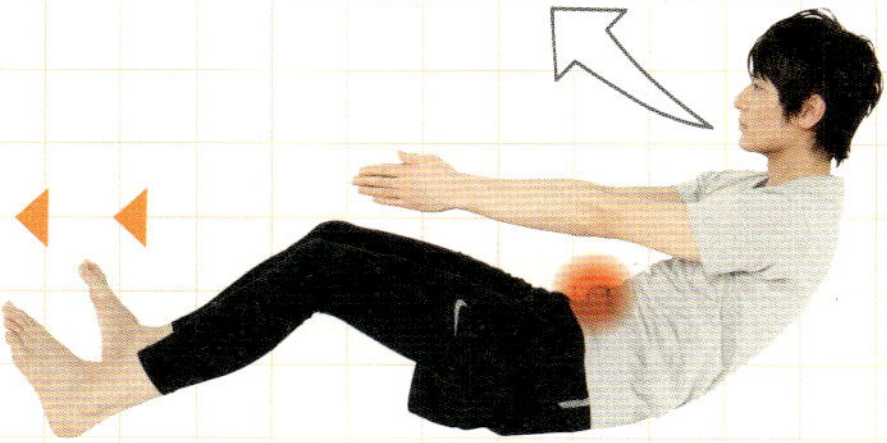

8 完全に起きたら息を吸って背中を反る。

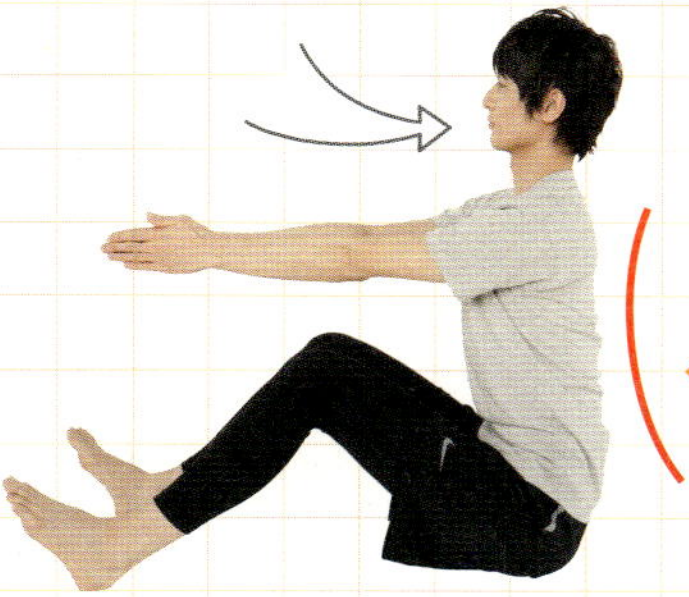

息をはきながら、

棒に引っ張られるようにしてゆっくり起き上がる。

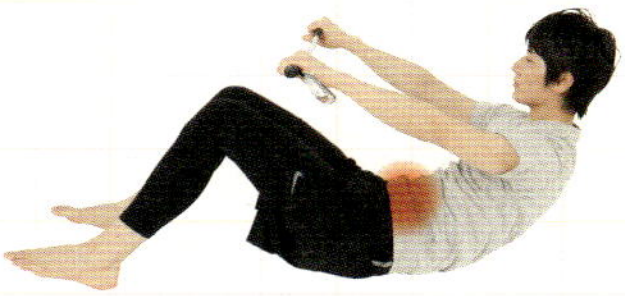

完全に起きたら背中を反る。

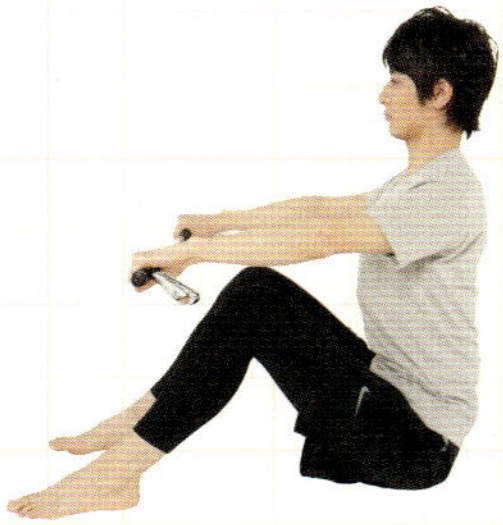

006 腹筋は、確実に行えば10回でOK！

リバースクランチ

ココを使う

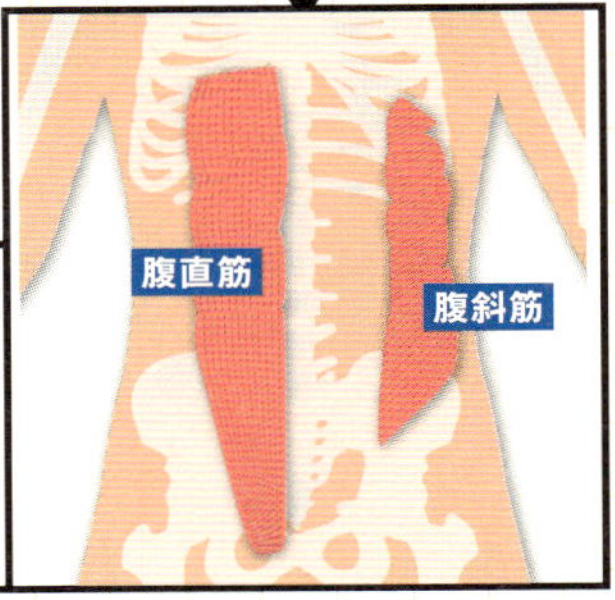

お腹のまん中にある腹直筋と、サイドにある腹斜筋を使う。

1 足を肩幅に開いて、ひざを曲げて寝る。手を後頭部に置く。

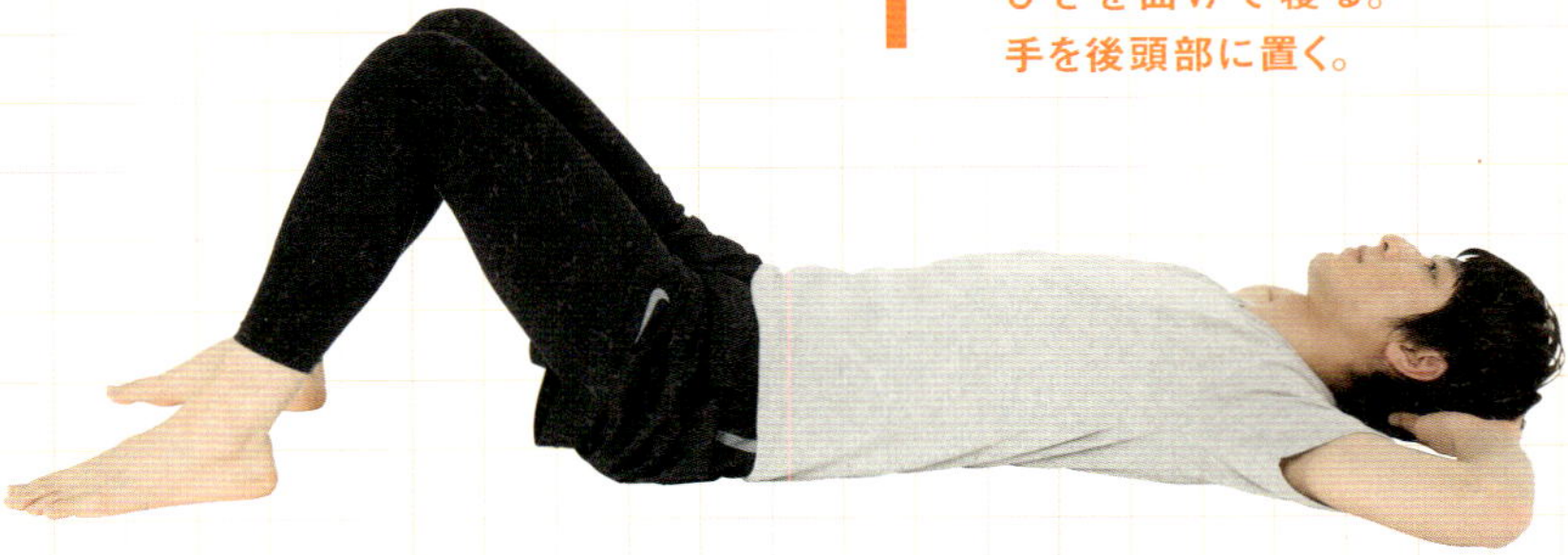

training guide

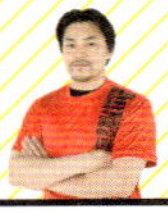

ゆっくり、左右均等に筋肉を使うことが大切です。起き上がる必要もありません。腹筋を使っていることをしっかりと感じて、ていねいに行ってください。

腹筋は回数をこなすのではなく、使っている筋肉を意識しながら確実に行うのが大切。筋力がともなわないのに回数を増やすと、筋力が強い側の筋肉に頼ることになり、回数を増やせば増やすほど体がゆがんでしまいます。

腹筋を左右均等に使うことを意識して行えば、たった10回でも十分に下腹を凹ます効果があります。たくさんやればよいというわけではありません。

2 ひじを横に張ったままお腹の力だけで肩甲骨を床から離す。

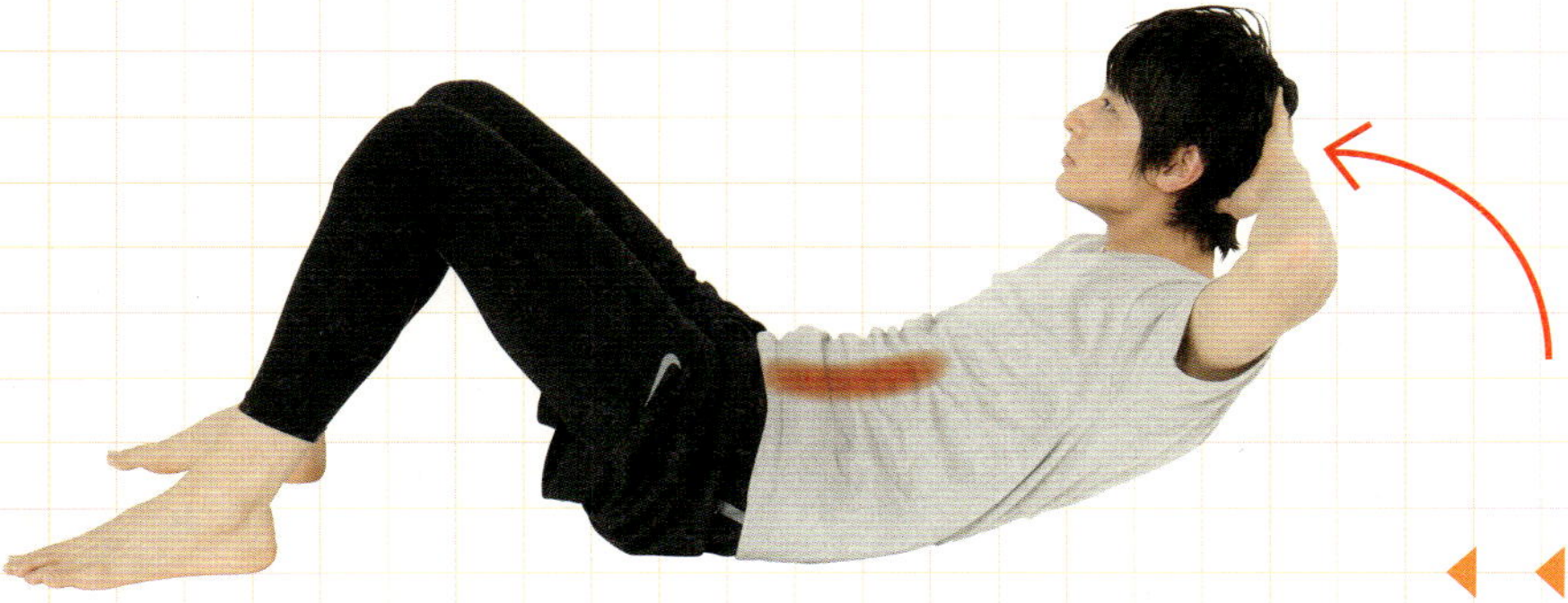

10回くり返す

BAD

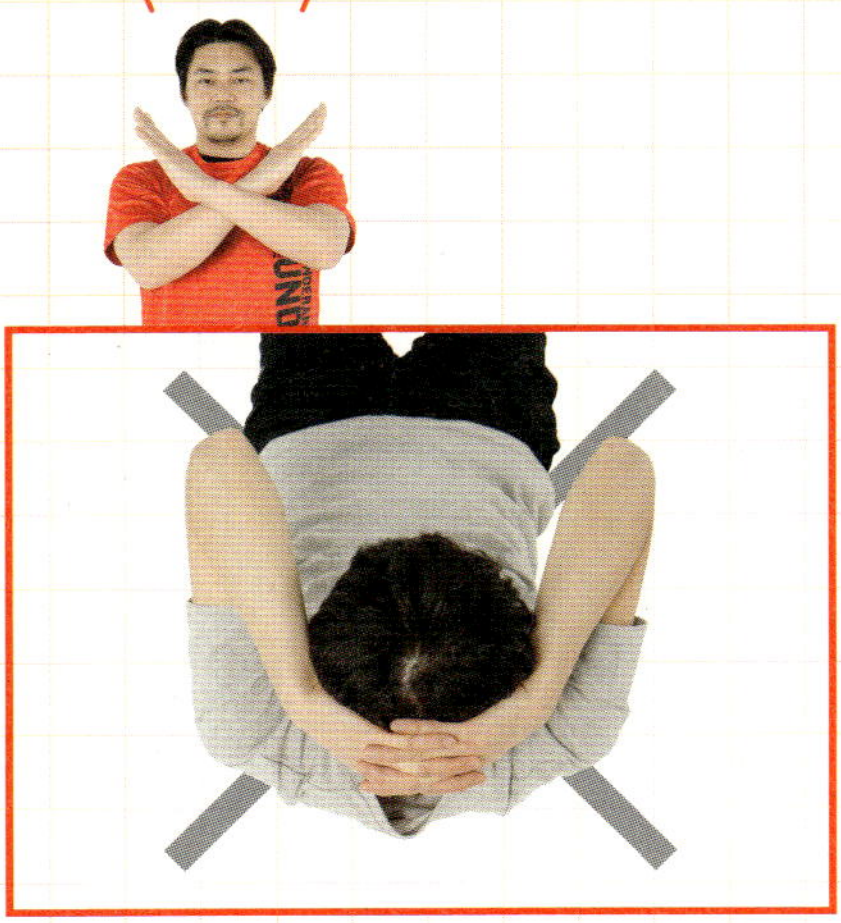

ひじで上体を起こそうとすると、手に力が入って首を傷める原因に。起き上がることよりも、お腹に力を入れることが重要。

GOOD

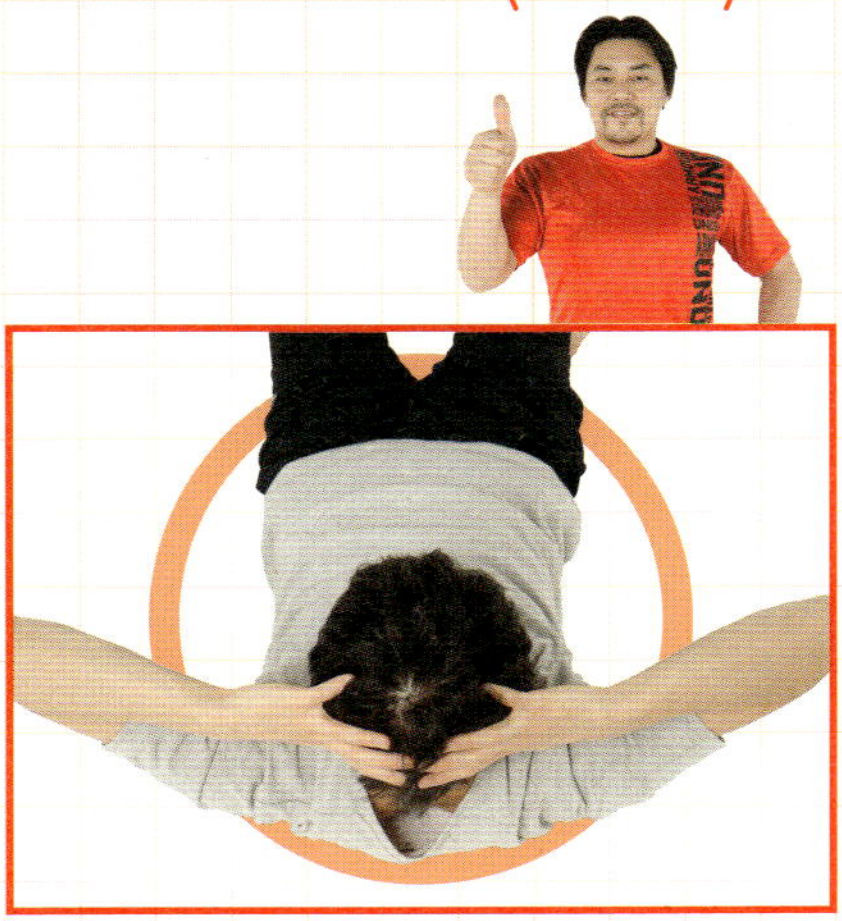

手を後頭部に置いてひじを横に張り出したまま上体を起こす。こうすると純粋に腹筋だけが使える。

007

スピーディに行うクランチの中級トレーニング

クイッククランチ

ココを使う

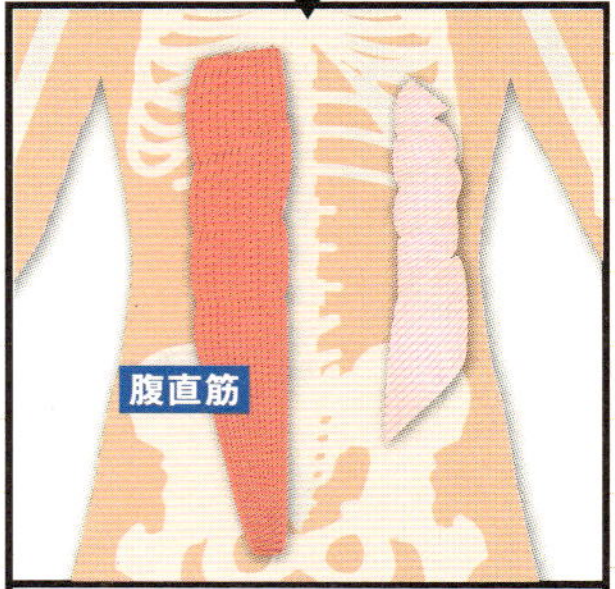

お腹の正面にある腹直筋を強化する。

1 あお向けに寝て股関節、ひざ、足首を直角に曲げる。脚は閉じる。

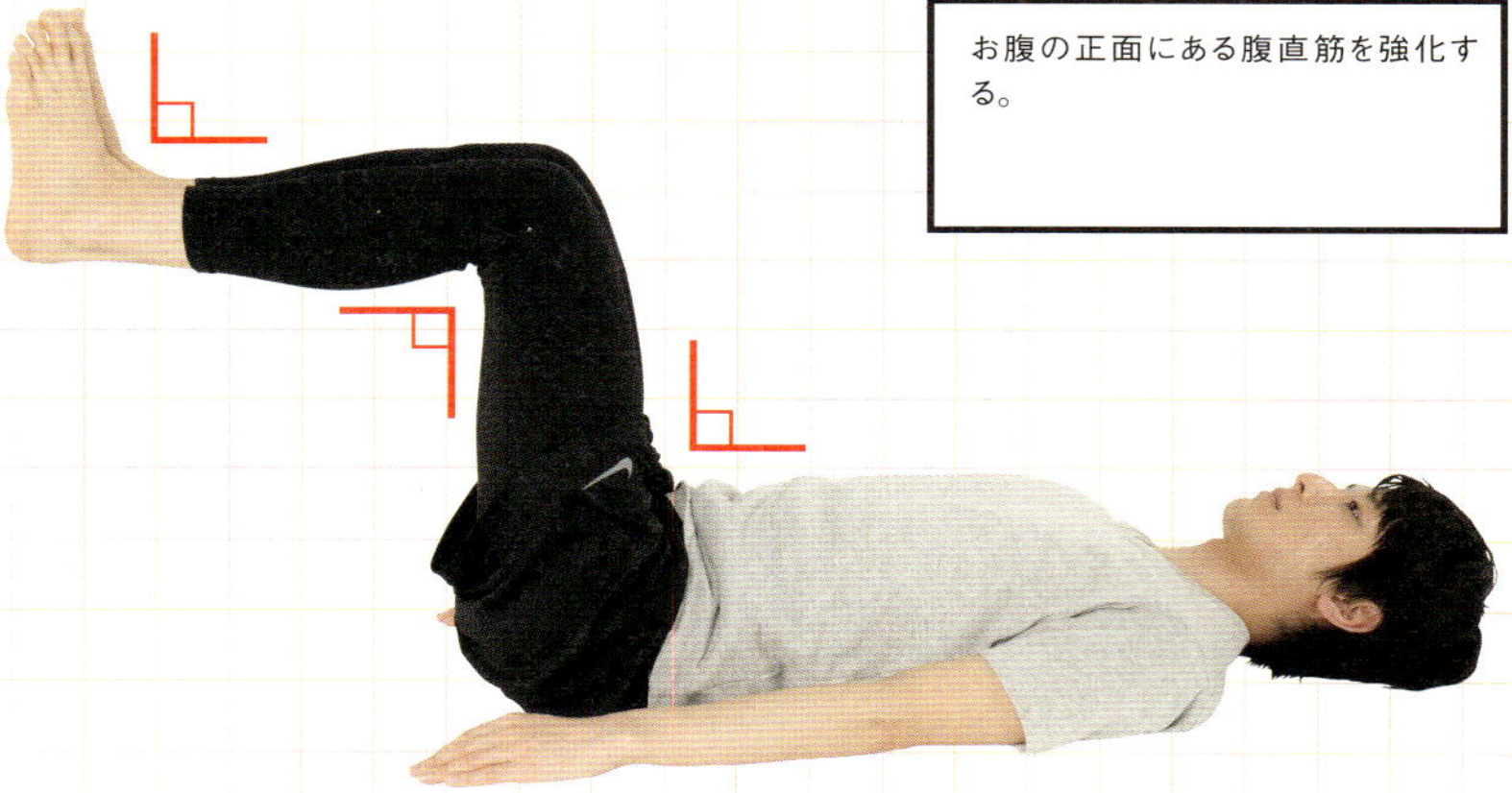

training guide

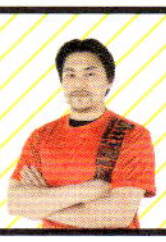

1秒に1回のリズムで腹筋をすばやく縮めるのが理想ですが、はじめは2秒に1回程度のスピードでもOK。慣れてくるとすばやくできるようになります。

胃から下腹にかけて、お腹を正面から押さえるようにタテに走っている腹直筋は、鍛えれば鍛えるほど下腹を凹ます効果があります。

ただし、体の中心線の左右についている筋肉を同等に鍛えなければ体をゆがませてしまうので注意！

体をシンメトリーにすることをつねにイメージして行うことが大切です。ある程度の筋肉がつくまでは無理をしないで、体を水平に保ったまま行うことを意識しよう。

2

お腹の筋肉を縮める感覚で体を起こしたら1に戻り、またすばやく起きる、をくり返す。肩の力を抜くのがポイント。

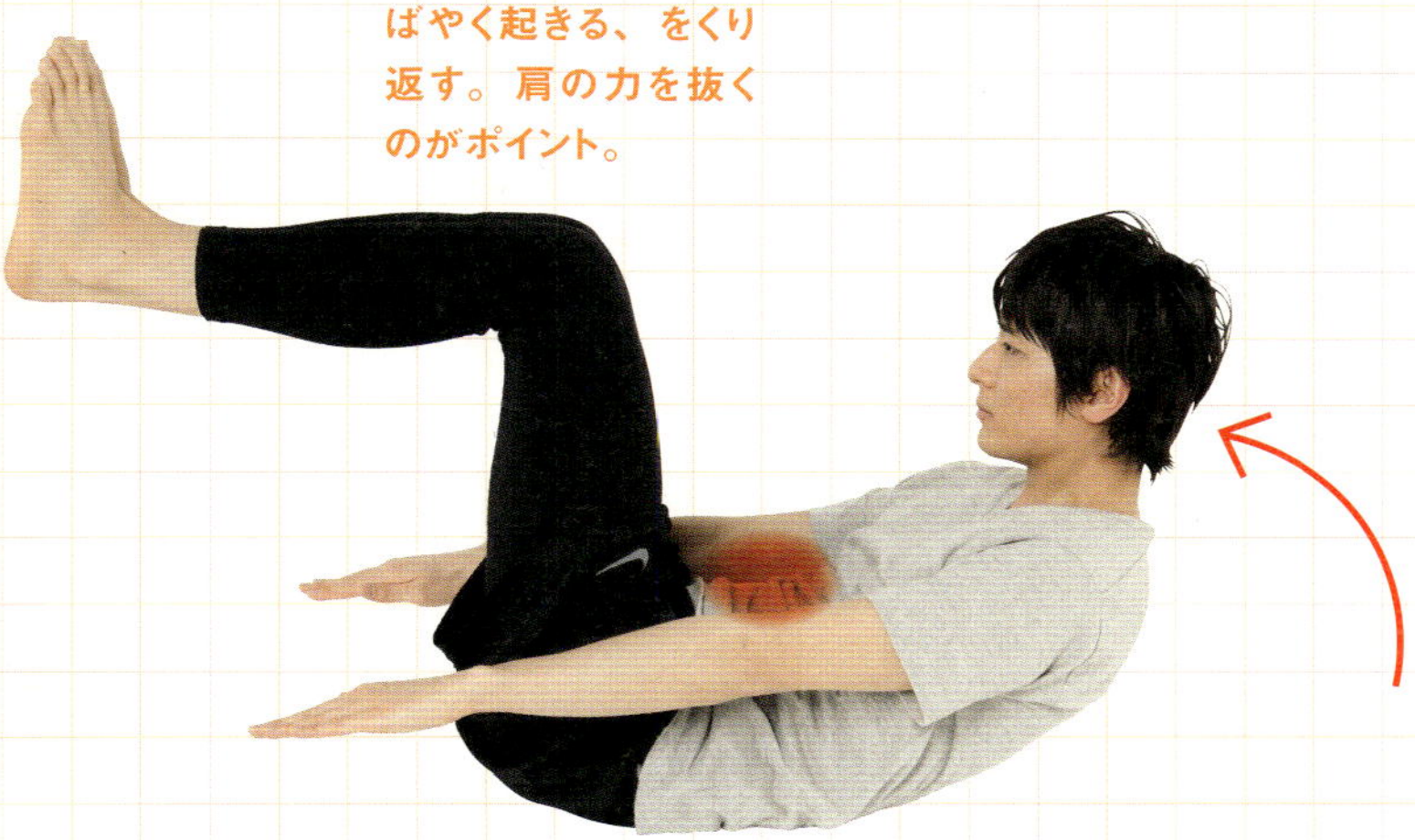

1秒に1回のリズムで
すばやく縮める

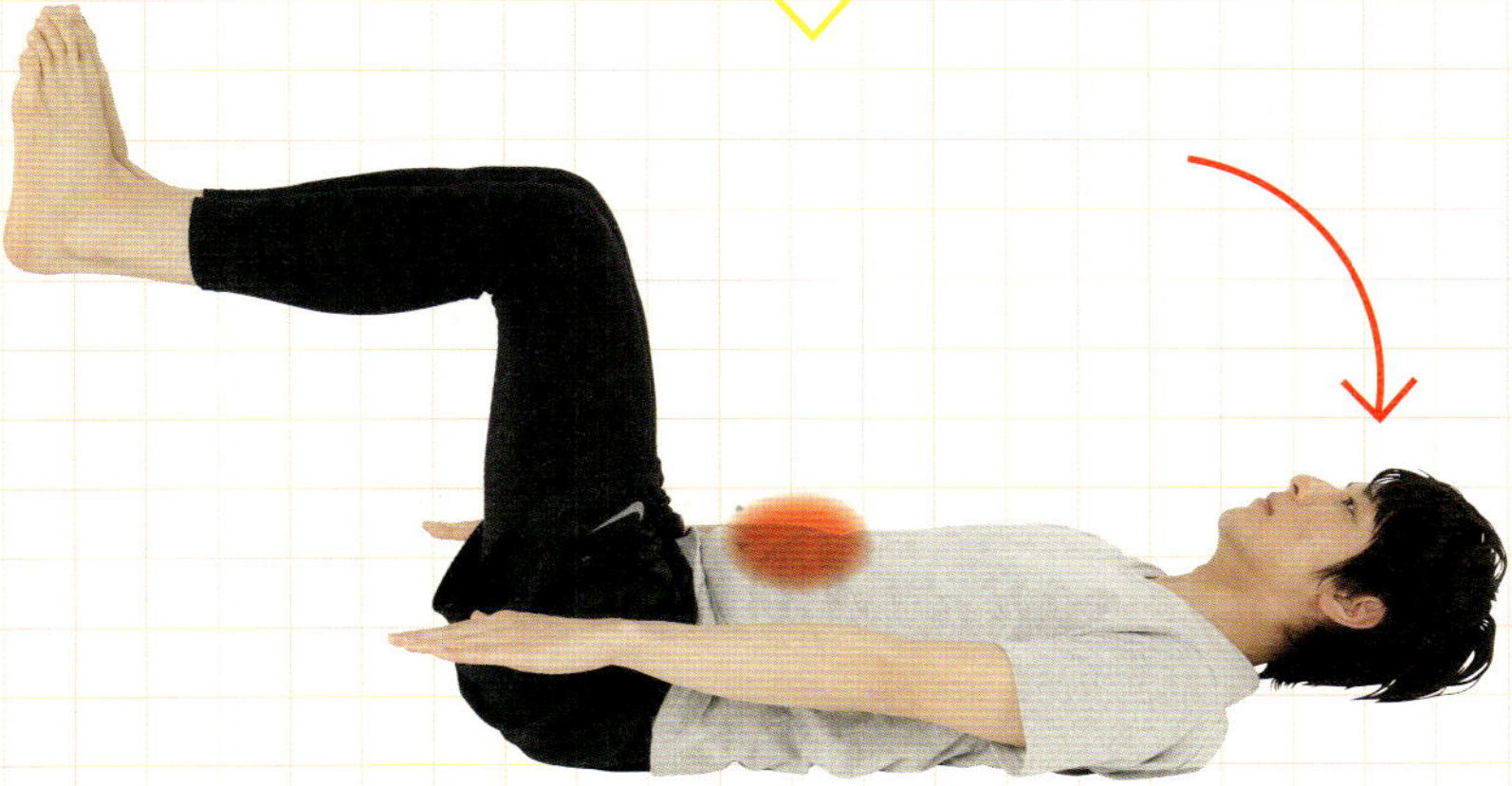

20回くり返す

008

体を斜め方向に起こして、横腹をぎゅっと引き締める

オブリーククランチ

ココを使う

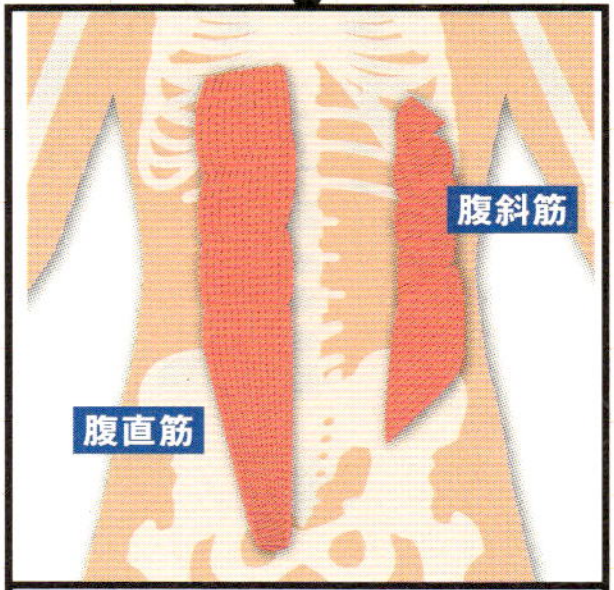

腹直筋の横に斜めに走る腹斜筋を強化するとともに腹直筋も使う。

1 あお向けに寝てひざを曲げる。左足を右ひざの上にのせる。左手は右のわき腹に置く。

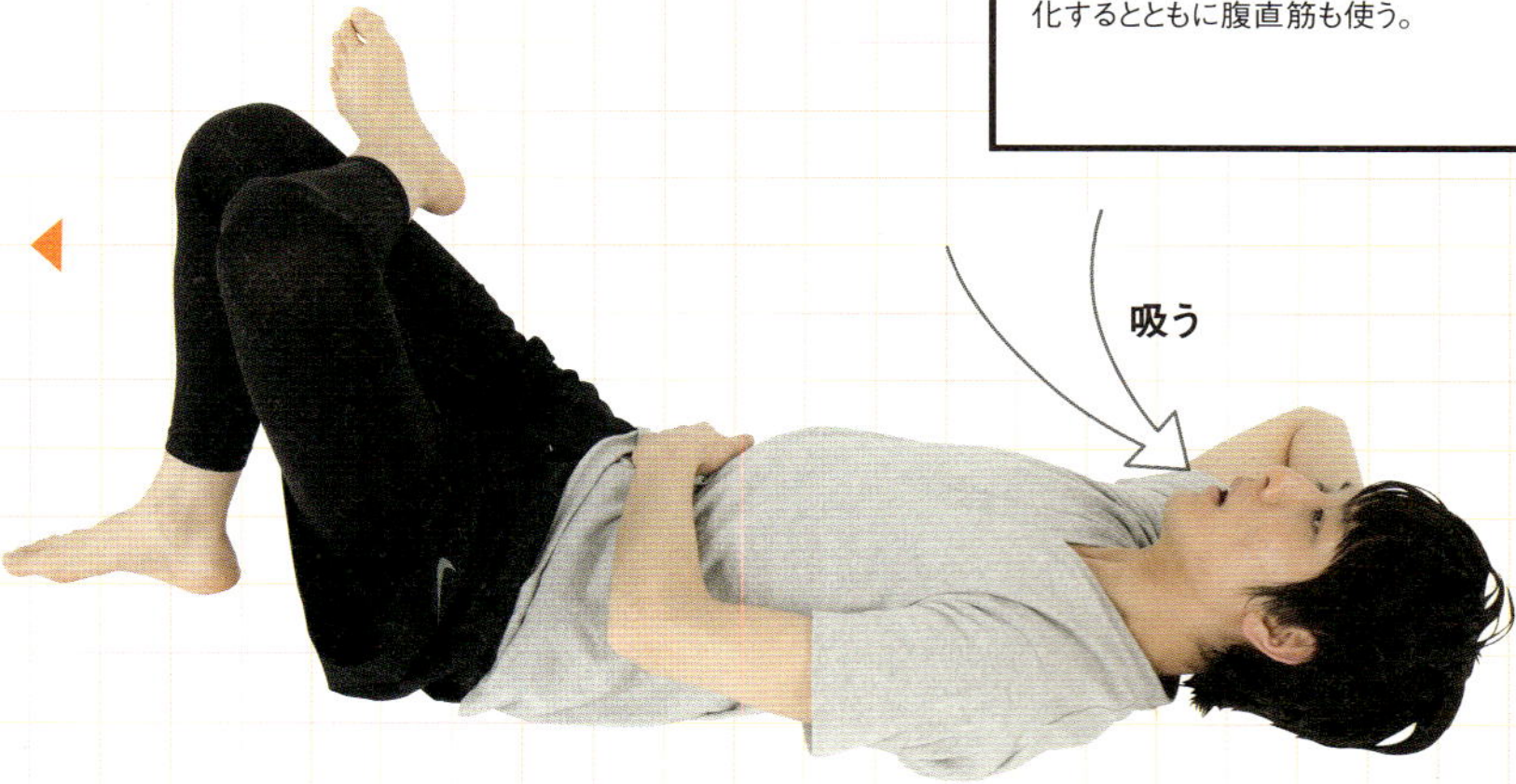

ベルトの上にあふれている下腹は、体の側面を押さえている腹斜筋を強化することでなくすことができます。オブリーククランチでは体の側面と正面を同時に強化できるので、下腹を凹ます救世主とも言えます。

ただし、これもシンメトリーに鍛えることを意識することが重要。横腹の右と左の筋肉のバランスが崩れると上体がゆがむだけでなく、骨盤のゆがみを招きかねません。しかも、体がゆがめば下腹の筋肉を使いにくい体になり、ますます下腹が凹まなくなります。

2 息をはきながら体を左に向けてねじりながら肩甲骨を床から離す。
＊脚を替えて同様に行う

training guide

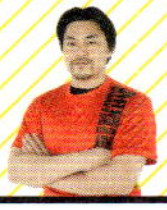

誰にでも体をねじりやすい側があります。どちら側がねじりやすいのかがわかったら、やりやすいほうからはじめてください。うまくできるほうから行うと、逆サイドもうまくできます。

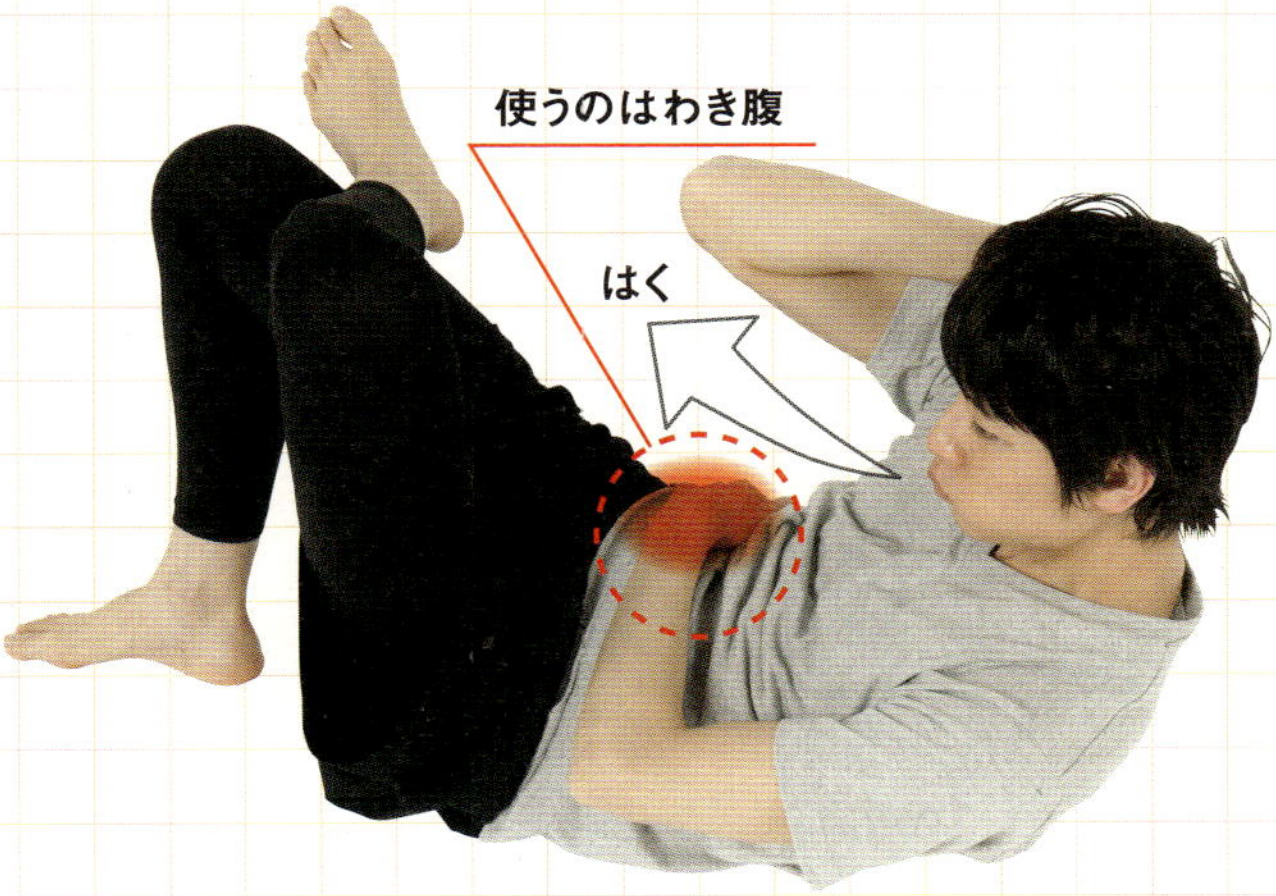

10回くり返す

重力に負けない引き締まった下腹をつくる

009 骨盤クランチ

1

足を肩幅に開いて立つ。手は腰に置く。

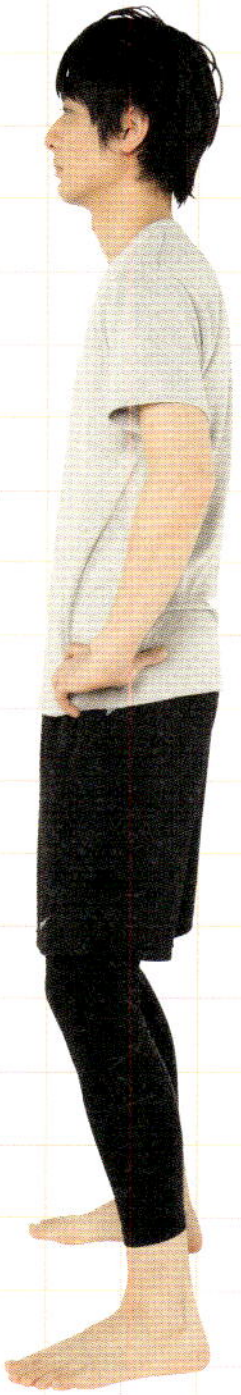

ココを使う

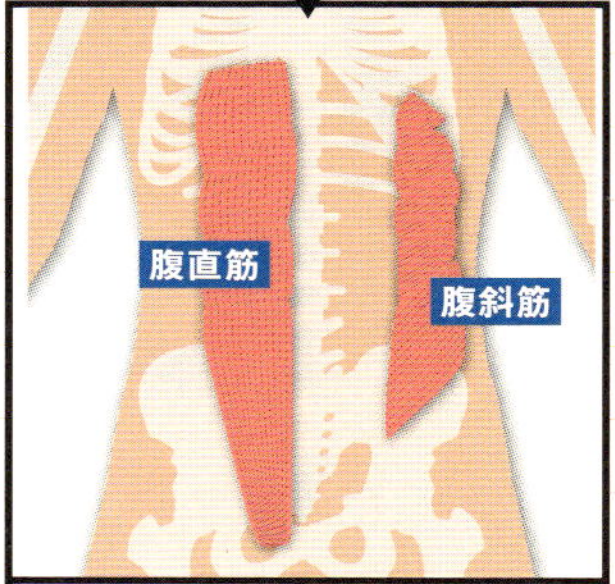

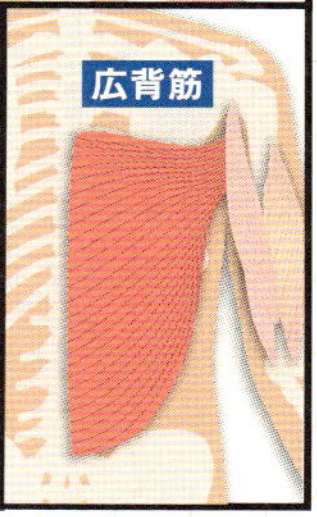

立った姿勢で腹直筋と腹斜筋を強化。同時に広背筋も使う。

training guide

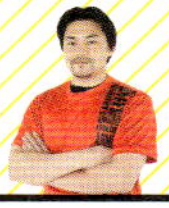

従来の腹筋は寝てやるのが主流でした。でも、立ったときの腹筋の使い方がわからなければいつまで経っても下腹は凹みません。腹筋に意識を集中して行ってください。

棒を使うと確実にできる

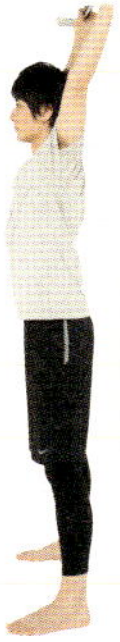

棒を両手で持ち、腕を真上に伸ばしてお腹を凹ます。

下腹の出っ張りやたるみが気になるのは立っているとき。ならば、立った姿勢で腹筋をうまく使えるようにしないと、いつまで経っても下腹が凹みません。

骨盤クランチで立ち姿勢での腹筋の使い方を覚えると、下腹が凹むだけでなく、背骨と骨盤のベストポジションの感覚がわかるようになります。

2

お尻を突き出し、ひじをうしろに引いて肩甲骨を中央に寄せる。背中はぐっと反る。

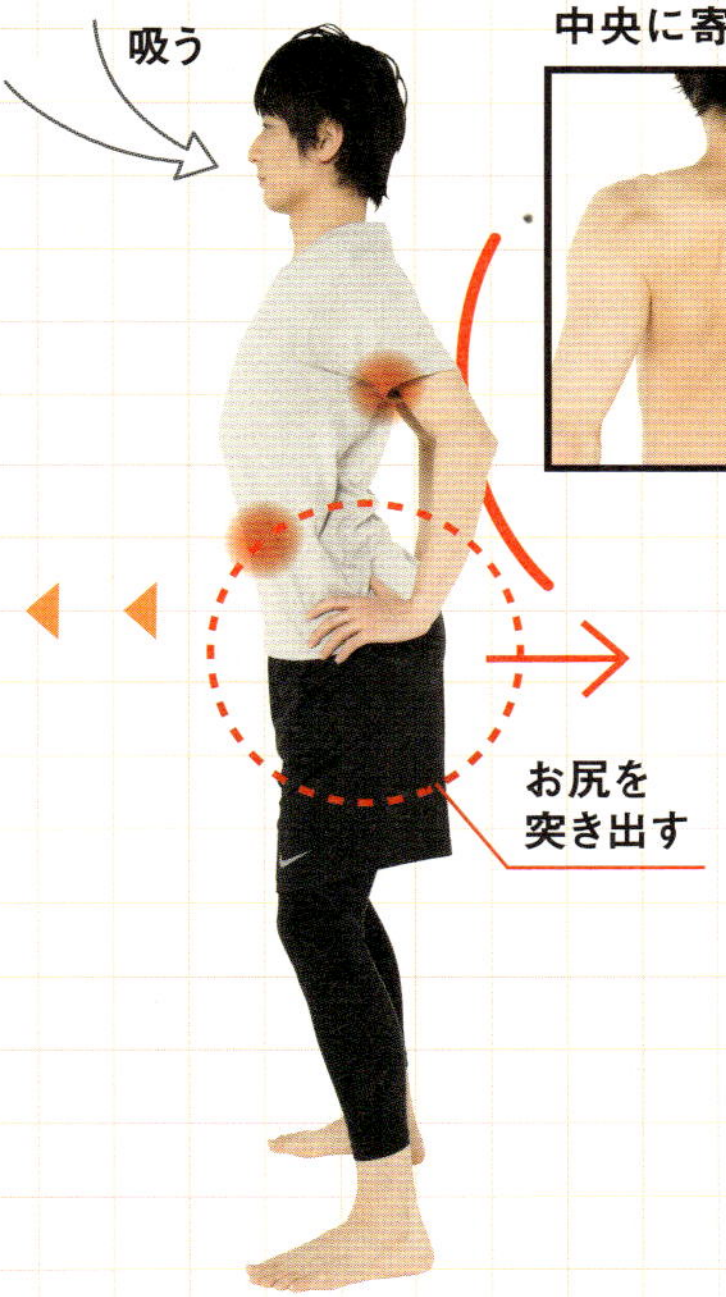

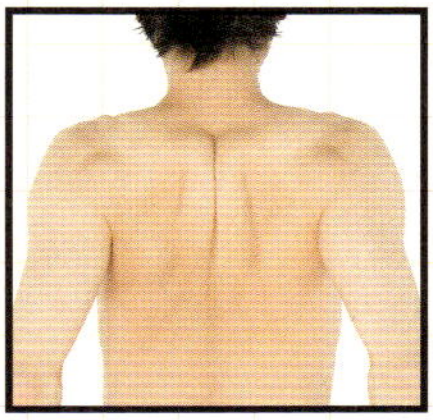

3

腰を前に突き出して、ひじを前に移動する。同時にお腹を引っ込める。背中が丸まっていれば OK。

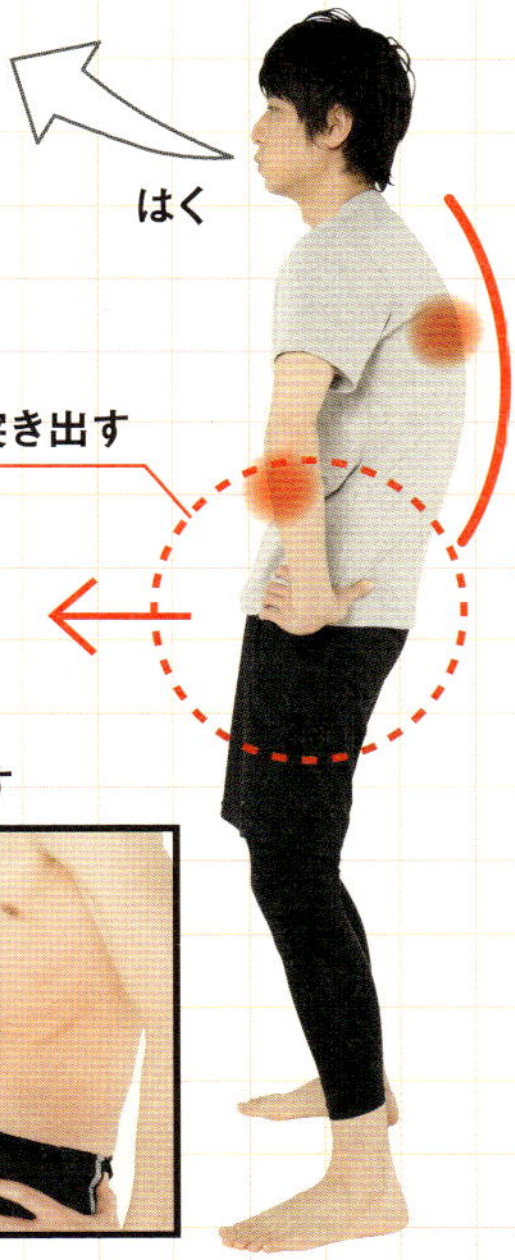

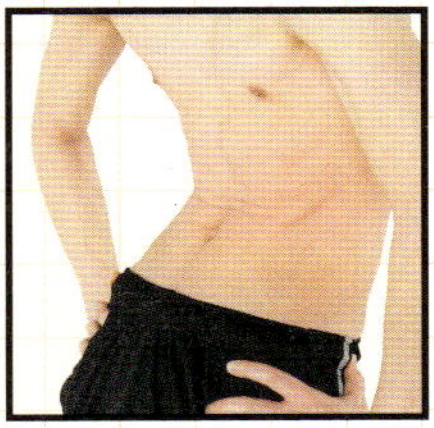

2・3を10回くり返す

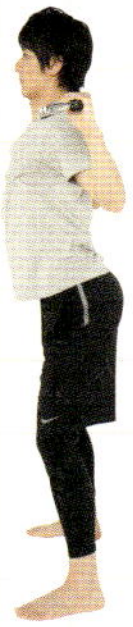

ひじを曲げて棒を肩の上に移動してお尻を突き出す。再び手を上に。

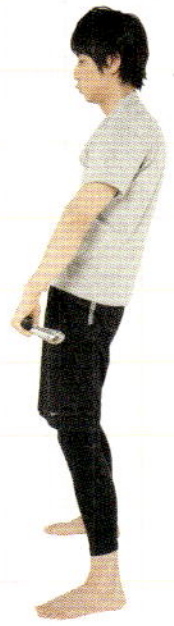

ひじを伸ばして棒を体の前に下ろす。腰を前に突き出してお腹を引っ込める。

010

わき腹を大きく動かして、下腹を引き上げる

リブクランチ

1

脚を肩幅に開き、お腹を引っ込める。骨盤はまっすぐにする。手はろっ骨に置く。

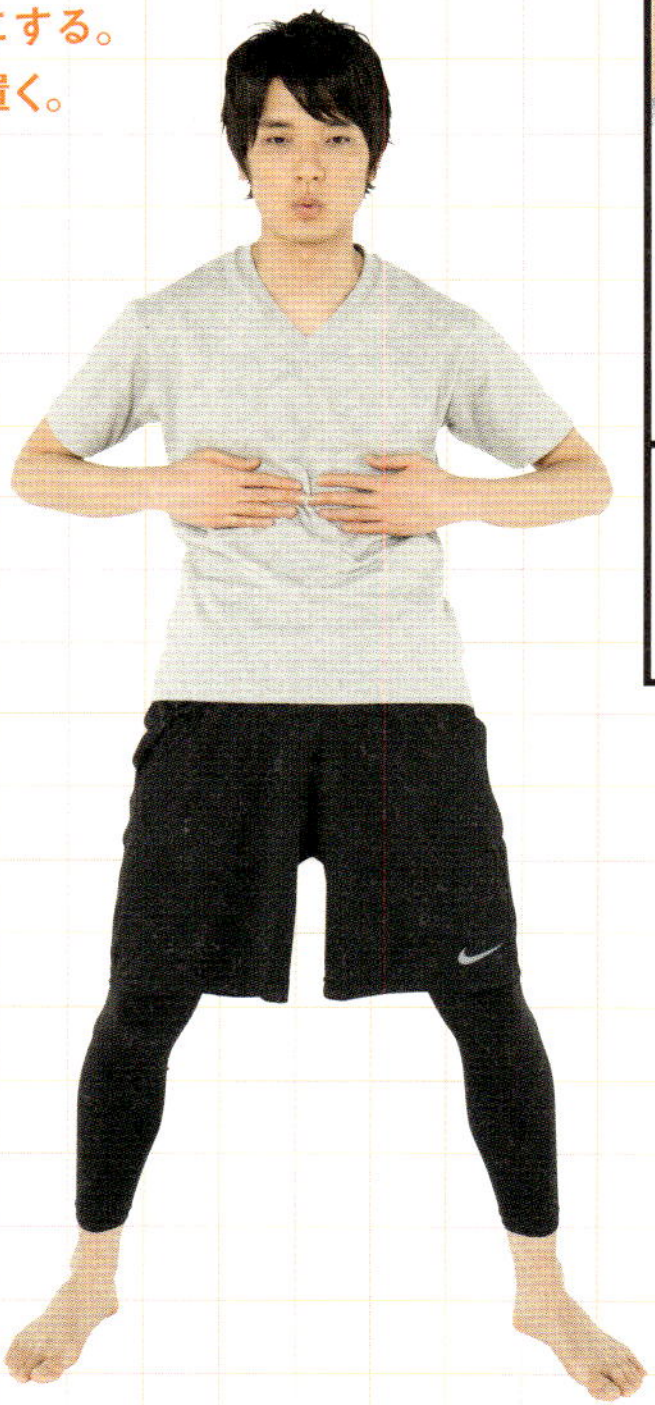

横から見ると?

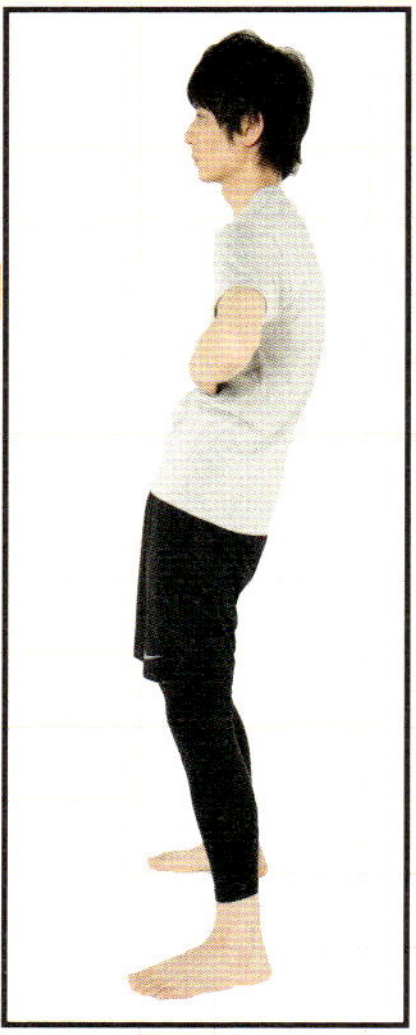

ココを使う

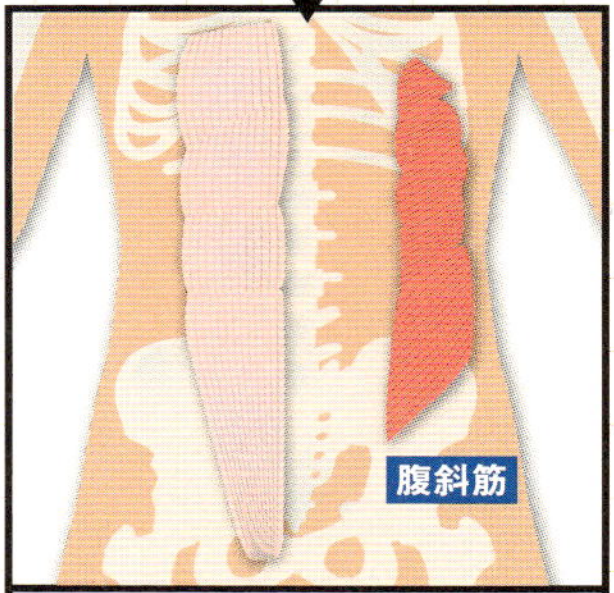

立った姿勢で腹斜筋を強化。

training guide

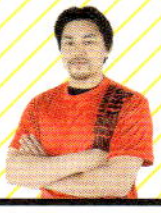

リブクランチで使うのは横っ腹。お尻を振ってできたつもりになってはいけません。お尻を動かそうとすると、腰を痛める原因になるので注意してください。

立った姿勢で腹斜筋を大きく動かし、お腹の側面を使い切るトレーニング。斜めに走る腹斜筋を強化すると、ゆるんだ下腹を上へ上へと引き上げることができます。

　ふだんの生活ではあまり使うことのない筋肉を使いはじめると、わき腹の筋肉が目覚めて、出っ腹を凹ますだけでなく、サイドも引き締まります。

2

お腹を引っ込めたまま、骨盤を左に突き出して左わき腹を縮める。ろっ骨を動かさないようにして、腹斜筋を使う。

3

次は骨盤を右に突き出して右わき腹を縮める。

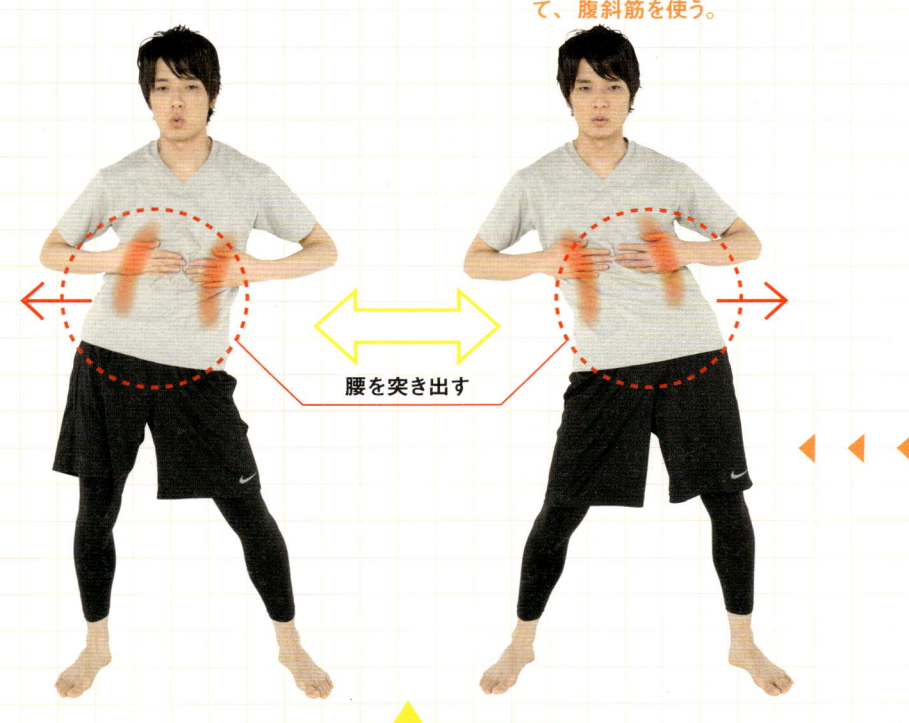

2・3を10往復する

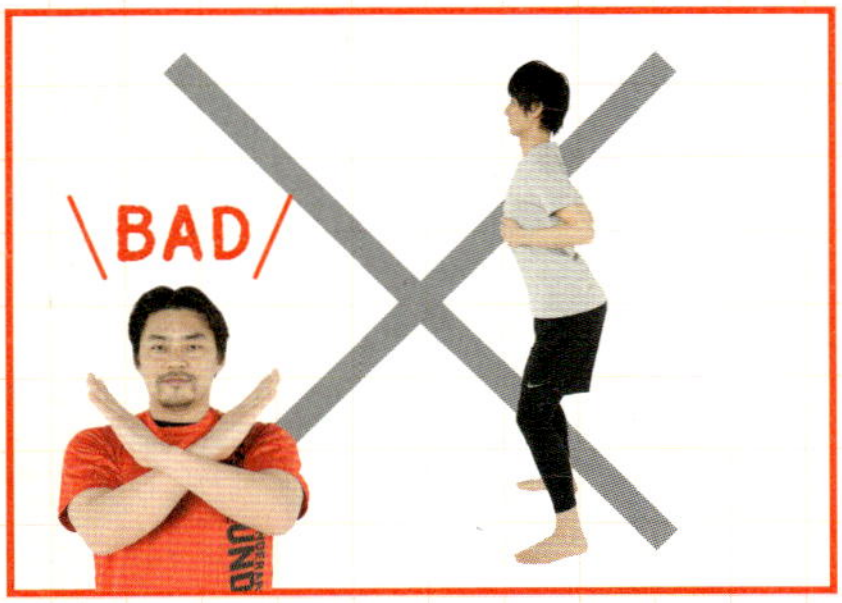

お尻をうしろに突き出して行うと、腹斜筋はまるで使えず、腰を痛める原因に。お腹を引っ込めて骨盤をまっすぐにしよう。

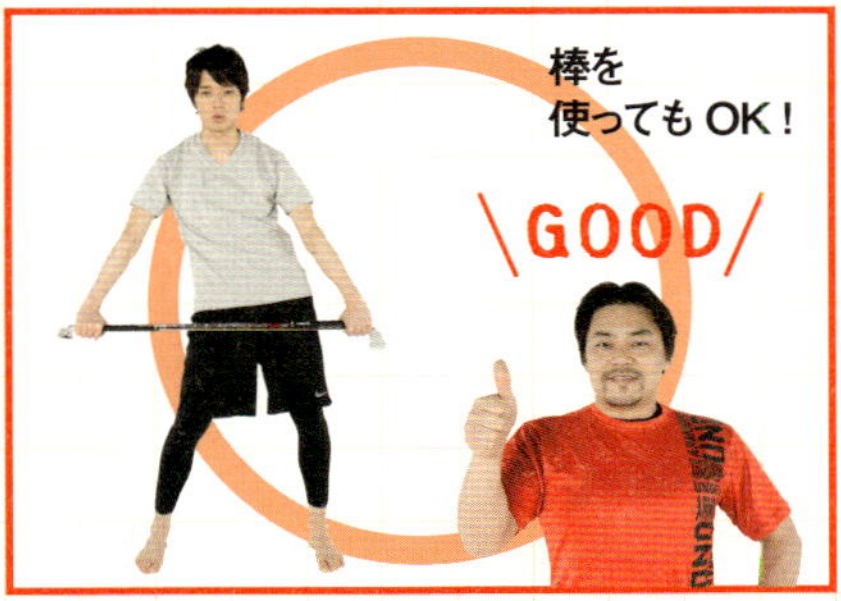

ゴルフクラブなどの棒状のものを両手で持ち、体の前に置いて行ってもOK。棒を動かさずにできれば、体がぶれずに腹斜筋がしっかりと使えている。

011

骨盤の左右を水平にして、下半身のゆがみをなおす

中殿筋トレーニング

骨盤上部と大腿骨をつなぐ中殿筋を鍛えると、骨盤が水平になって土台が安定する。体の土台である骨盤がゆがめば、上半身がゆがむのは必至。

腹筋そのものを鍛えるだけでなく、体の土台から立てなおして、お腹周辺の筋肉を使えるようにするのがシンメトリーエクササイズの極意です。ゆがみが小さくなれば、凹んだ下腹をキープしやすくなります。

ココを使う

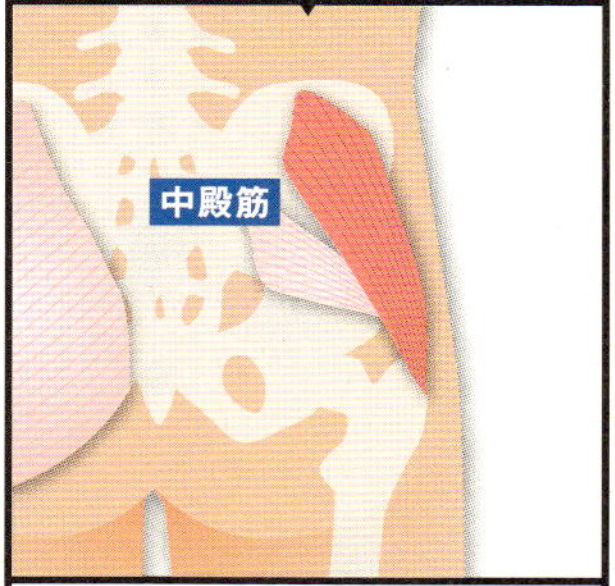

お尻の奥、上部にある中殿筋を強化する。

1

手で頭を支えて体の側面を床につける。頭からかかとまでをまっすぐにする。

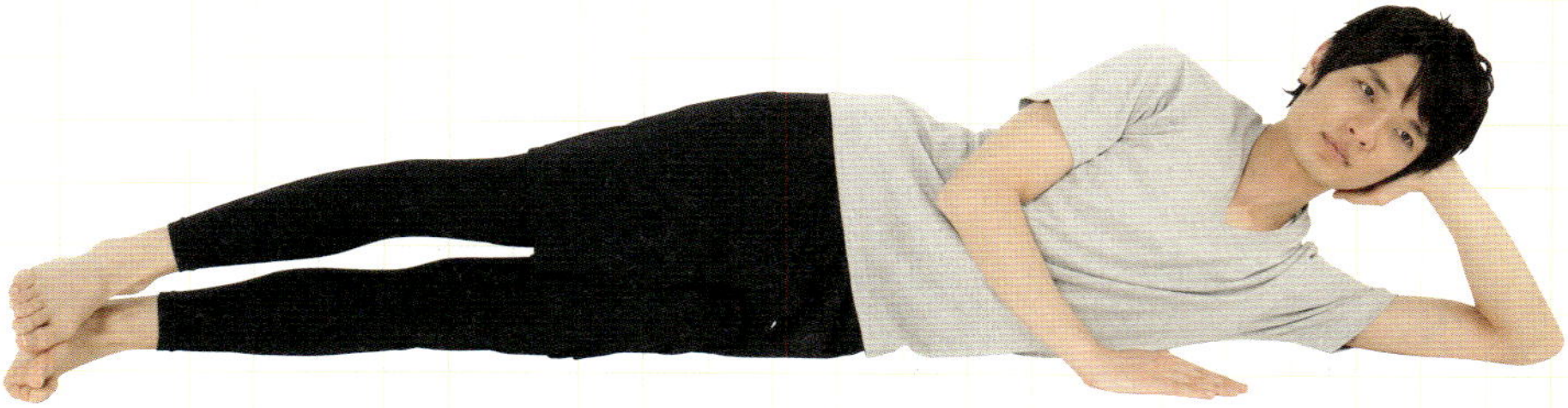

体をまっすぐにするのがポイント!

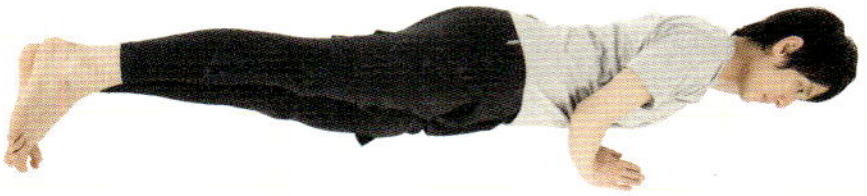

training guide

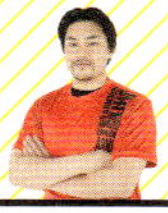

脚の力で上げるのではなく、お尻から脚を上げるようにすると中殿筋をしっかりと使えます。お尻の奥にある筋肉が動いていることを確認してください。

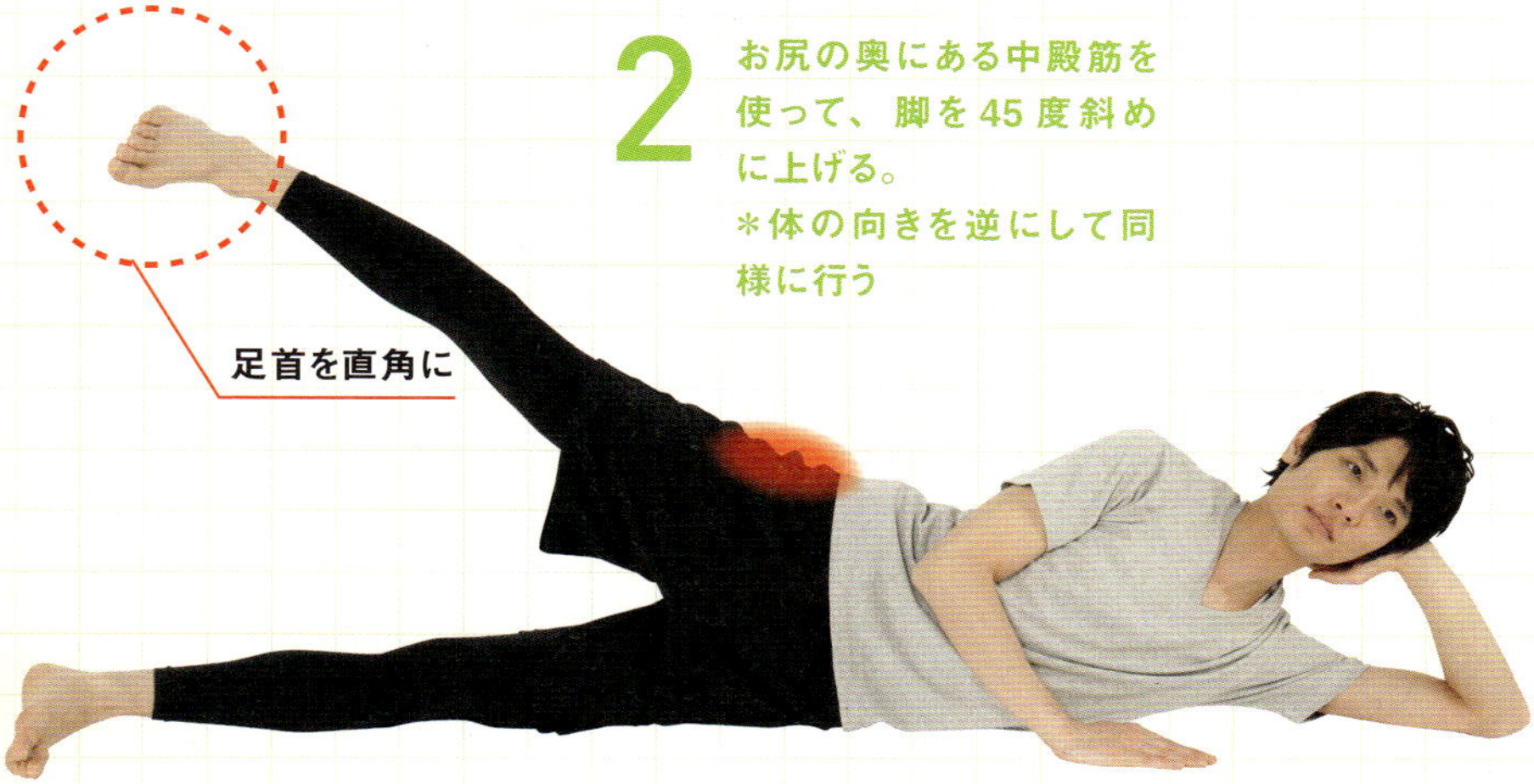

2

お尻の奥にある中殿筋を使って、脚を45度斜めに上げる。
＊体の向きを逆にして同様に行う

1・2を大きくゆっくり5回
小さくはやく10回くり返す

ひざが曲がっていると、太ももの筋肉を使うばかりで中殿筋にアプローチできない。体と脚をまっすぐにして、お尻から脚を上げるようにしよう。

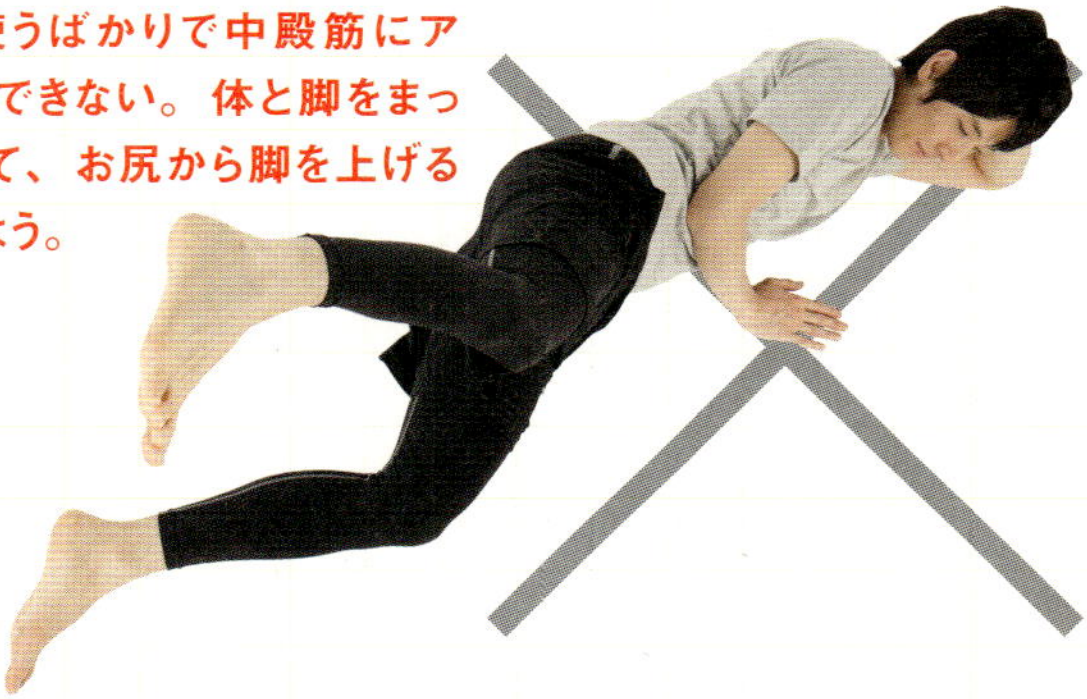

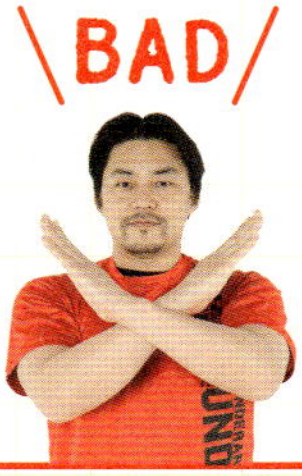

腰やひざが曲がっていたり、体が傾いていると効果なし！

お尻と太ももの表と裏を鍛えて、安定した土台をつくる

012 レッグランジ

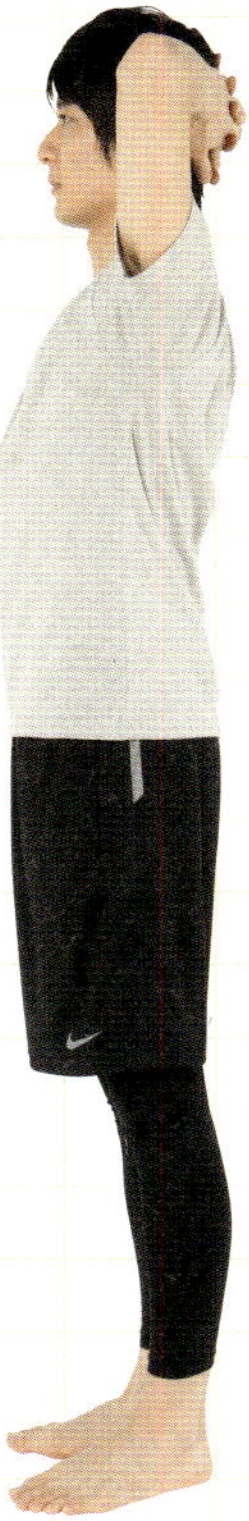

1 頭のうしろで両手を組んでまっすぐに立つ。

ココを使う

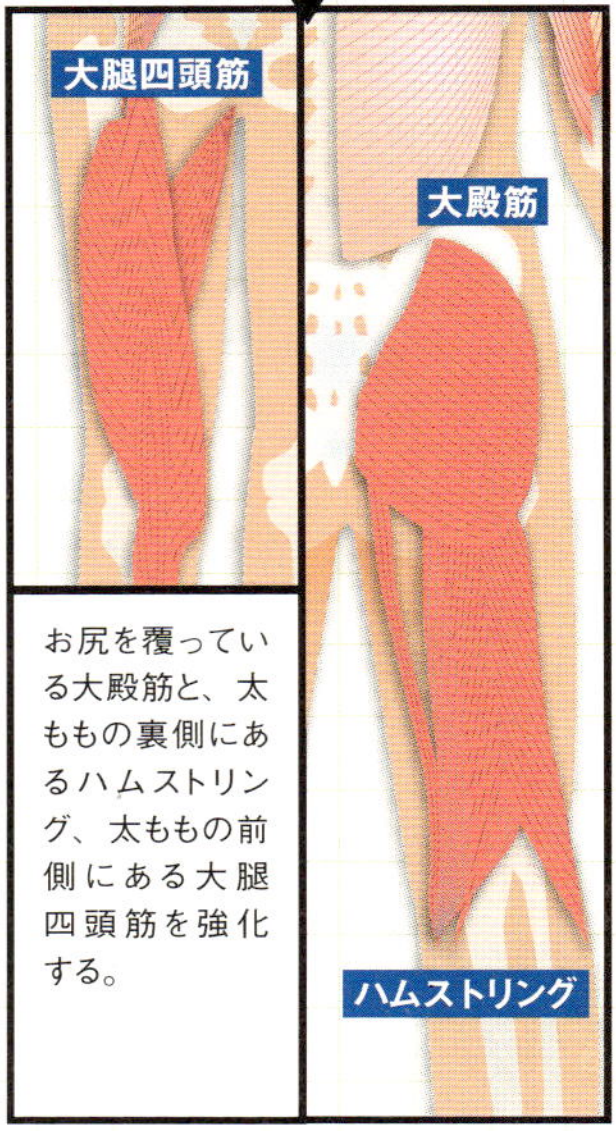

お尻を覆っている大殿筋と、太ももの裏側にあるハムストリング、太ももの前側にある大腿四頭筋を強化する。

training guide

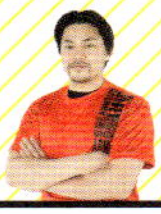

脚を前後に開き、下半身に体重をかけることでお尻から太ももを一気にトレーニングできます。上体をまっすぐにしたまま下半身を動かすことがポイントです。

お尻から太ももにかけての筋肉不足は、ゆるい地盤に家を建てるようなもので、下半身が不安定になって腹筋が使えなくなるため、下腹が出る原因となります。腹筋だけを鍛えても下腹がちっとも凹まないのは、全身の筋力が弱っているせいです。

レッグランジは、お尻と太ももの筋肉を同時に鍛えることができる下半身強化トレーニングです。

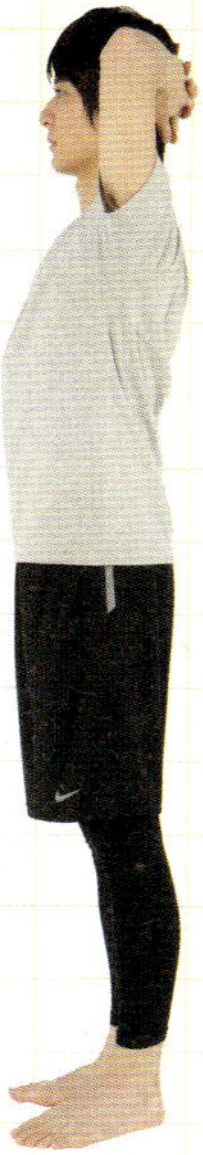

2

左脚を大きく踏み出して、ひざを直角に曲げる。筋肉を使っていることを感じよう。

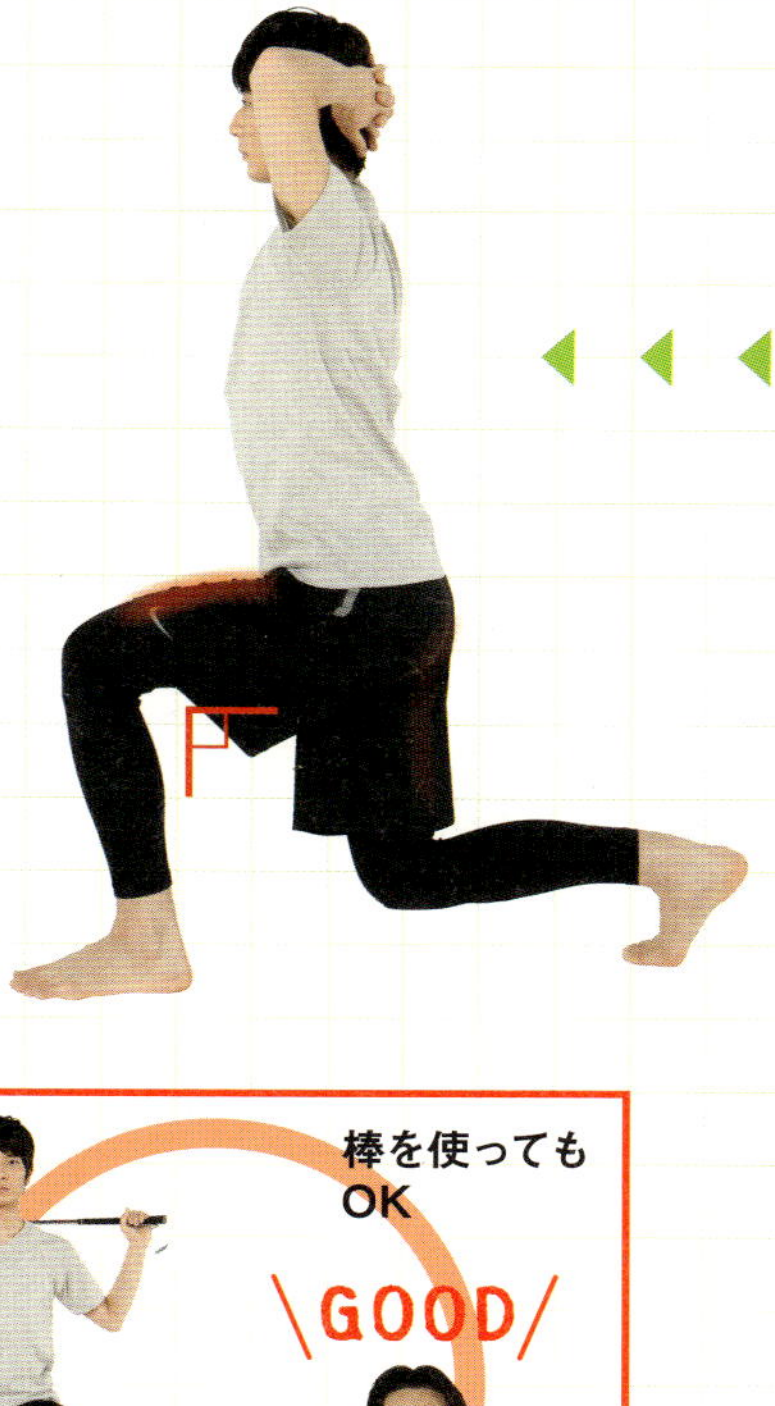

3

1の体勢に戻る。

4

次は右脚を前に踏み出す。1に戻って同様にくり返す。

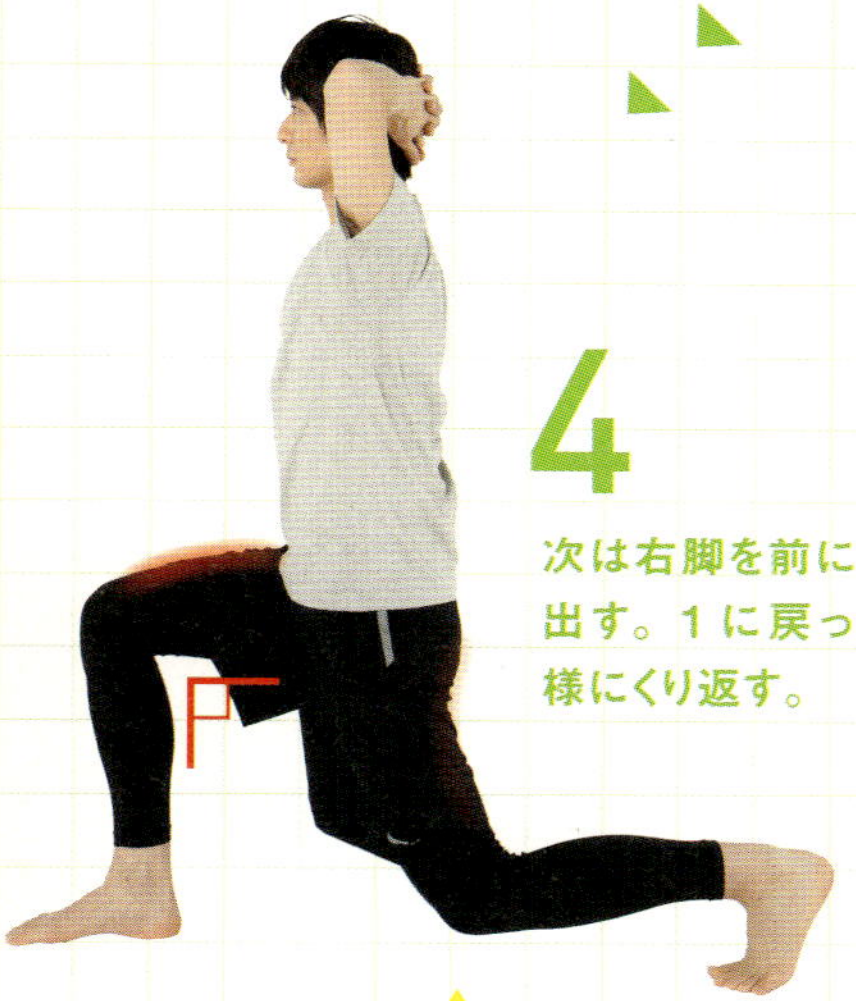

1～4を10回くり返す

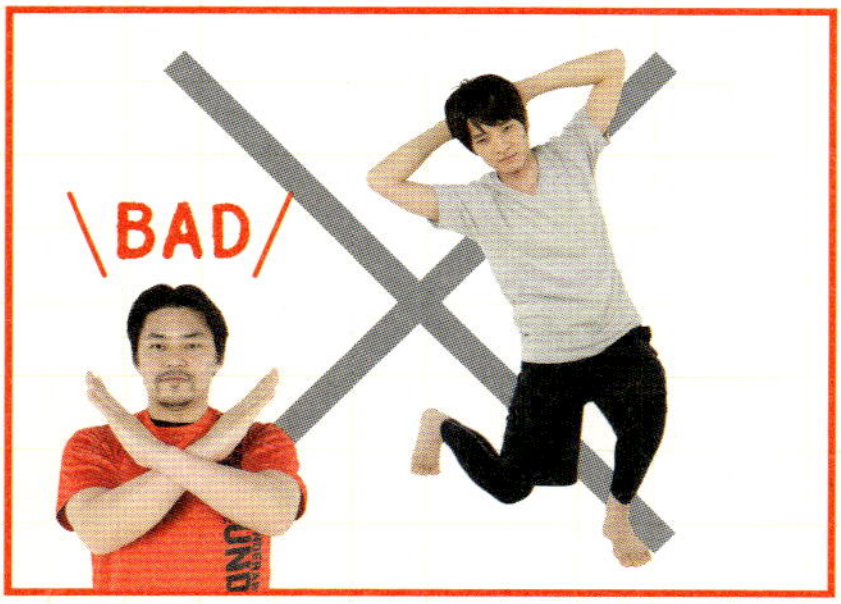

上体が横に倒れてしまうと左右均等に負荷がかからず、体のゆがみを招くので注意！　上体が不安定な場合は鏡の前でチェックしよう。

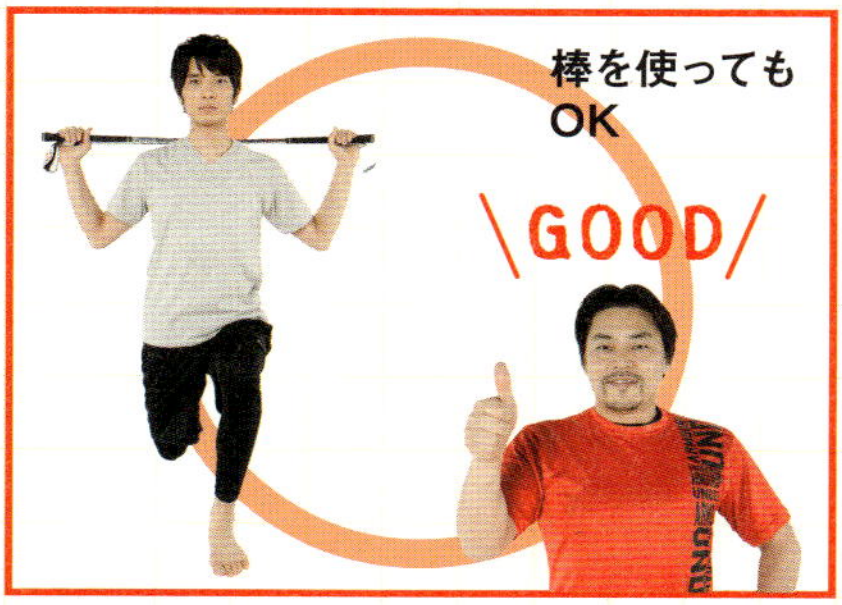

棒を肩の上に置いて行うと、左右のバランスがとりやすくなる。棒を水平に保つようにして行おう。

013

お尻と太ももの内側を鍛えて、隙のない下半身をつくる

サイドランジ

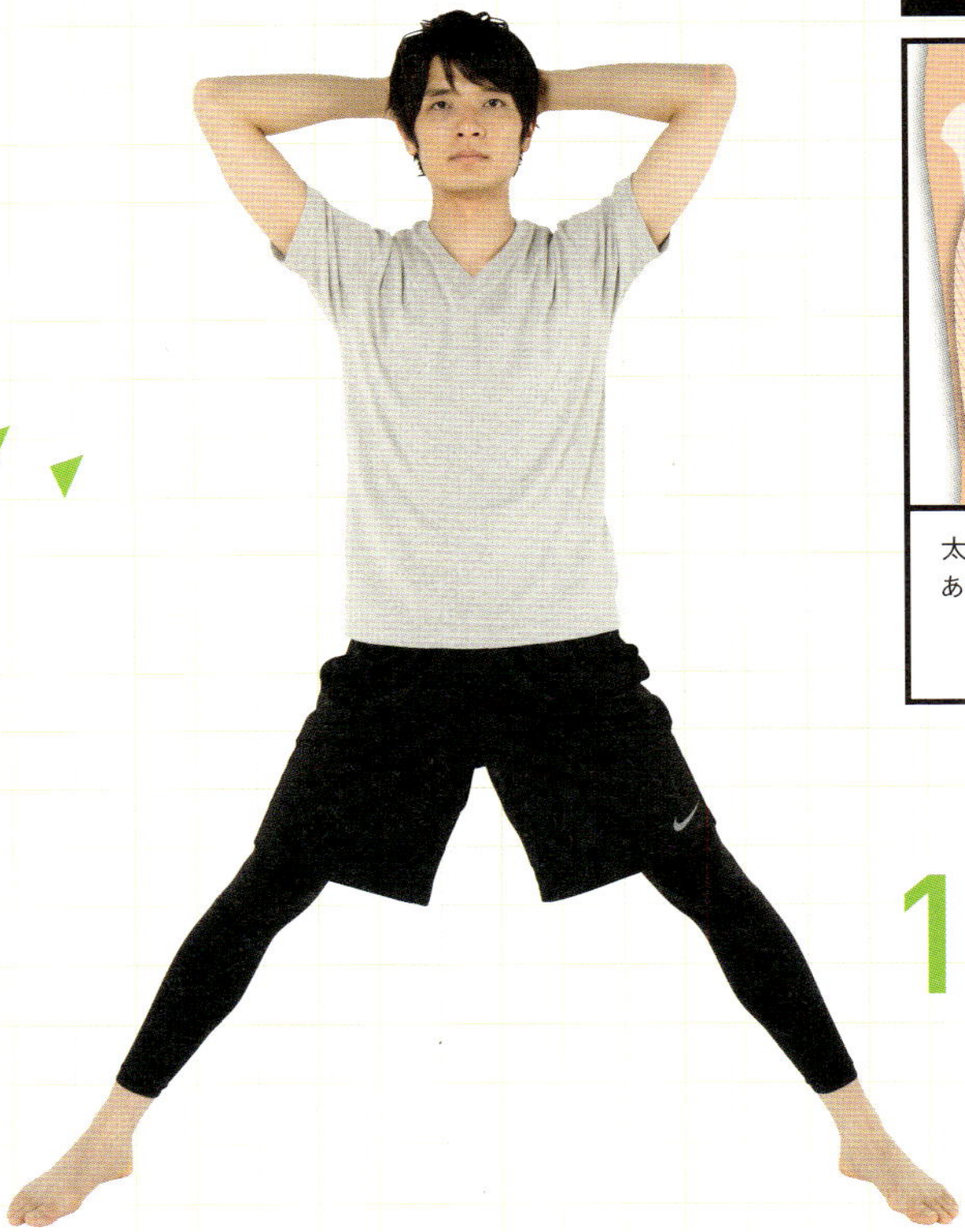

ココを使う

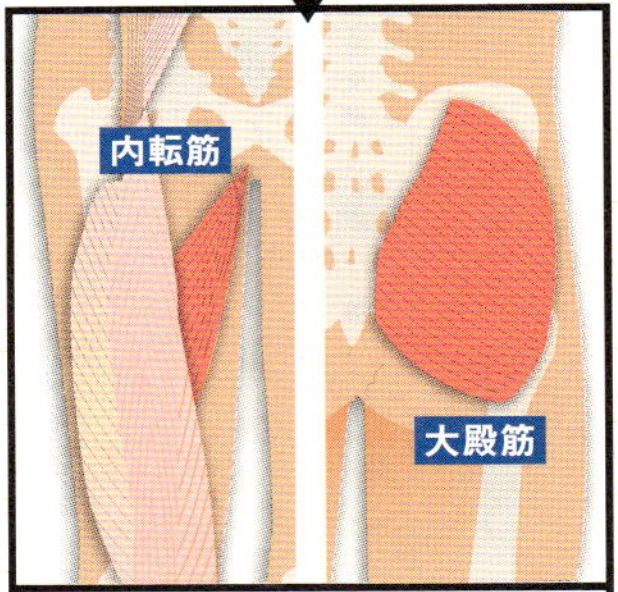

太ももの内側にある内転筋とお尻にある大殿筋を強化する。

1 脚を大きく開き、頭のうしろで両手を組む。

ふだんの生活ではあまり使わない内転筋を強化すると、大腿骨がまっすぐ前を向いてガニマタやX脚になるのを防げます。

脚がまっすぐになれば、骨盤のゆがみを解消できるだけでなく、見た目や姿勢をよくすることにつながります。下半身の安定感に磨きをかけて、凹み下腹を最速で手に入れよう。

training guide

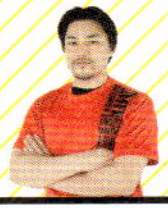

内転筋を使わずにいると骨盤の支柱である太ももが上体を支えられなくなってゆがみを招き、今以上に下腹がたるみかねません。下半身をまんべんなく強化することが大事です。

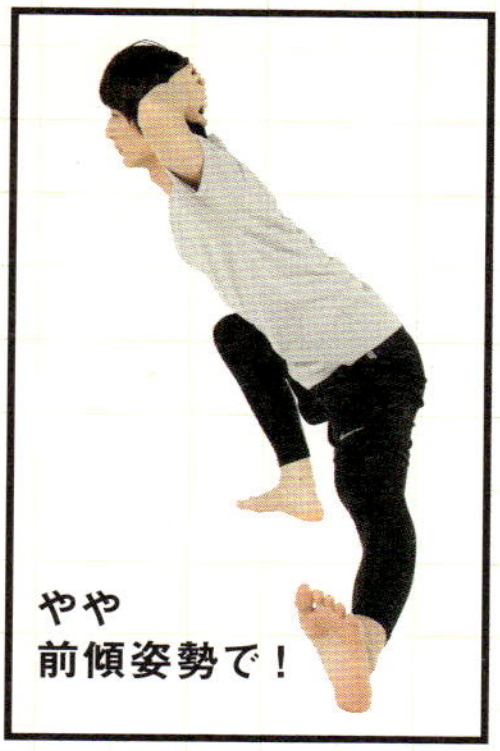
やや
前傾姿勢で！

2

左ひざを曲げて右脚を伸ばす。上体を少し前傾させてつま先を上に向け、内転筋を十分に使う。

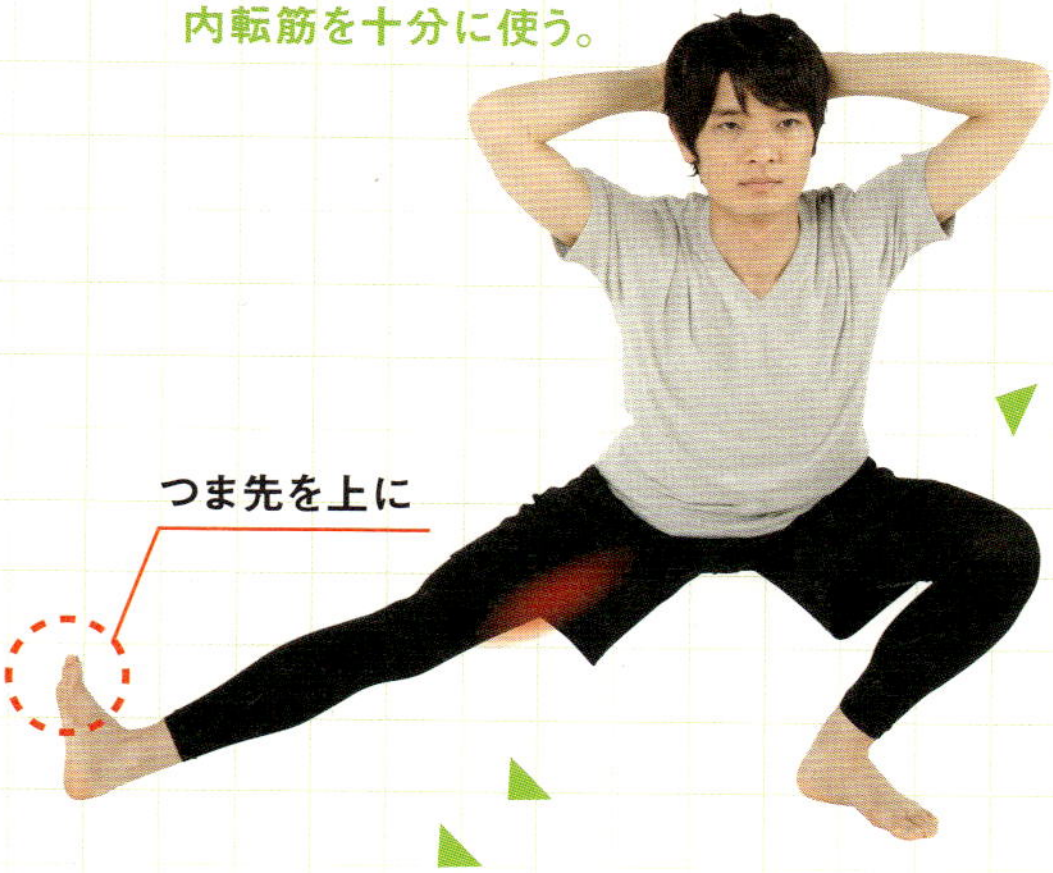
つま先を上に

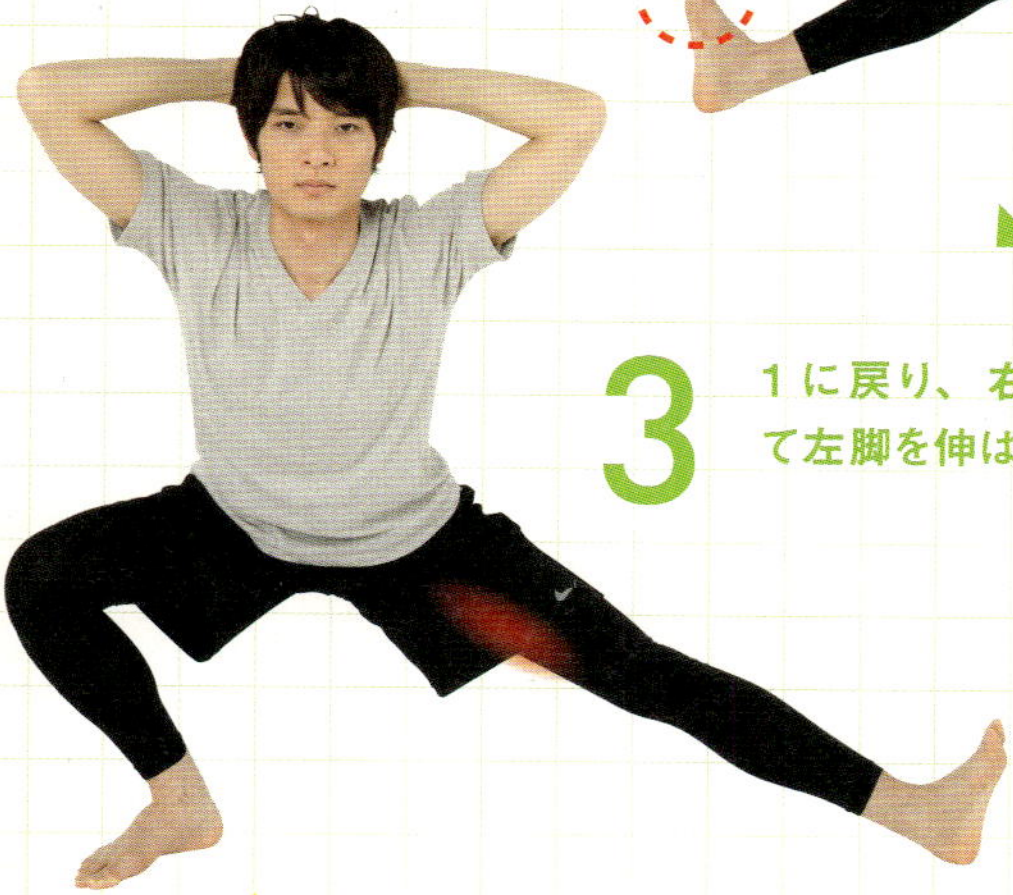

3

1に戻り、右ひざを曲げて左脚を伸ばす。

左右交互に行い
5往復する

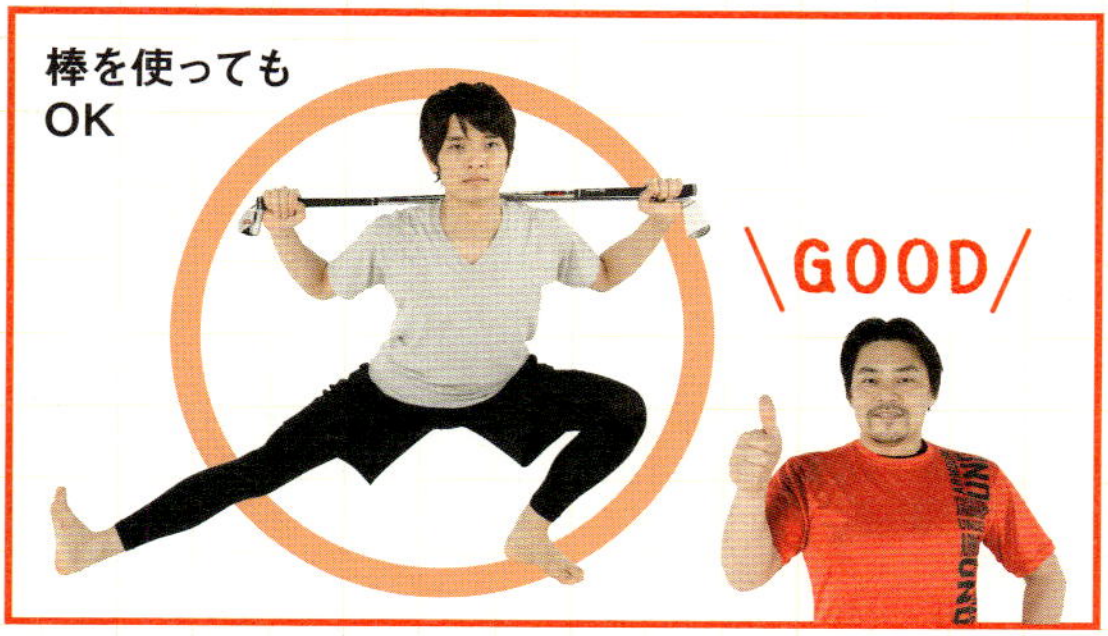
棒を使っても
OK
\GOOD/

棒を使うと体が安定して、ぐらつくのを防げる。
棒を水平に保つようにしよう。

014 お尻・太ももと一緒に腹斜筋を使えるトレーニング

ツイストランジ

1 まっすぐに立つ。

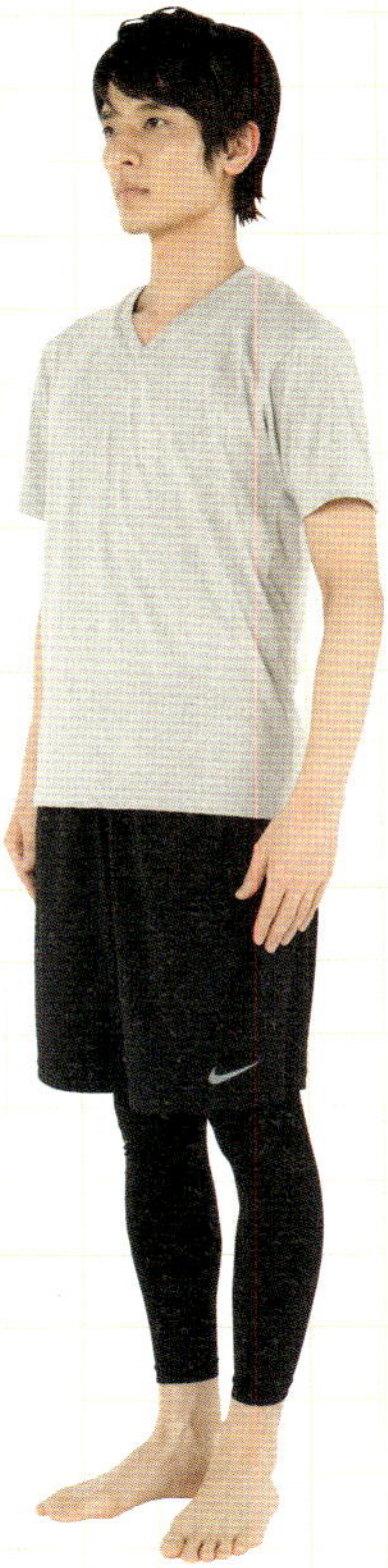

ココを使う

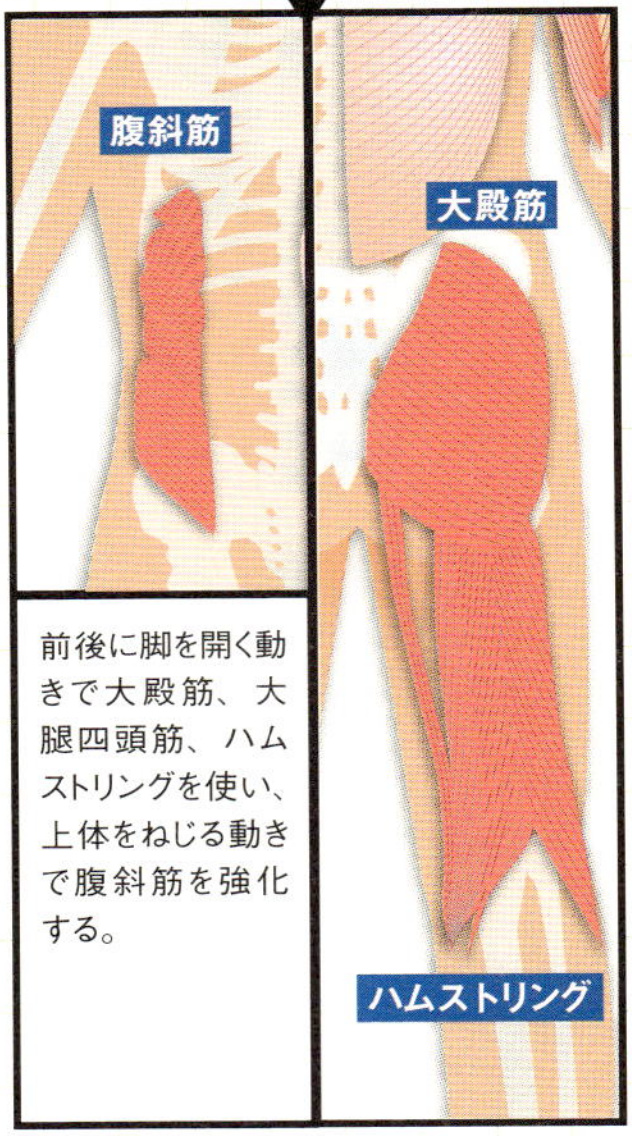

前後に脚を開く動きで大殿筋、大腿四頭筋、ハムストリングを使い、上体をねじる動きで腹斜筋を強化する。

training guide

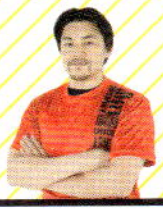

慣れないうちはゆっくり、ていねいに動いて、使っている筋肉をしっかりと意識してください。3のポジションで、腹斜筋とお尻、太ももをいちいち確認するといいですよ。

レッグランジとサイドランジが下半身を集中的に強化するのに対して、ツイストランジはいっぺんに下半身と腹斜筋にアプローチできる複合トレーニングです。

下半身と横腹を同時に強化できる分、意識する場所が増えるので脳をフル活用することになります。なので「脳を使って筋肉を動かす」ことを実感できるトレーニングでもあります。

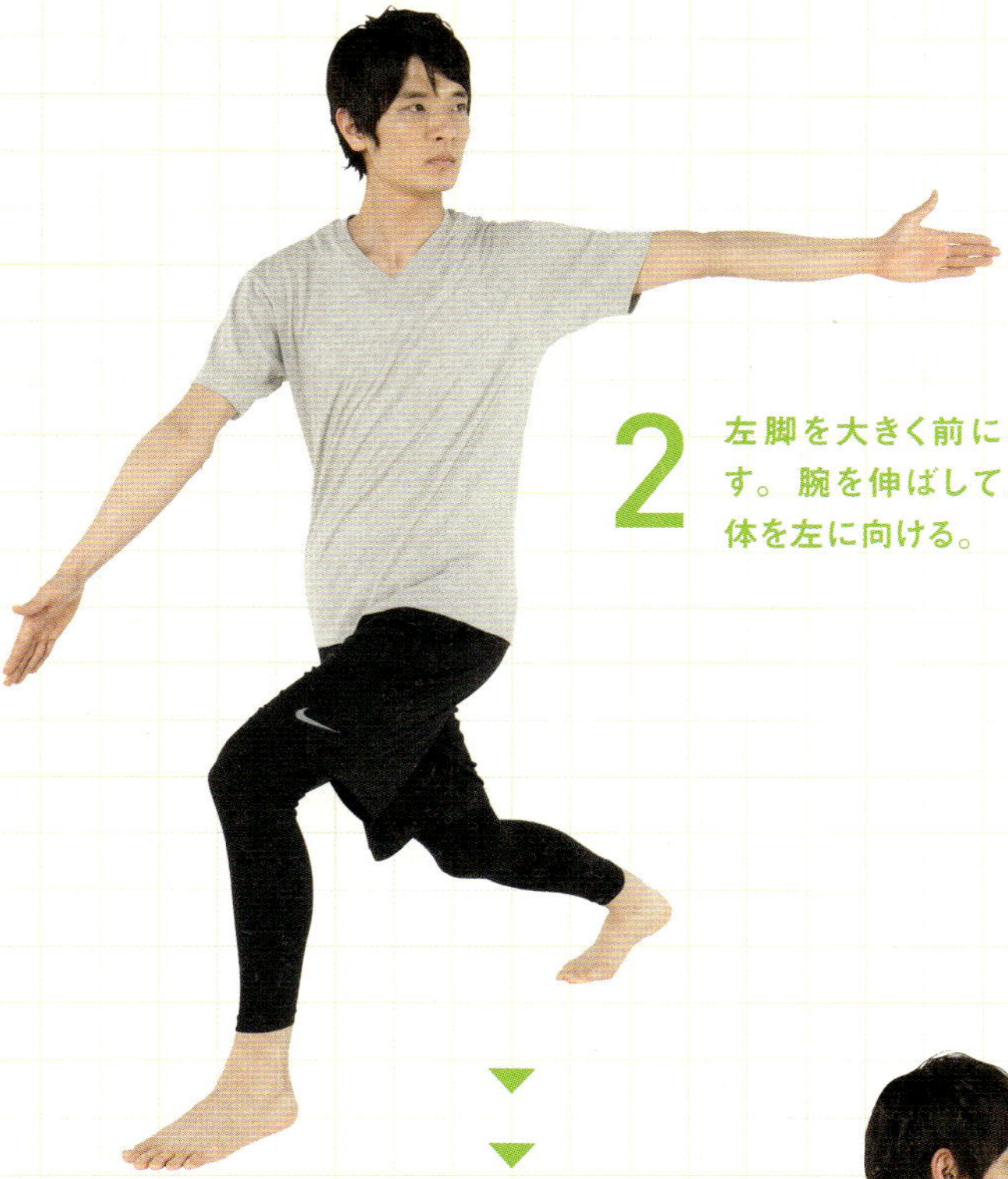

2 左脚を大きく前に出す。腕を伸ばして上体を左に向ける。

3 さらに上体をねじる。左手をできるだけうしろへ動かし、右手で左ひざを押さえると、腹斜筋を十分に使える。

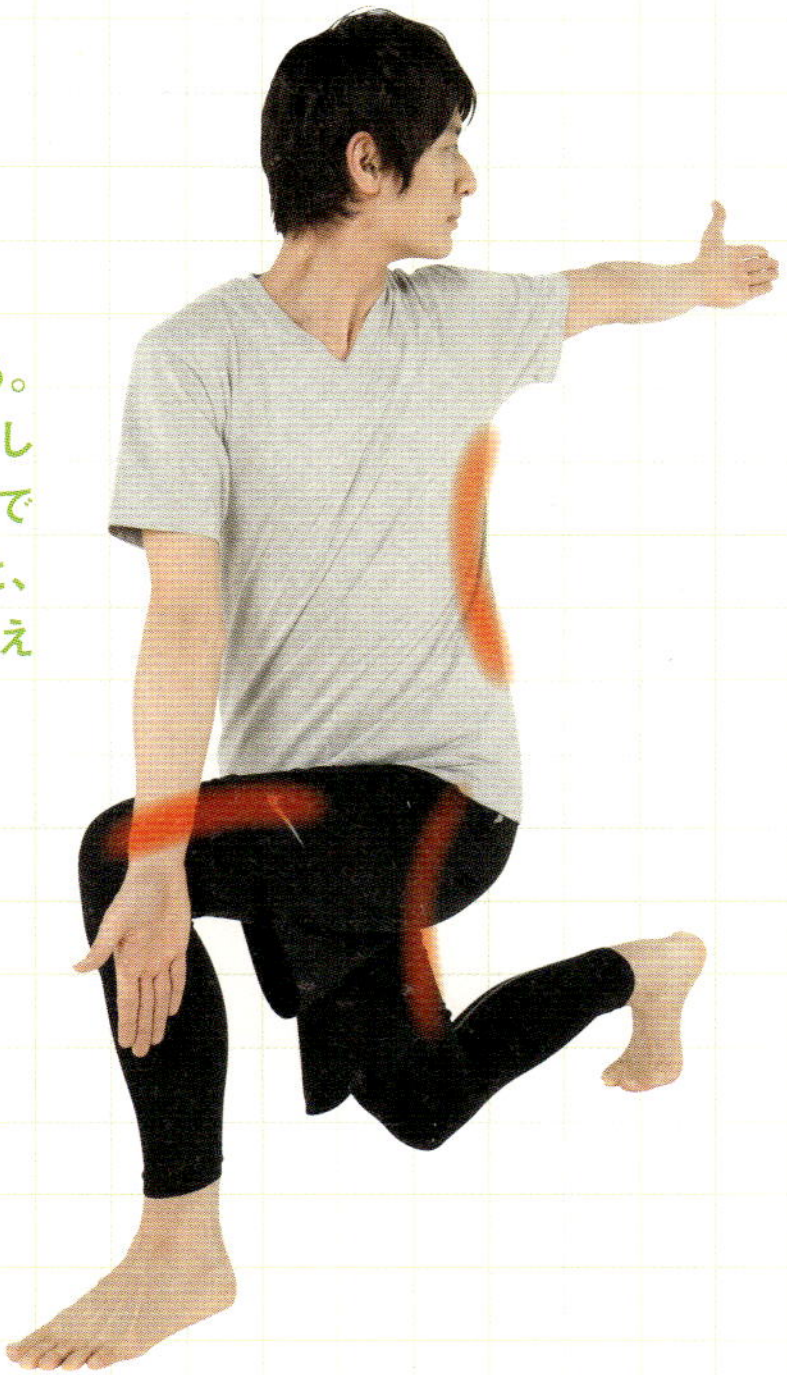

右脚・左脚を交互に
10回くり返す

015

大胸筋を鍛えて下向きのろっ骨を上向きにする

プッシュアップワイド

美しい姿勢を保つには、大胸筋の動きが重要です。大胸筋を鍛えることで肩の位置が正しくなり、下向きになっていたろっ骨が正面を向くようになるので、胃から下腹までの部分にぜい肉が貯まらなくなります。

　大胸筋が強化されてろっ骨が正面を向くようになるだけで、お腹が凹むことに驚くはず。

ココを使う

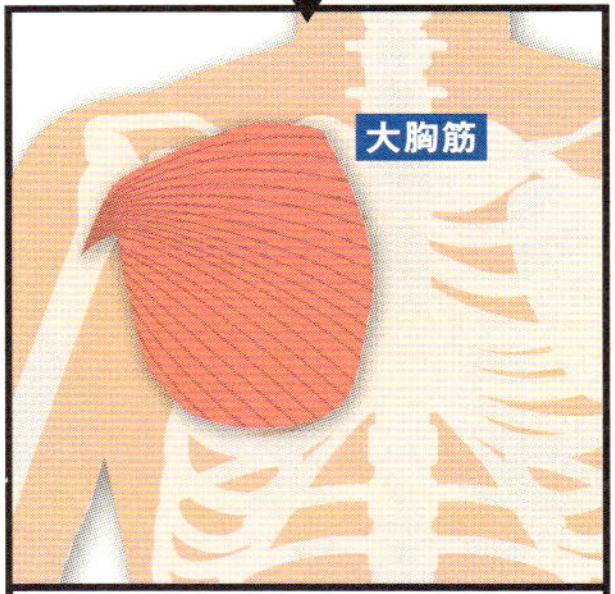

鎖骨と胸骨から上腕部につながる大胸筋を強化する。

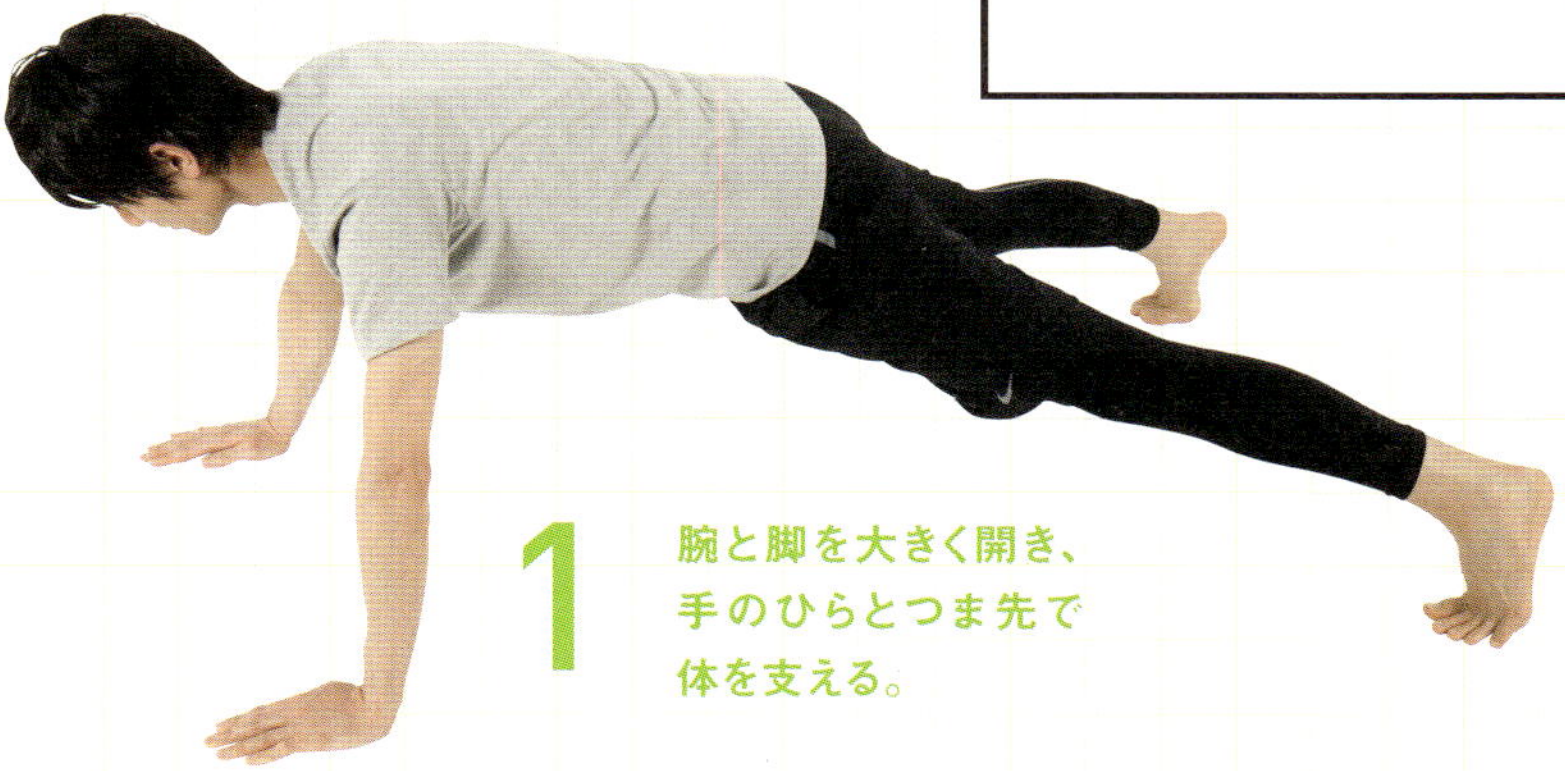

1　腕と脚を大きく開き、手のひらとつま先で体を支える。

training guide

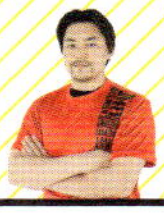

脚を大きく開いて行うと、体が安定してやりやすくなります。余裕がある人は、お腹を引っ込めたまま行うと、同時に腹筋も強化できる複合トレーニングになります。

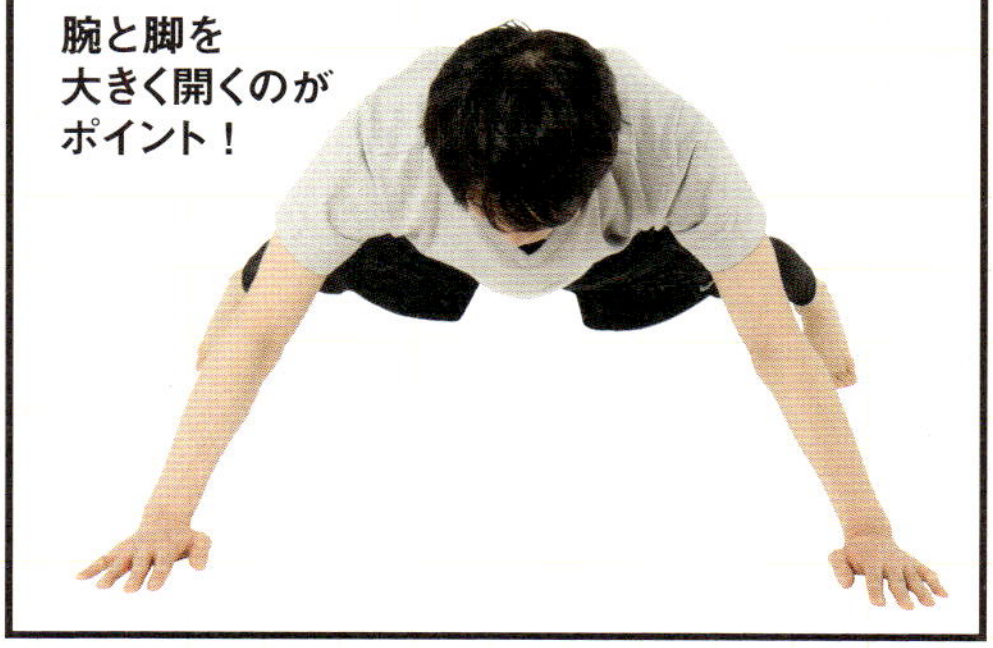

あごを突き出さず、体ごと床に近づけるのがポイント！

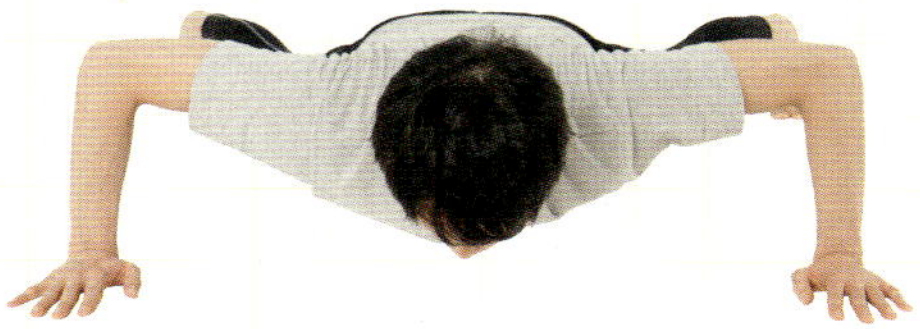

2 ひじを横に張り出して体を下げる。

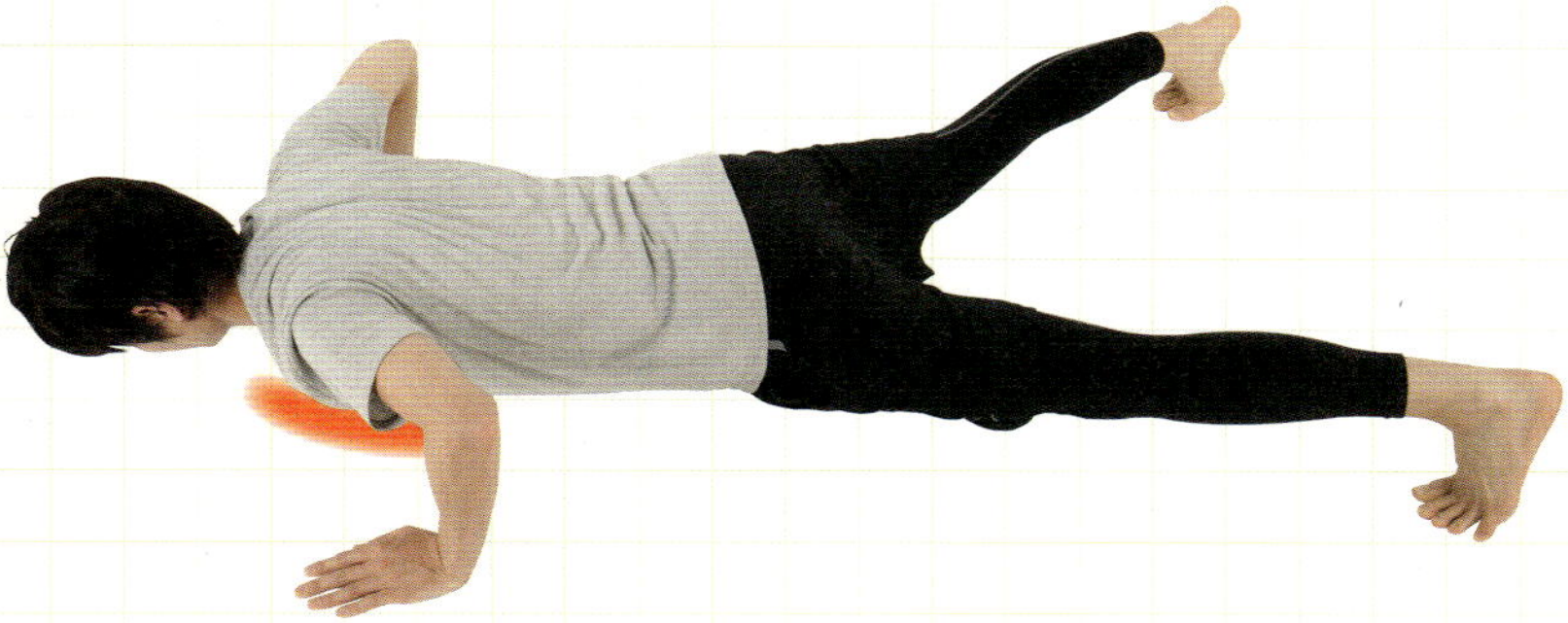

10回くり返す

腕の筋力が弱い場合は、ひざをついて行ってもOK！

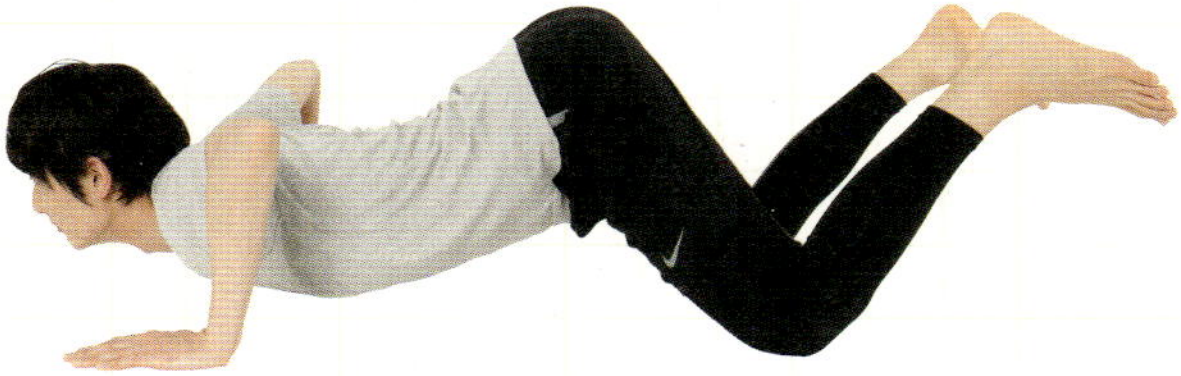

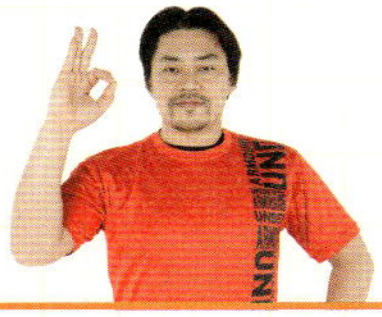

全身を腕だけで支えるにはかなりの筋力が必要。ひざをそろえて床につけて行ってもよい。

016 二の腕を鍛えて上体を正しい位置に戻す
プッシュアップナロー

おもに腕のうしろ側の上腕三頭筋を鍛えます。このトレーニングでは上体がぶれないように両脚を開いて支えます。また、体の軸を安定させるために、腕だけではなく体全体の筋肉を使います。

ココを使う

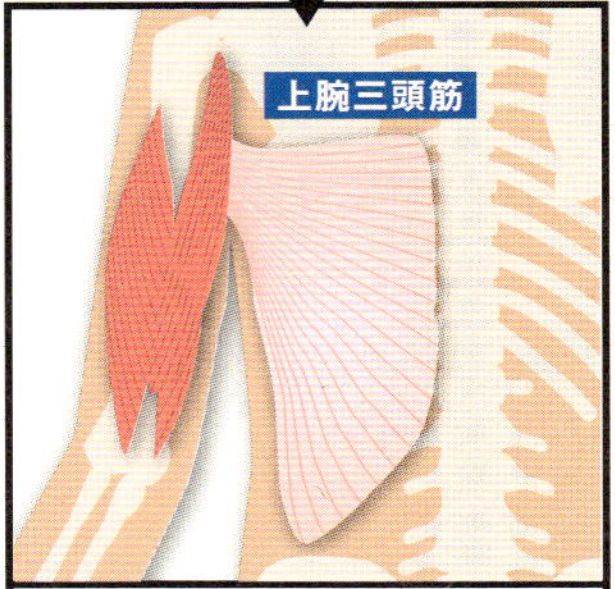

二の腕のうしろ側にある上腕三頭筋を強化する。

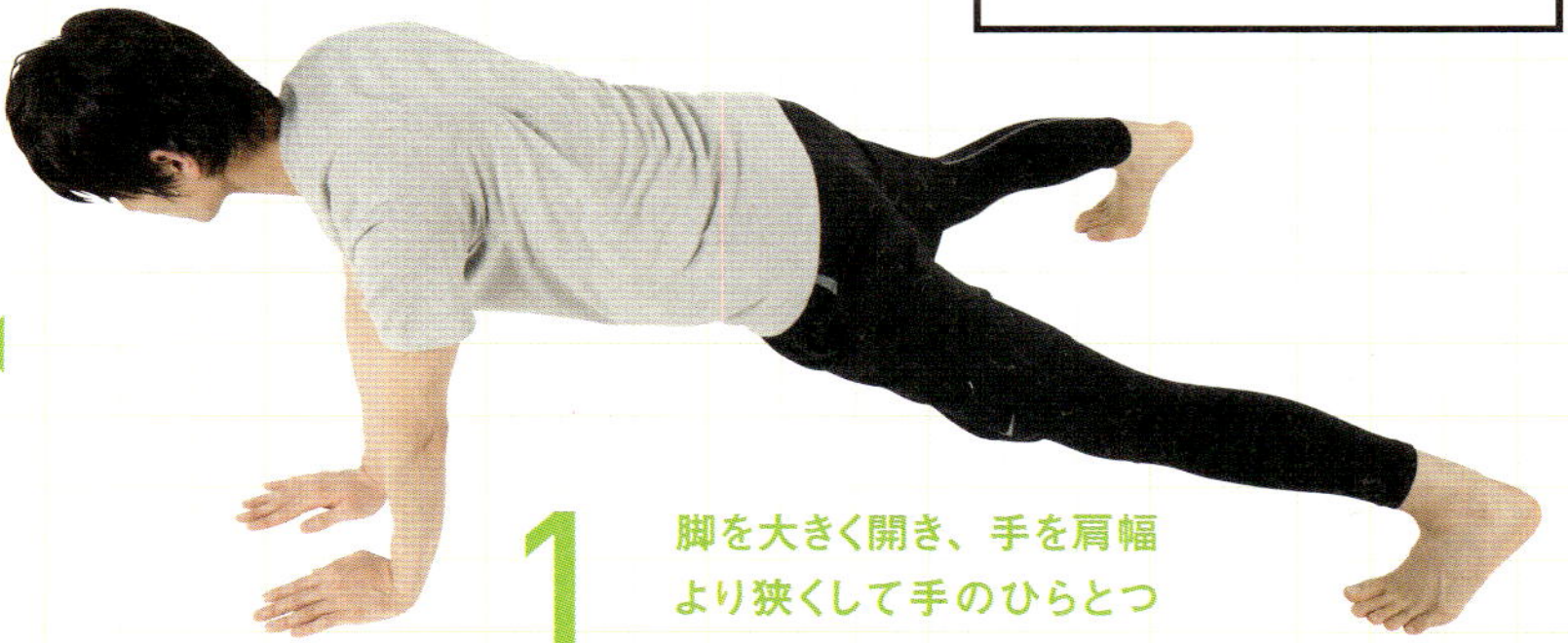

1 脚を大きく開き、手を肩幅より狭くして手のひらとつま先で体を支える。

training guide

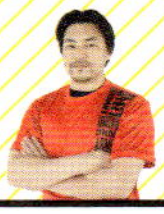

プッシュアップで手の位置を変えると、強化できる筋肉が変わります。それほど筋肉は四方八方につながっていて、体を自由自在に動かせるように設計されているのです。

手を肩の内側に置くのがポイント！

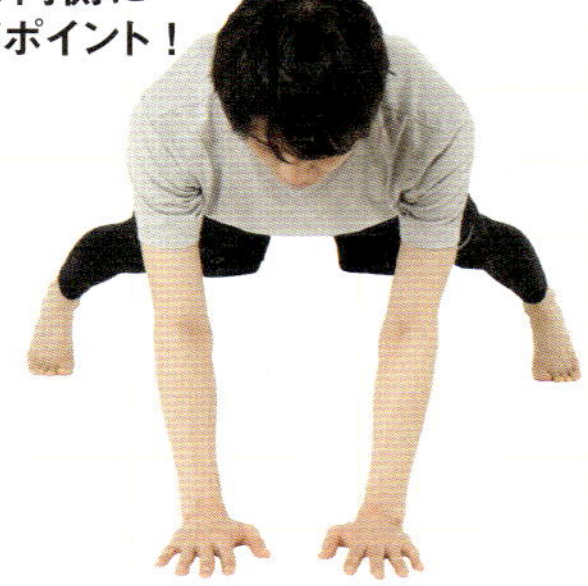

**腕でしっかり支えて
体ごと床に近づけるのがポイント！**

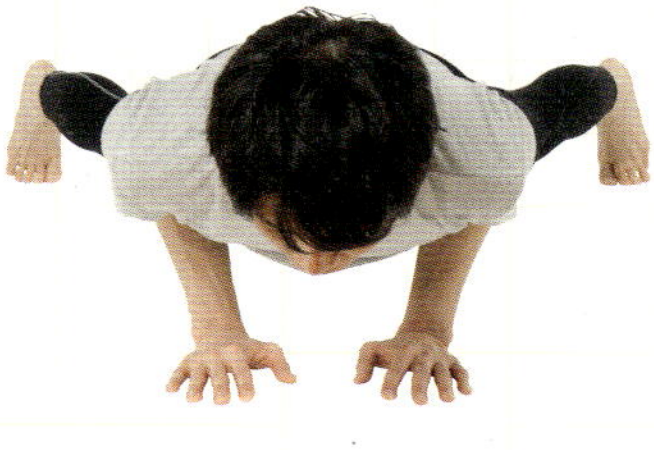

2 ひじをうしろに向けて曲げ、体を下げる。

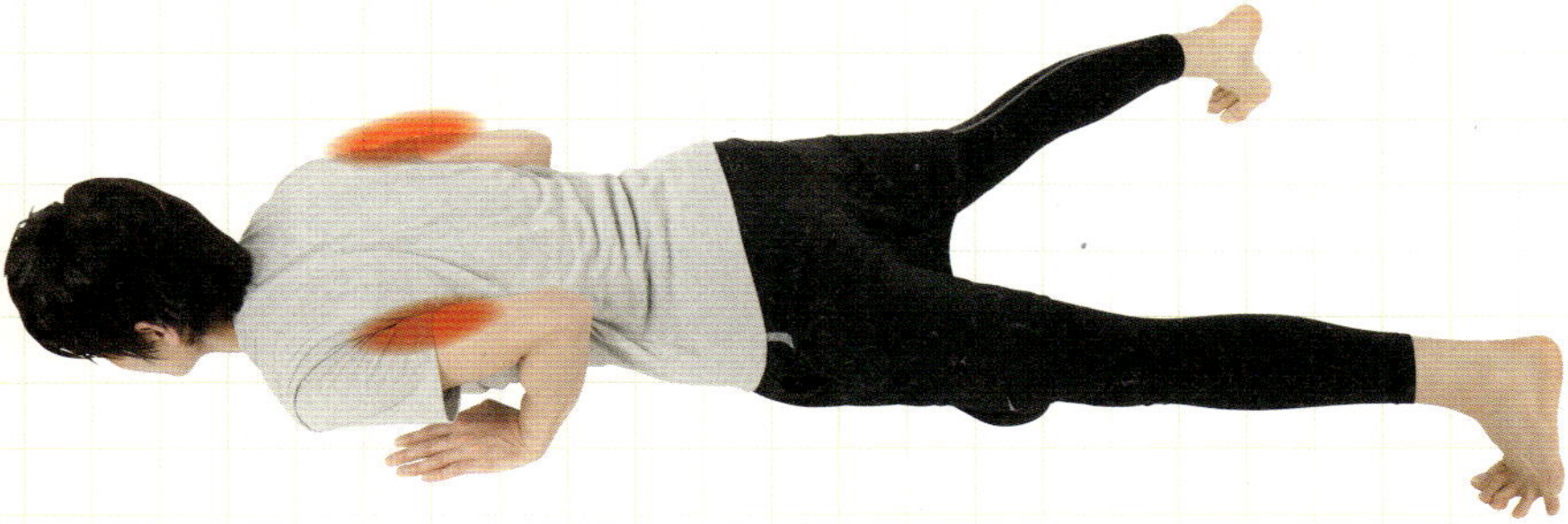

10回くり返す

腕の筋力が弱い場合は、ひざをついて行ってもOK！

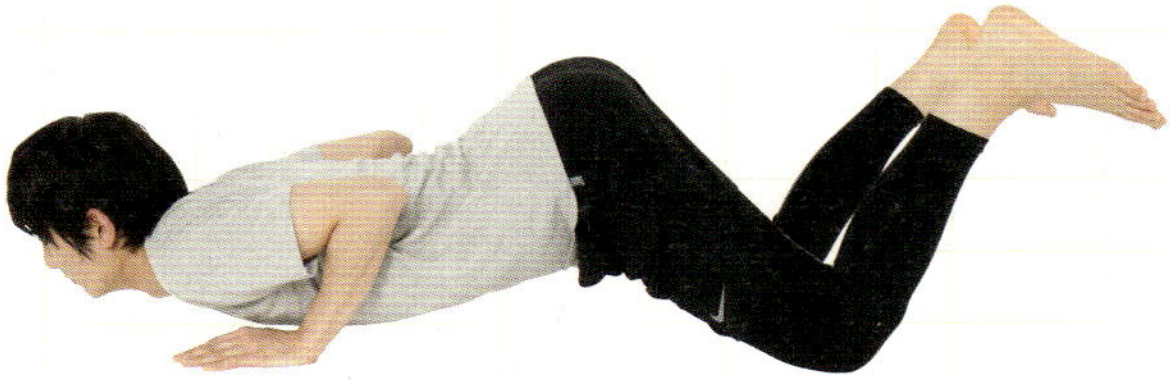

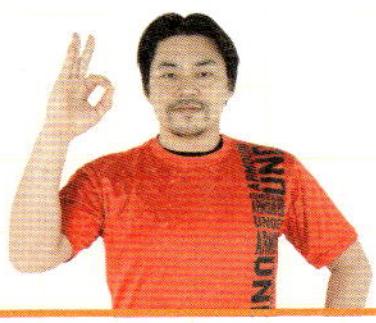

ひざをそろえて床につけ、ひじをうしろに曲げて体を下げる。

017

お尻と太ももの筋肉を鍛えると同時に腹筋を使う

ヒップリフト

ココを使う

おもに使うのは大殿筋とハムストリングだが、上半身をまっすぐにキープするために腹筋も使う。

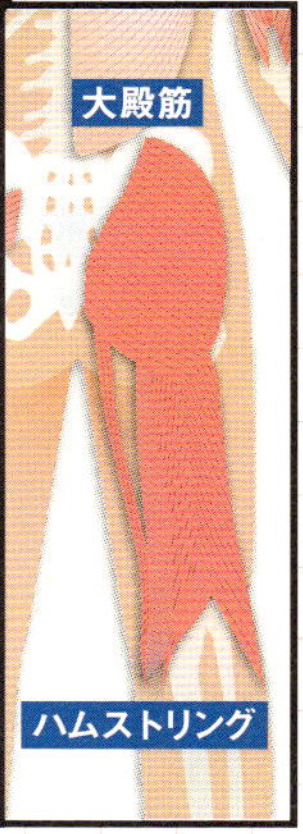

1 あお向けに寝て右ひざを曲げる。

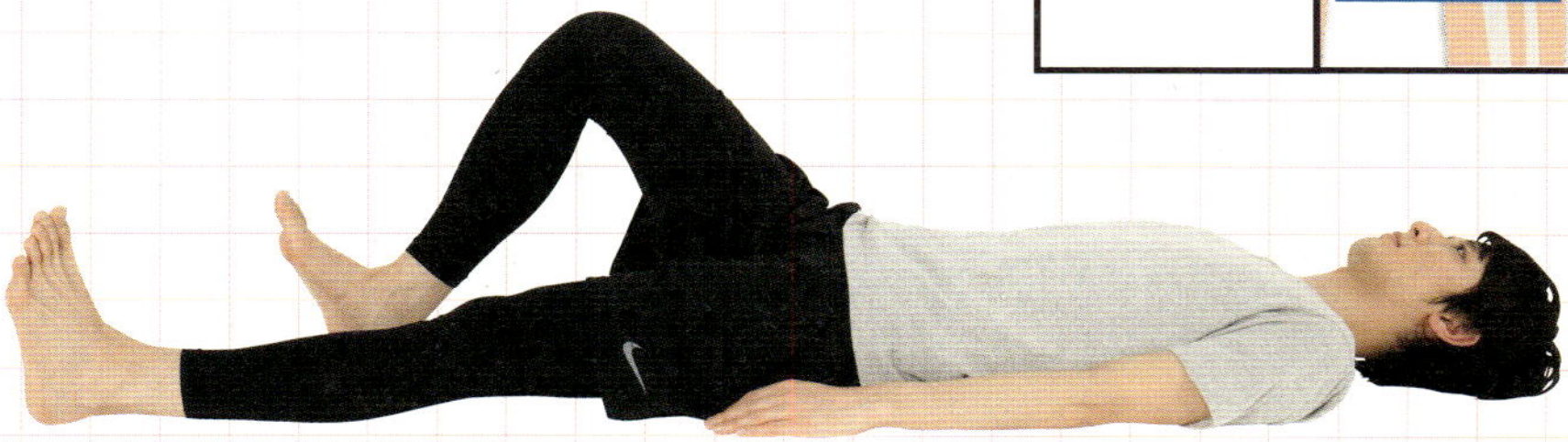

お尻から太ももの裏側を使いながら、腹筋にも同時にアプローチできるマルチトレーニング。

全身運動ではありますが、ヒップリフトのいちばんの目的は、お尻と太ももからなる下半身の土台を築いて骨盤のゆがみを解消すること。太ももの裏側に羽状に広がるハムストリングをしっかり使って、下半身の裏側の支えを強化し、体に負担をかけない姿勢をとり戻してください。

training guide

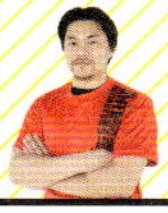

男性に多い腰を突き出した姿勢も、女性に多い反り腰も、太ももの前側の筋肉ばかりを使っているのが原因。うしろ側の筋肉を強化することが必要です。

2

右足のかかとを支点にしてお尻を持ち上げ、左脚をまっすぐ伸ばす。
＊脚を替えて同様に行う

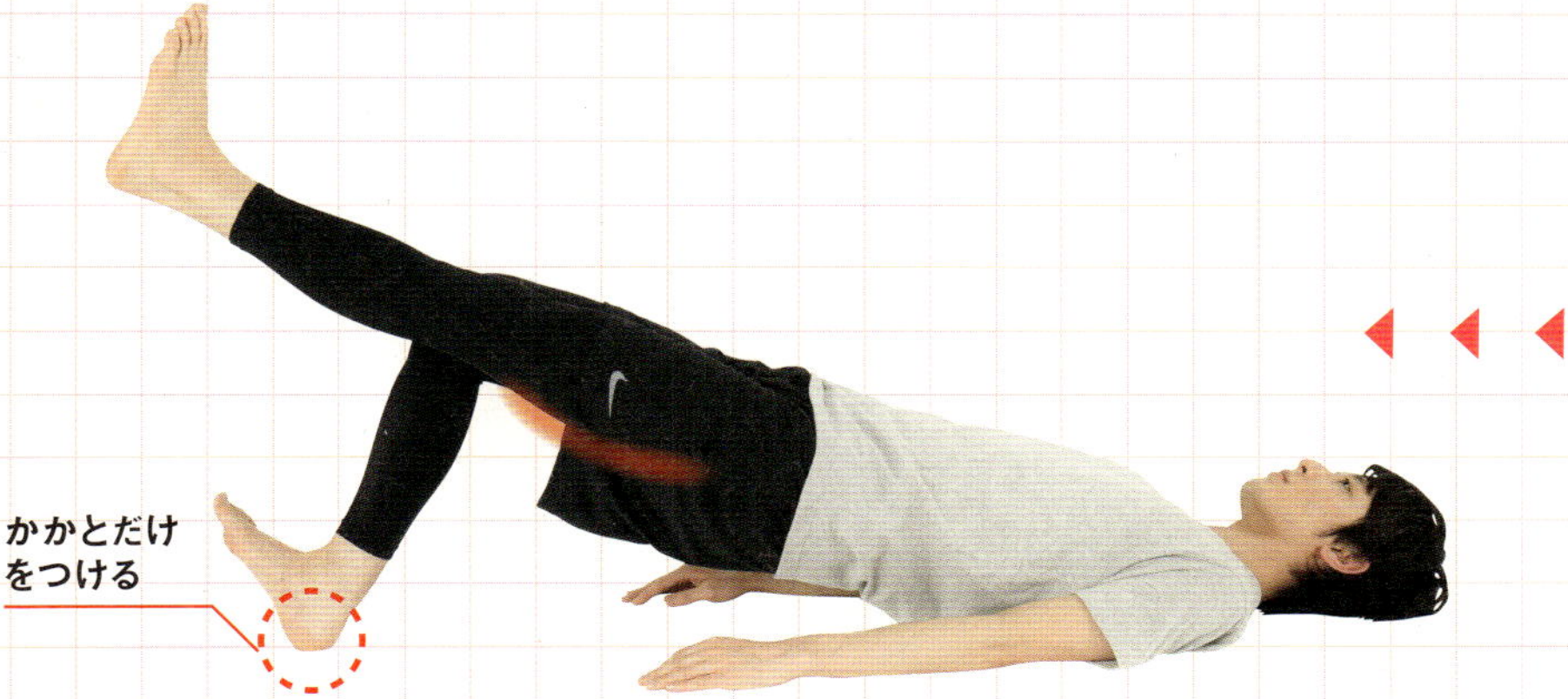

10秒キープ

ハムストリングの筋力が弱い場合は、両足を床につけて行ってもOK!

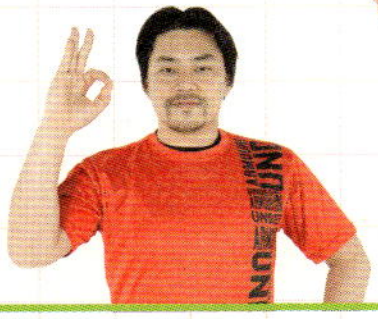

片足ずつではハムストリングがつらすぎる場合は、肩幅に開いた両足のかかとを支点にして行ってもよい。

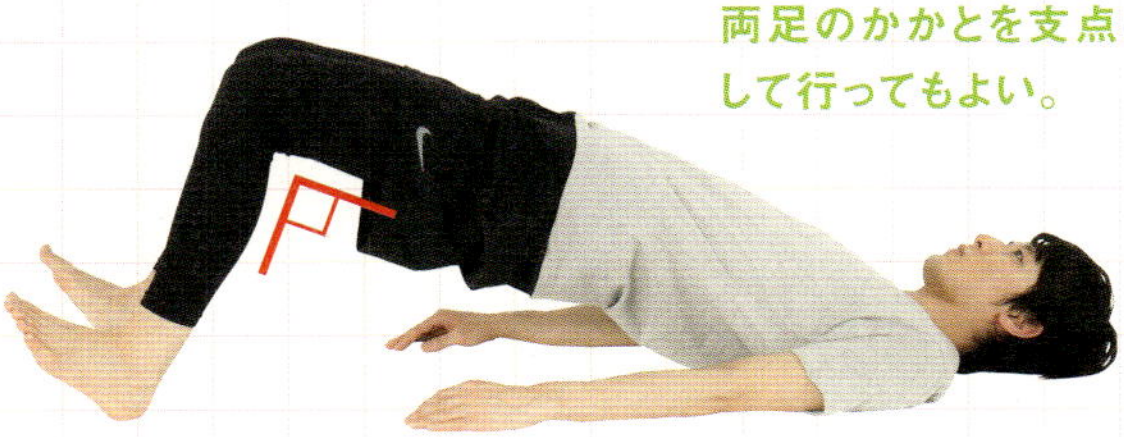

018

背中からハムストリングまでの体の裏側をまるごと鍛える！

ニートゥエルボー

ココを使う

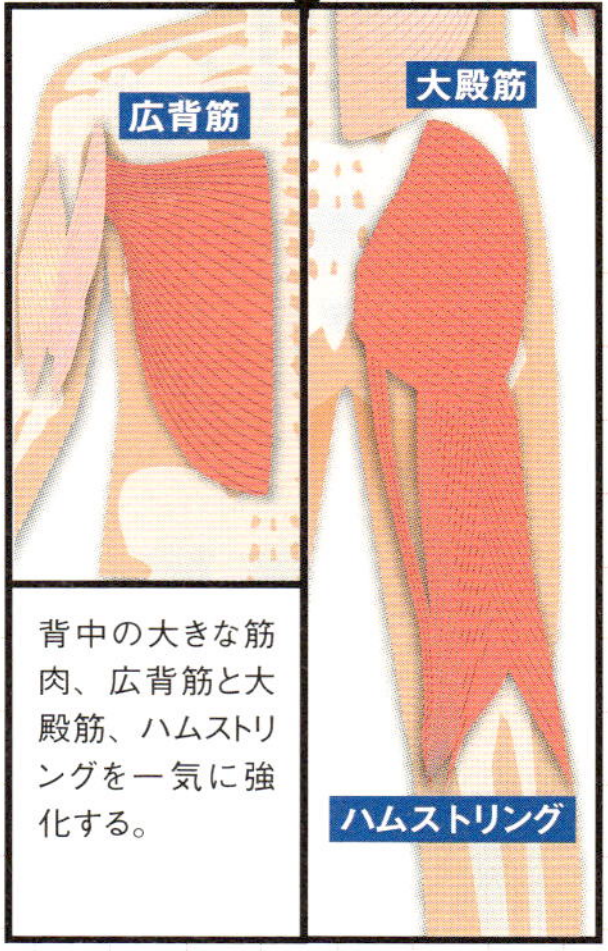

背中の大きな筋肉、広背筋と大殿筋、ハムストリングを一気に強化する。

1 四つんばいになり左手と右ひざを近づける。

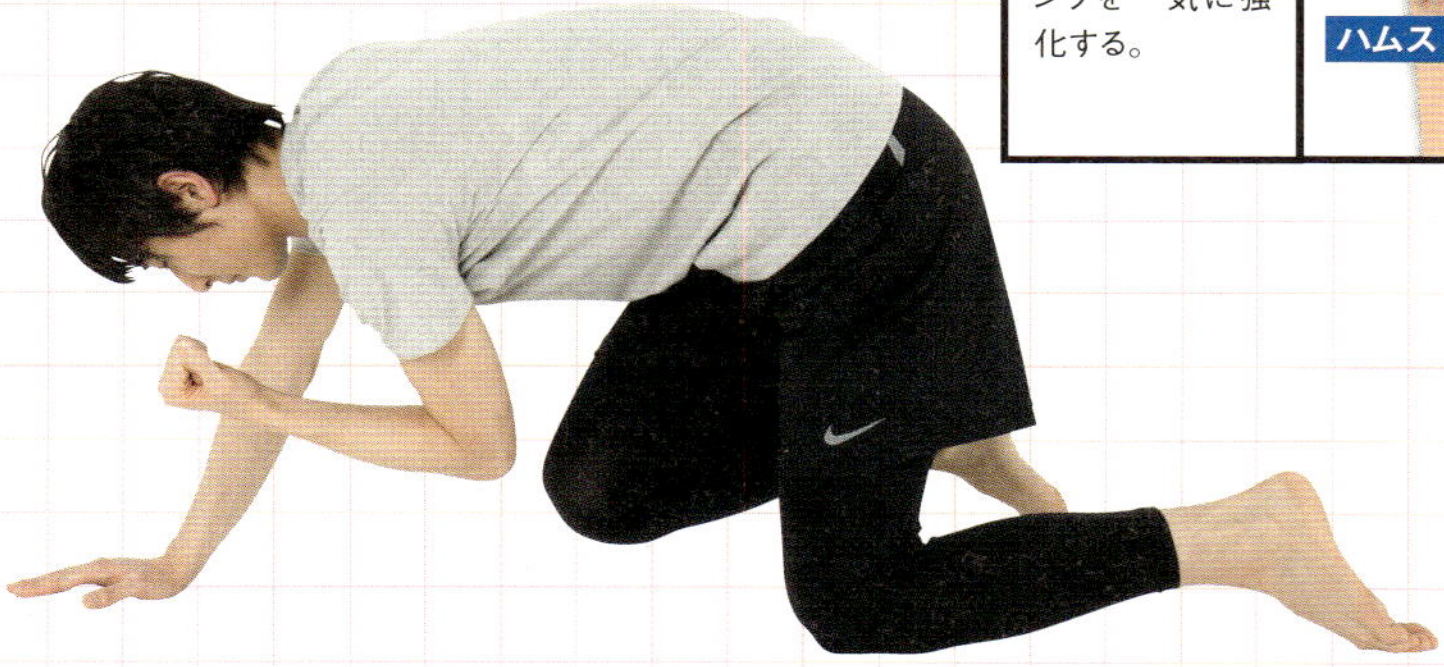

training guide

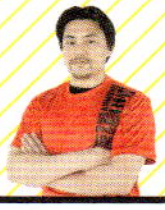

ひじとひざがくっつくほどに筋肉を縮めてから大きく伸ばす動きは、しなやかな筋肉をつくる基本です。また、手脚を対角に伸ばすことで筋肉を左右対称に使うことができます。

下腹が出てしまうのは、背中、お尻、太ももの裏といった体の裏側の筋肉が弱っているのも一因。体の裏側の筋肉が弱体化することによって前かがみの姿勢になり、お腹の筋肉を使わなくなってしまうからです。

　ふだんおざなりにしがちな裏側の筋肉を強化して姿勢を改善することも、下腹を凹ます助けになります。また、手脚を対角線上に伸ばすことで、体の軸が安定し、バランスがよくなります。

2

縮めた左手と右脚を対角線上に大きく伸ばす。

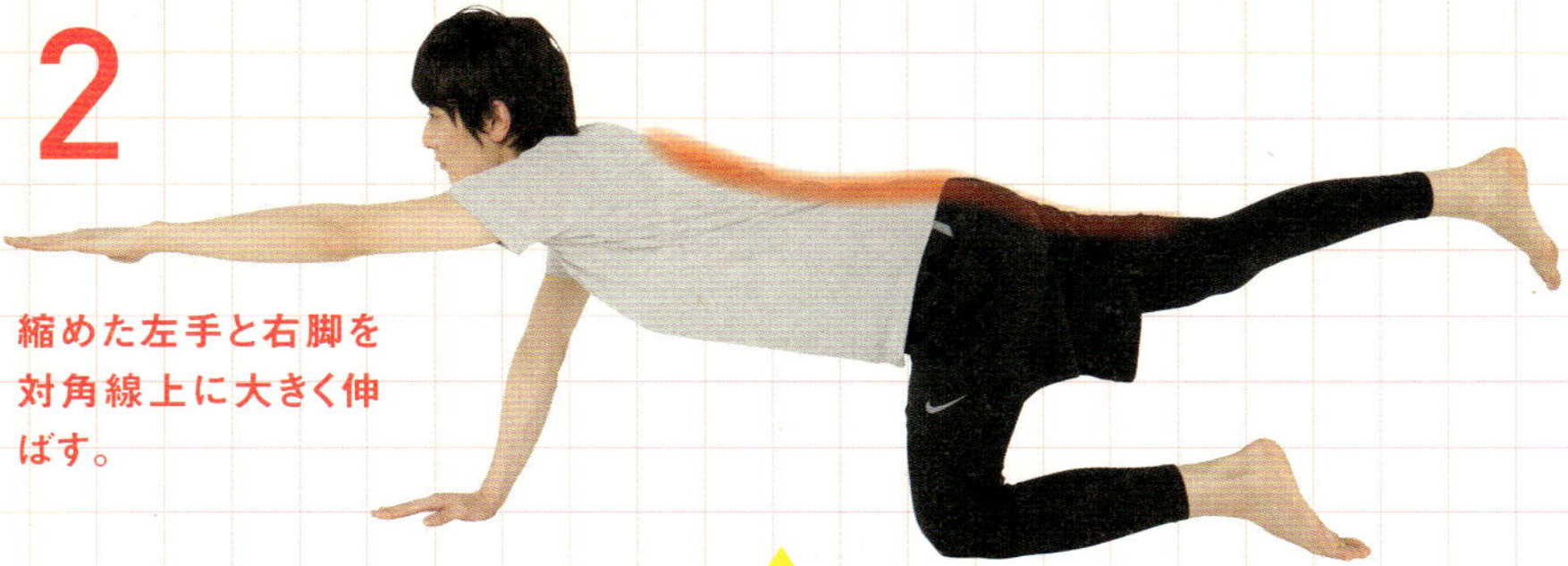

10回くり返す

3

次は右手と左ひざを近づける。

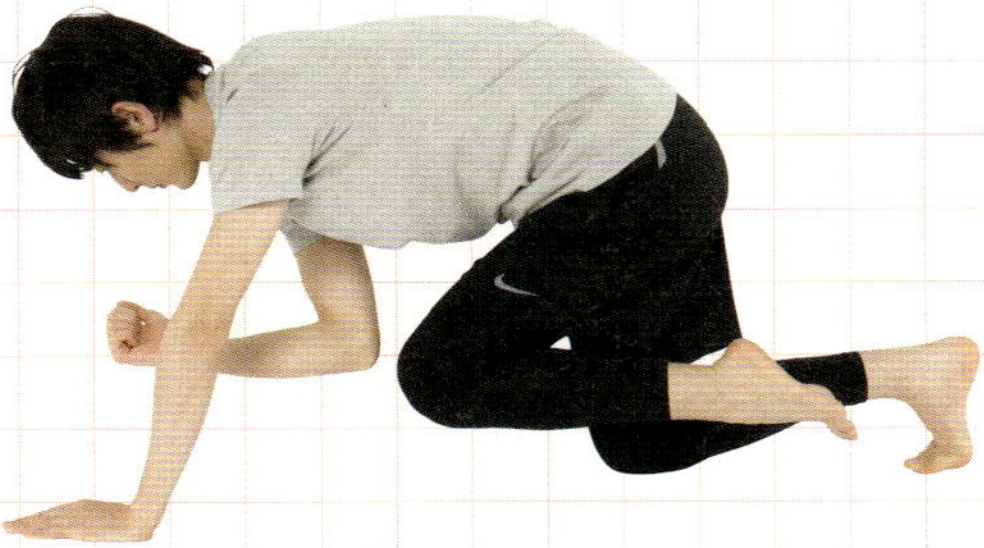

4

右手と左脚を大きく伸ばす。

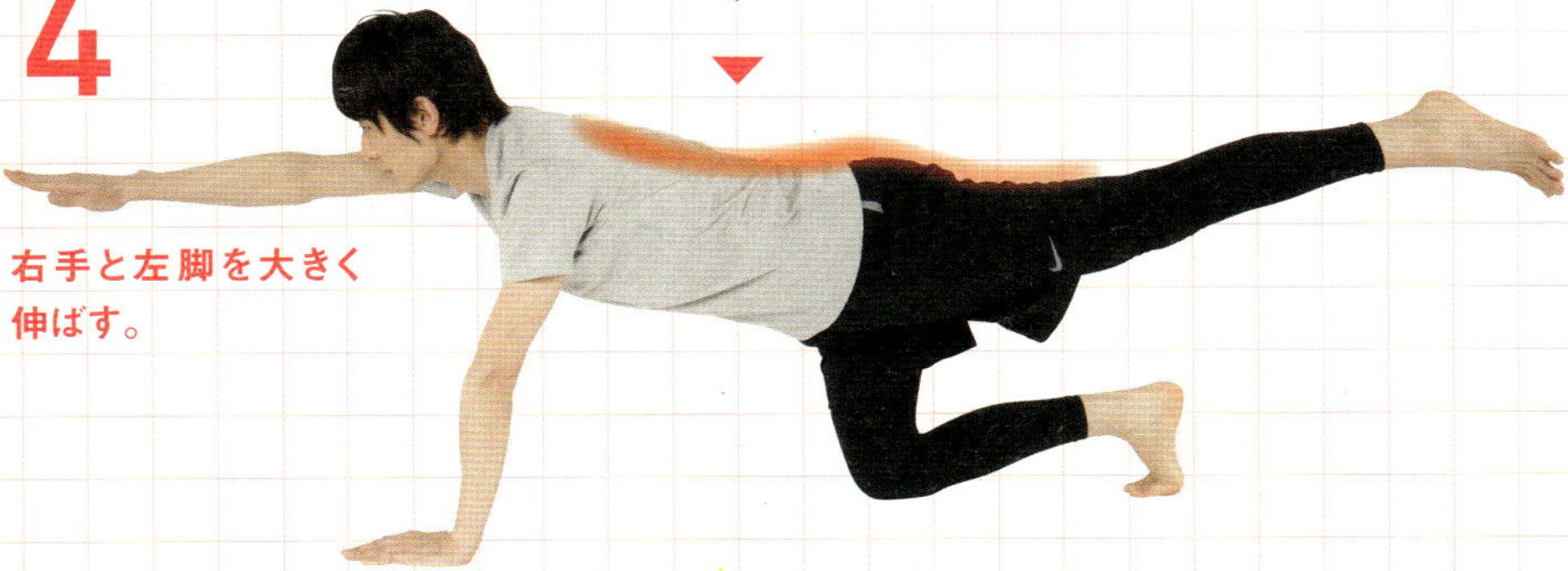

10回くり返す

019

上半身から二の腕を鍛えて猫背から脱出する

突き上げ

ふだんから上半身の筋肉を使えていない人にとってはハードなトレーニングです。

ろっ骨と肩甲骨まわりの筋肉がしっかり使えるようになると、体がゆがみにくくなり、体に負担がかからない姿勢が身につきます。下腹が少したるんでいる程度なら、姿勢を改善するだけで下腹が凹むこともあります。

ココを使う

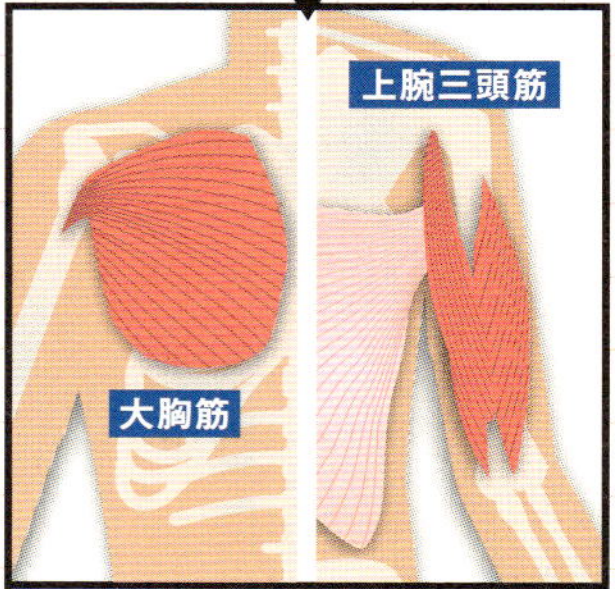

上腕三頭筋、大胸筋、広背筋を強化するとともに、腹筋にも力をつける。

1 脚を大きく開いて四つんばいになる。腰を高く上げる。

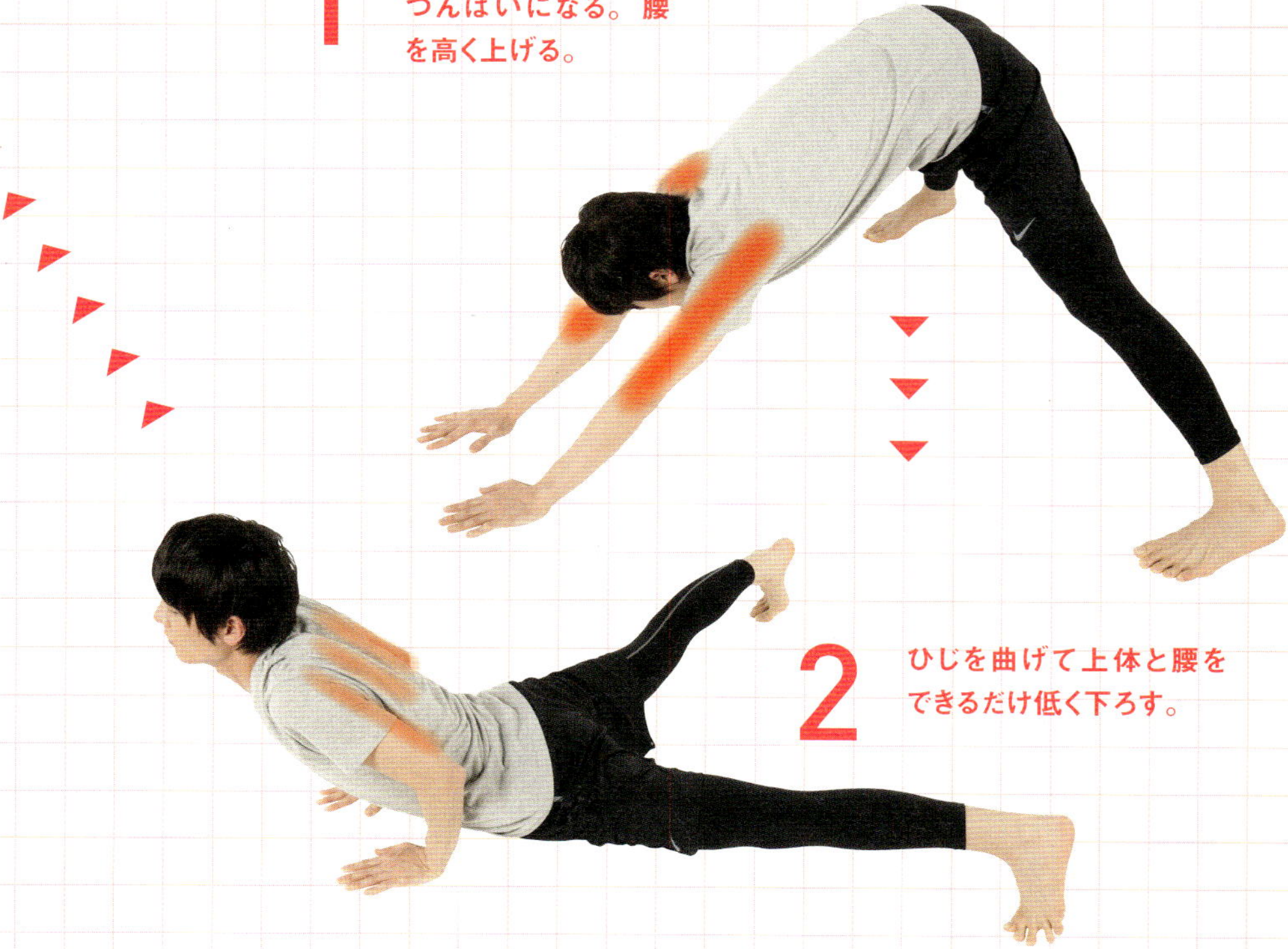

2 ひじを曲げて上体と腰をできるだけ低く下ろす。

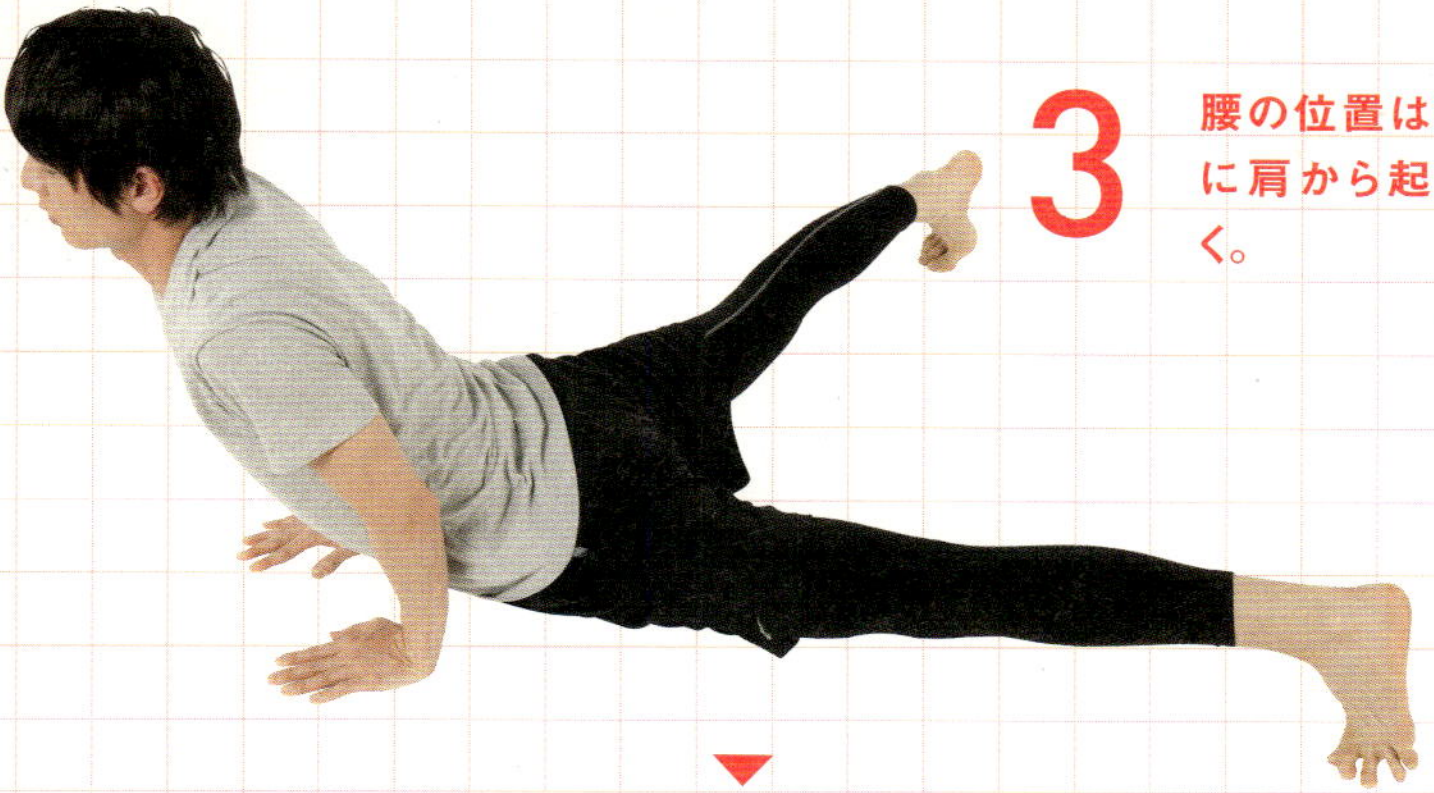

3 腰の位置は動かさずに肩から起こしていく。

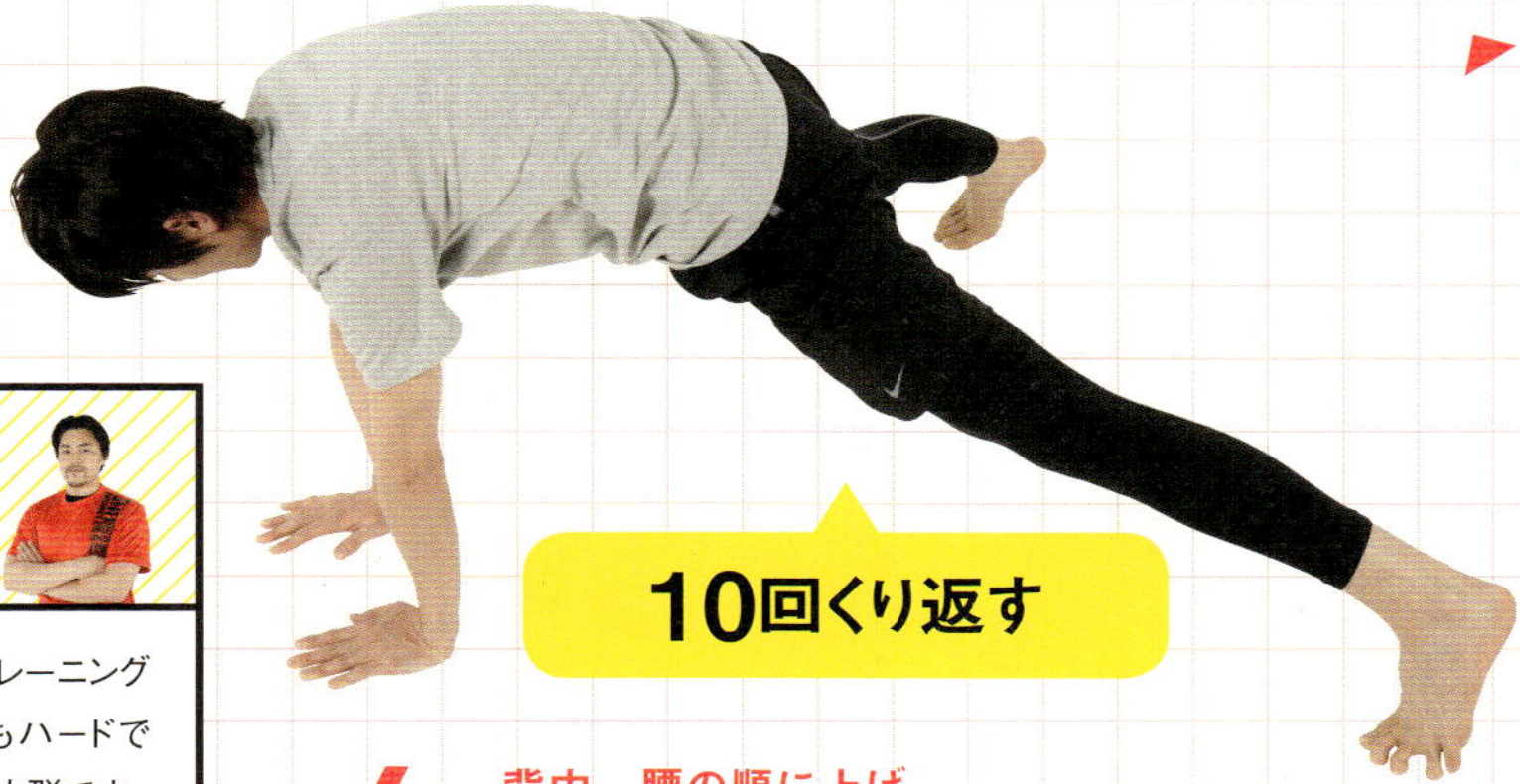

10回くり返す

4 背中、腰の順に上げて1に戻る。

training guide

紹介しているトレーニングの中でもっともハードですが、効果も抜群です。連続して10回できなければ途中で休んでもかまいません。ただ、回数は減らさないでください。

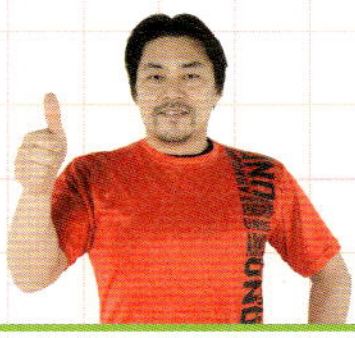

体がウエーブを描くように動かします!

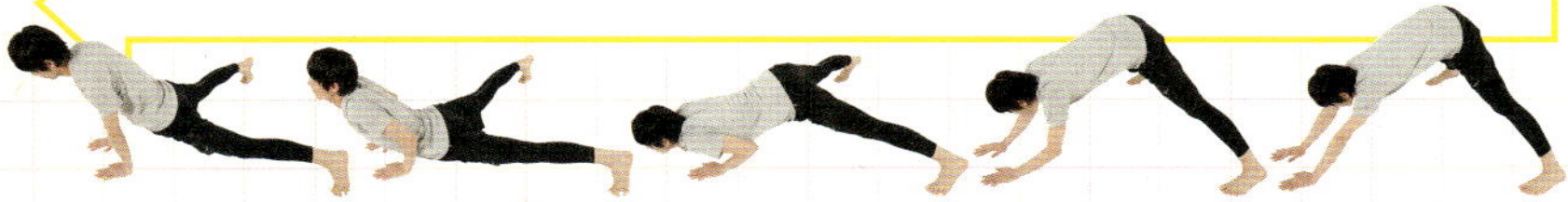

020

お腹、お尻、太ももをシンメトリーに整える

シンメトリースクワット

1 手のひらを体の中央で合わせ、脚を肩幅よりも広めに開いて立つ。

2 お尻をうしろに突き出して背中を反る。重心はかかとに置く。

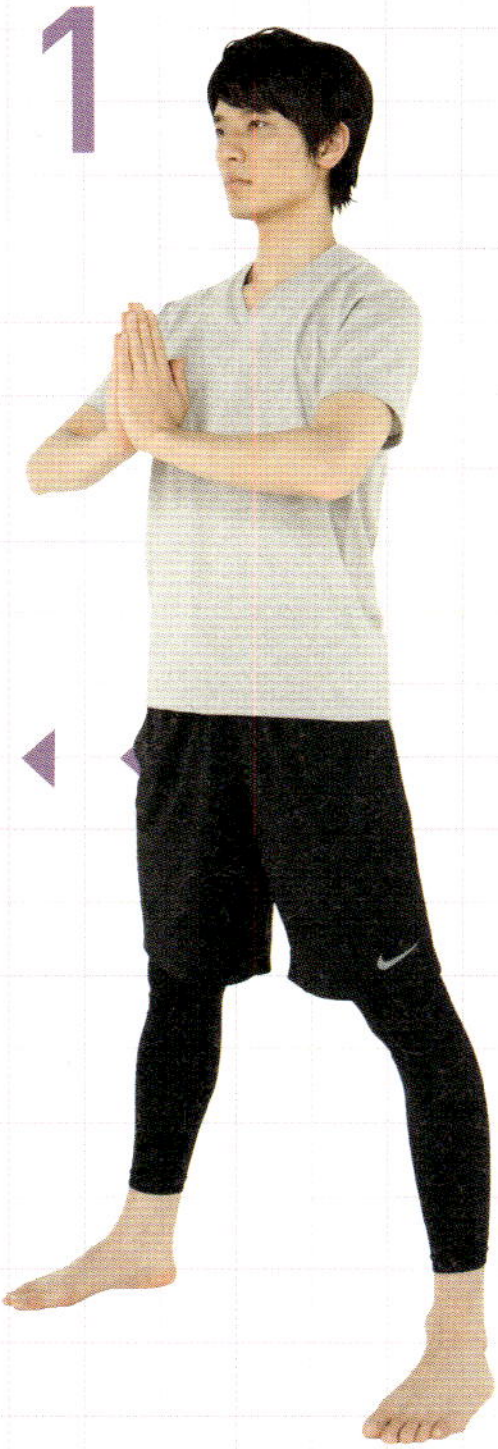

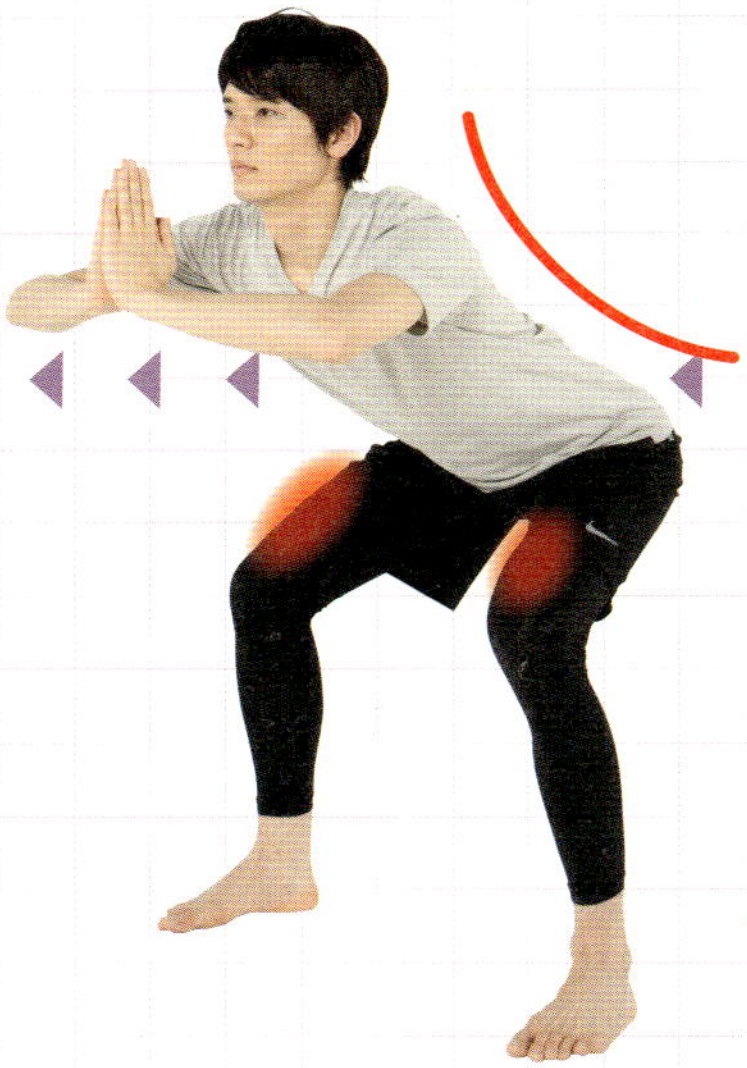

ココを使う

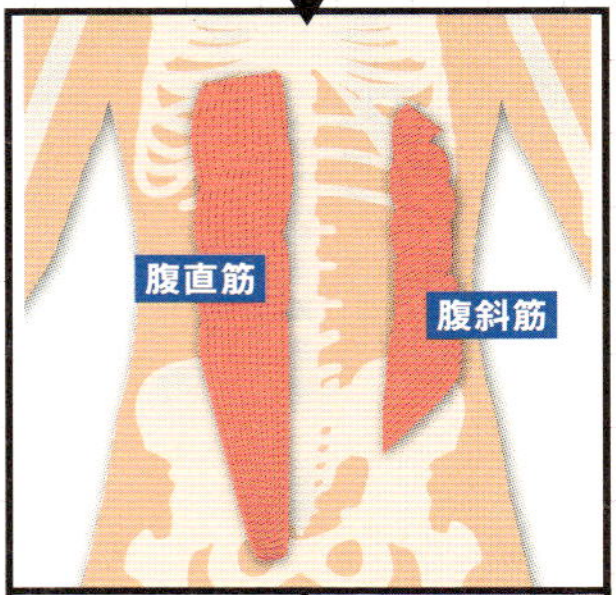

腹直筋、腹斜筋、大殿筋、大腿四頭筋、ハムストリングをいっぺんに強化する。

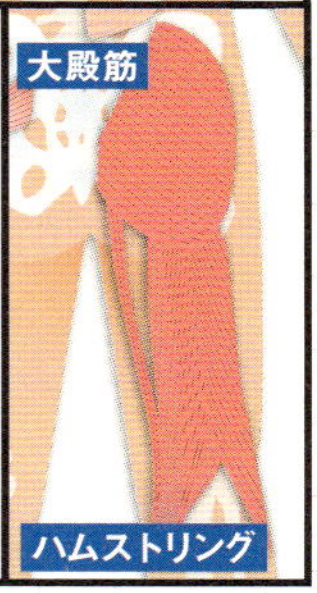

お腹の前と横、お尻の大きな筋肉、太ももの前側と裏側を、一連の動きで存分に使うトレーニングができます。立って行うため、左右の筋肉を均等に使いやすい。

お腹を凹まして腹筋を大きく動かすとともに、体のゆがみの要所である骨盤のゆがみを解消する効果が高いトレーニングです。

training guide

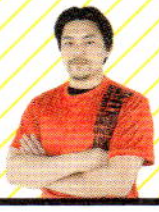

手を体の中央に置くことで、筋肉を左右対称に動かせます。最後につま先立ちをするのも、左右のバランスを整えるため。これがやりにくい人はゆがみが大きい証拠です。

3

お尻を締めて腰を前に突き出し、お腹をぎゅっと引っ込める。

4

骨盤を1のポジションに戻し、お腹を凹ませたまま手を上げる。

5

お腹を凹ませたままつま先で立つ。

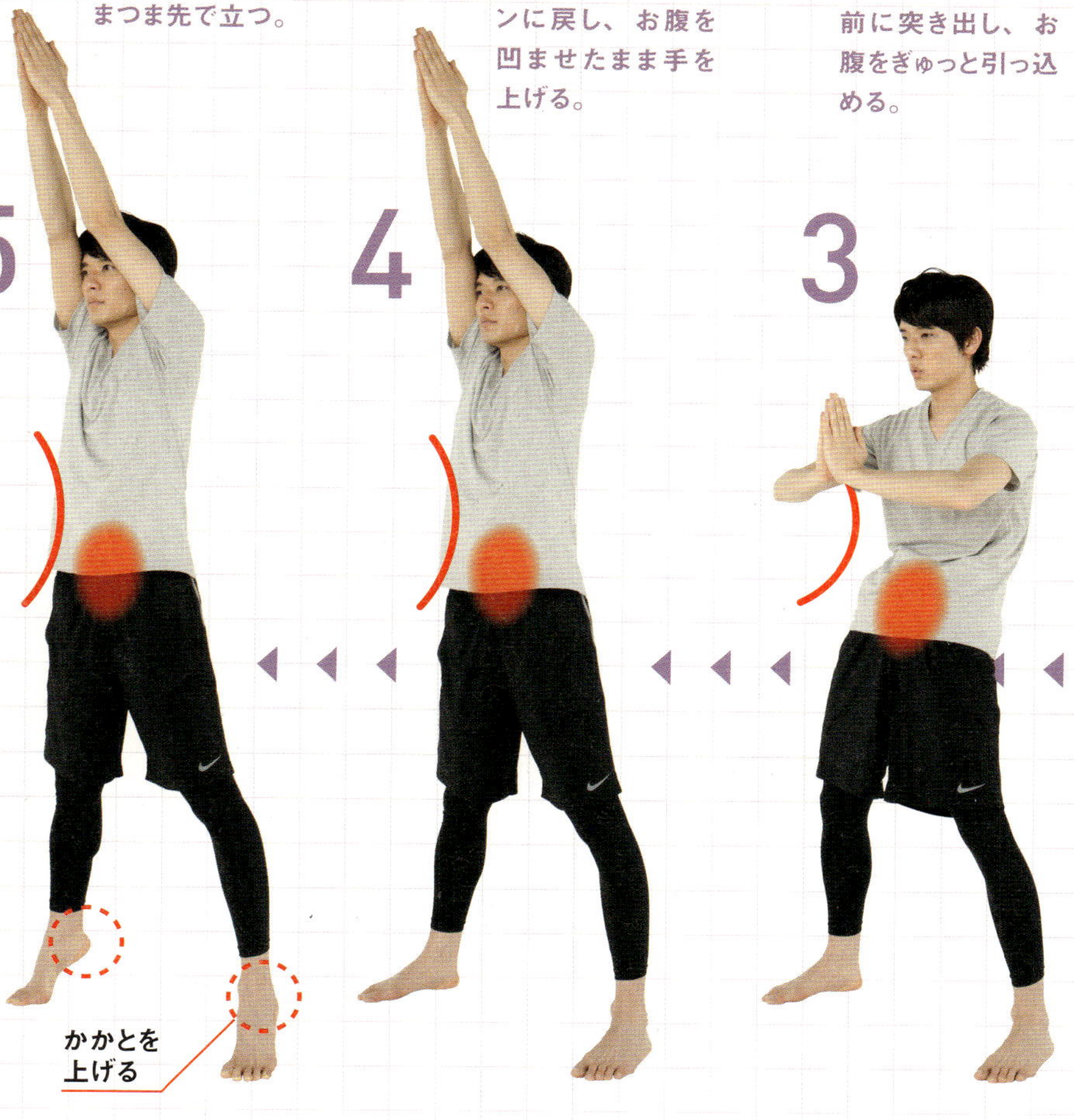

1〜5を5回くり返す

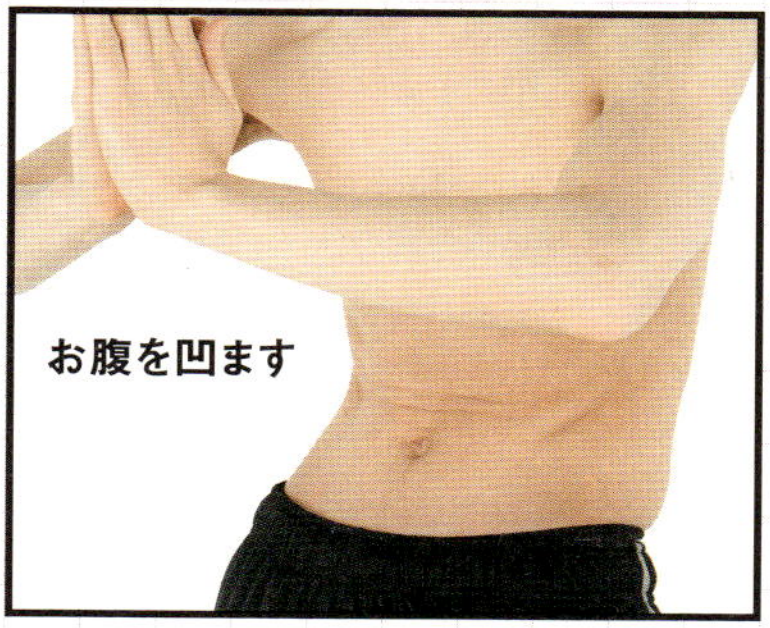

両足を踏ん張るからシンメトリーな腹筋が完成

021 四股スクワット

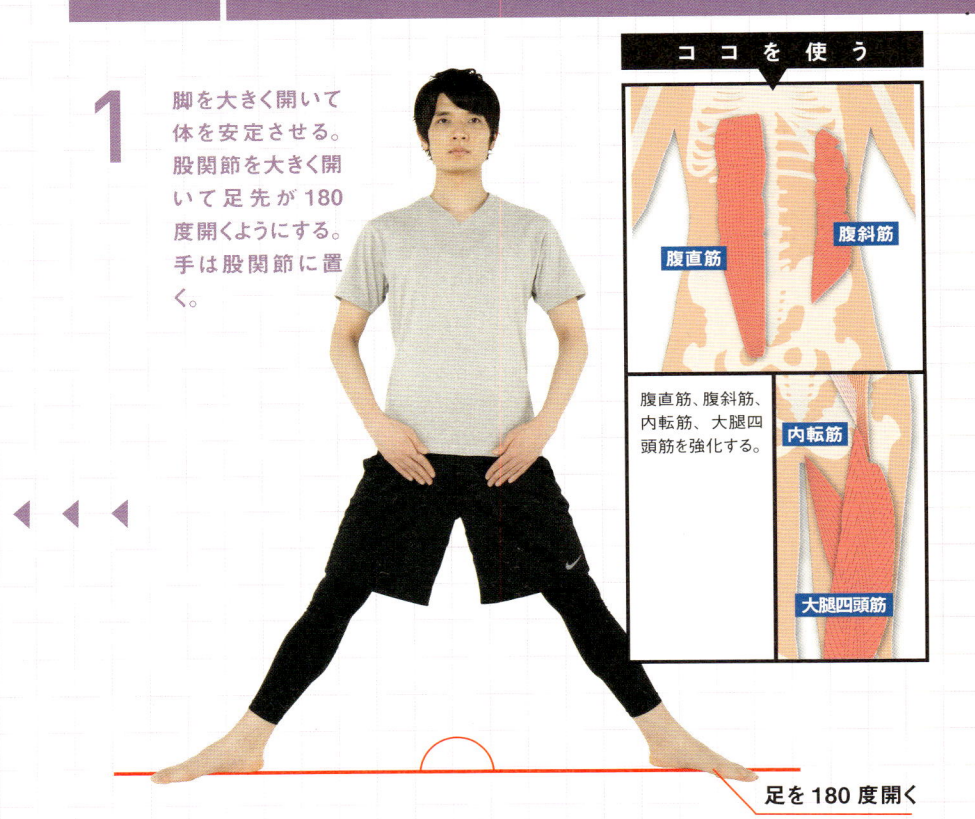

1

脚を大きく開いて体を安定させる。股関節を大きく開いて足先が180度開くようにする。手は股関節に置く。

ココを使う

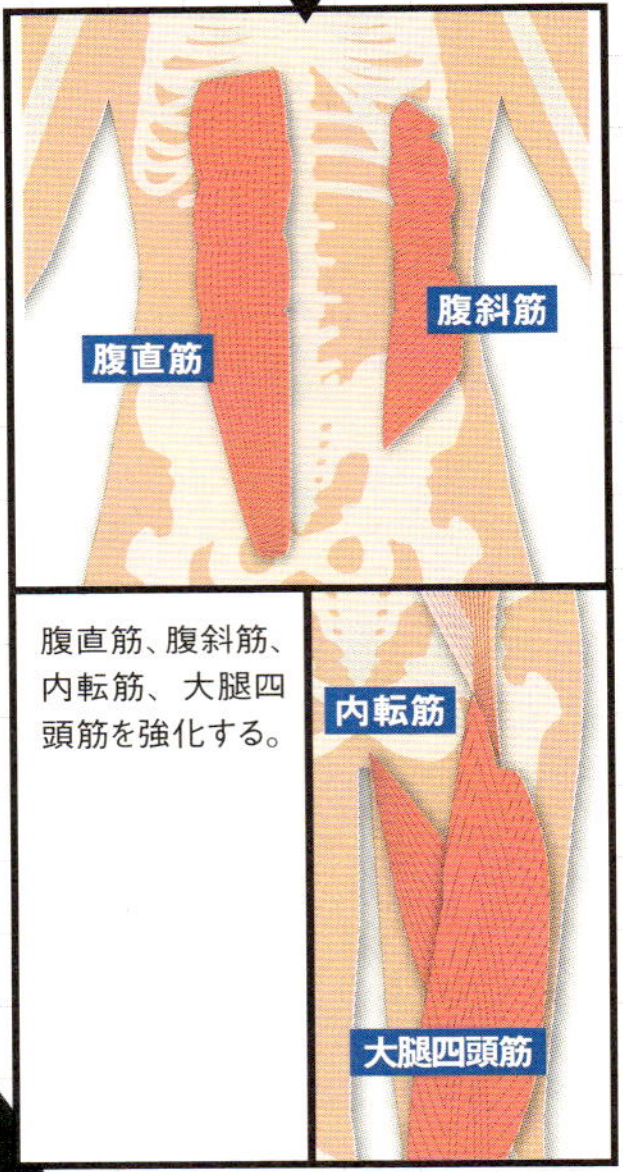

腹直筋、腹斜筋、内転筋、大腿四頭筋を強化する。

股関節を180度開いて行う四股《しこ》は、体を安定させて立った姿勢で腹筋を鍛えることができるトレーニング。股関節を大きく開くことで、股関節のまわりにある筋肉を強化することもできます。

一見するとラクそうに見えますが、2のポジションをキープするには、強い腹筋と上半身の体重を支える強靭《きょうじん》な内転筋が必要。体の軸をまっすぐに整える効果も非常に高いトレーニングです。

training guide

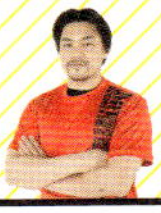

股関節が真横に開かない人は、無理をせず、上下運動のスクワットを行ってください。四股スクワットと同じ筋肉を強化できます。

横から見ると?

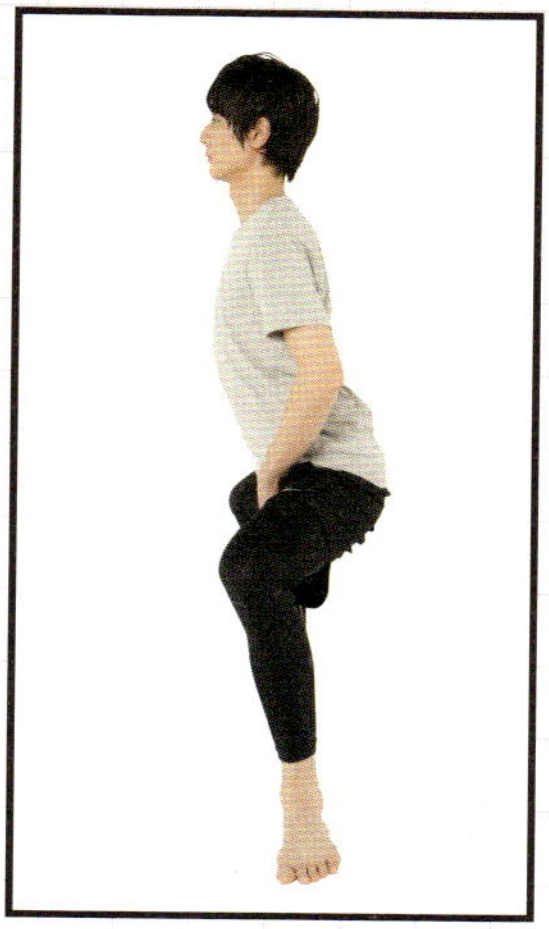

2

上体をまっすぐにしたまま、ひざが直角になるまで腰を落とす。

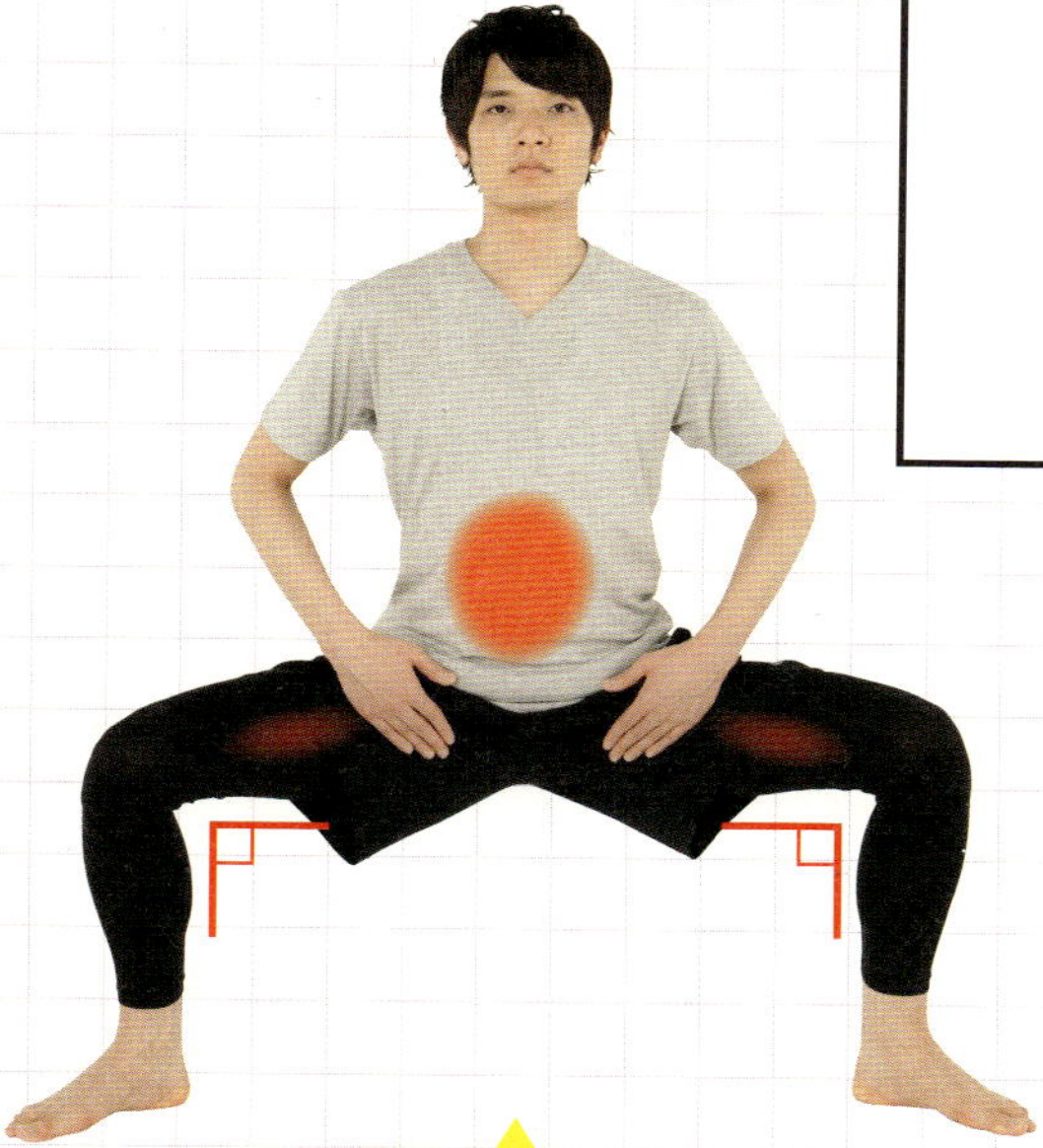

10秒キープ

＊ 1、2を10回くり返す

棒を使うと左右対称に行える！

脚を大きく開き、つま先を真横に向ける。棒を両手で持ち、肩の上に置く。このとき棒が水平になっていることを確認する。

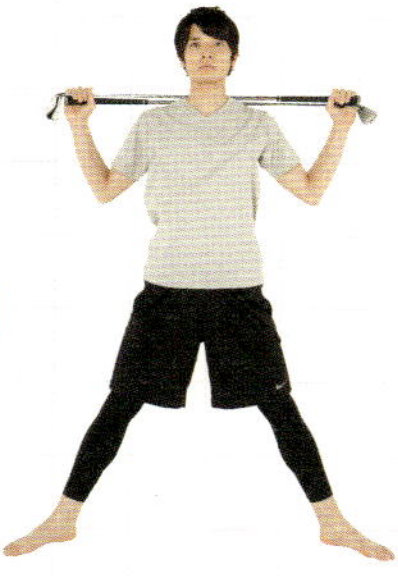

棒を水平に保ったまま腰を落とす。

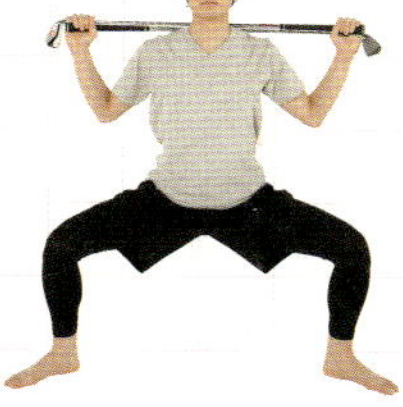

確実に下腹を凹ます

10日間プログラム

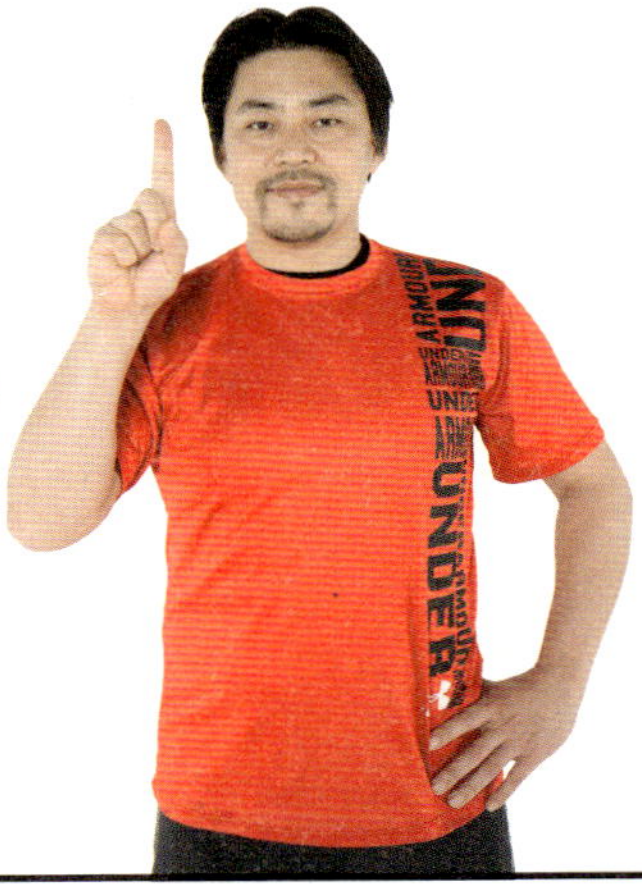

下腹を凹ますには10日間あれば十分！凹み下腹へと変身する最強プログラムを紹介します。1回10分程度でできますから、時間がないとは言わせません。下腹を凹ます！と決めたら10日間だけ続けてください。

プログラムの通りに行うと下腹が改造されていく！

確実に下腹を凹ます10日間プログラムには、日ごとにテーマを設定しています。大まかな流れとしては、ゆがみをリセット↓腹筋の場所を認識する↓立ったときに使える腹筋をつくる↓再びゆがみをリセット↓ラストスパートとなっています。

7日目に再びゆがみをリセットしますが、それは6日目までのトレーニングで体をゆがめている可能性があるからです。ゆがみをリセットして翌日からのトレーニングの効果を高めたいところですが、この日は休んでもよいでしょう。

10日間プログラムで最大限の効果を得るにはそれぞれのトレーニングの意味や、伸ばしている筋肉や使っている筋肉を意識しながら行うのはもちろんのこと、毎日のテーマをクリアすることも大切です。そうすることで確実に下腹が凹んでいきます。

また、10日間プログラムをはじめる前に、左ページのような方法でbeforeの下腹を記録しておくとやる気が続きます。へこたれたら記録を眺め、このときよりも姿勢がよくなった、お腹に力が入るようになったと変化を見つければ、体を動かしたくなるはずです。

出っ腹を記録してモチベーションを高めるべし

記録法
1

写真を撮る

手っとり早いのは写真を残す方法です。下腹が出た自分の姿を写真に残したくないかもしれませんが、写真ほどわかりやすいものはありません。ケータイなどで撮影しておけば、いつでも見られて便利。このままの下腹ではいたくないという気持ちが高まります。10日後にはbefore写真を撮っておいてよかったと必ず思えます。

before

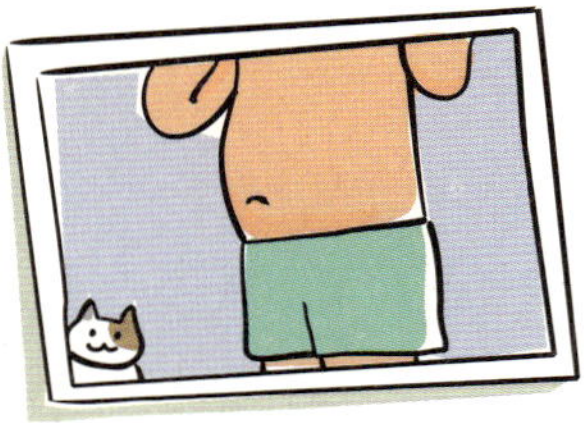

after

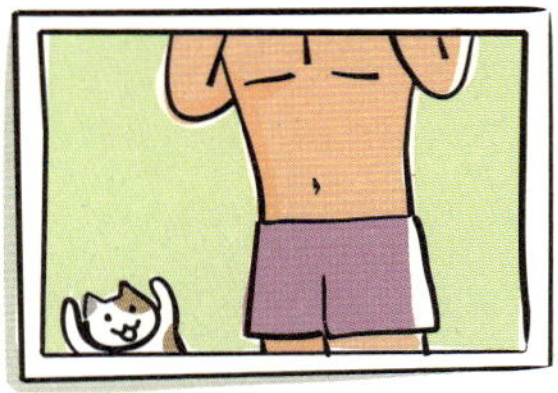

記録法
2

サイズを測る

写真よりも確実なのはメジャーでサイズを測っておくことです。写真は体の角度や明るさなどで太って見えることもやせて見えることもあります。その点、サイズは測るときの条件を合わせればミリ単位で変化がわかり、サイズが減ったときの達成感もひとしおです。

朝、起きてすぐにおへそ周りを測ってください。

before

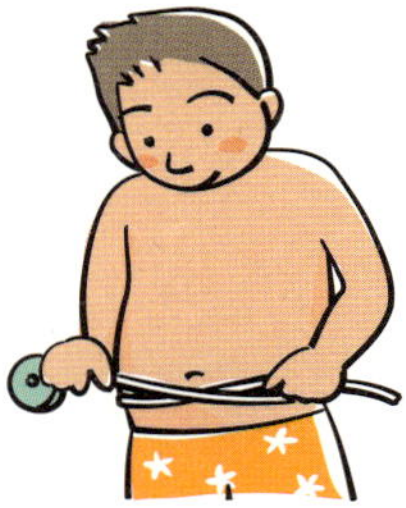

after

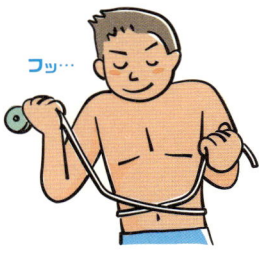

「ゆがみをリセットする」　DAY 1

行う順番 1
梨状筋ストレッチ

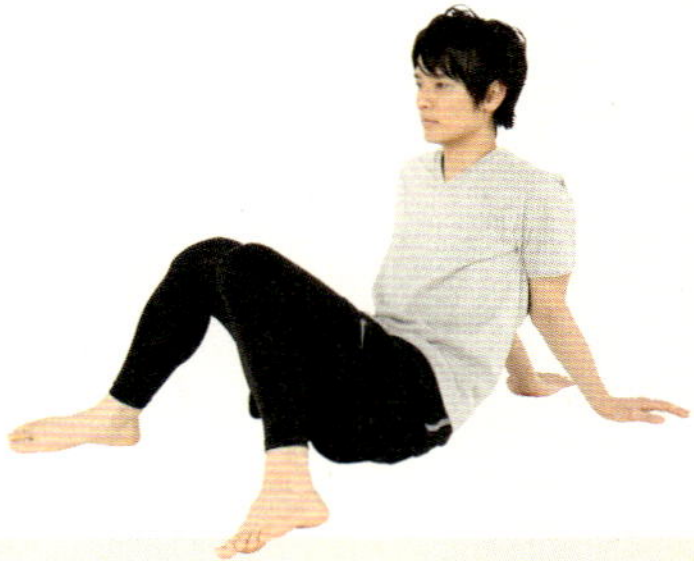

→40ページ

行う順番 2
股関節ストレッチ

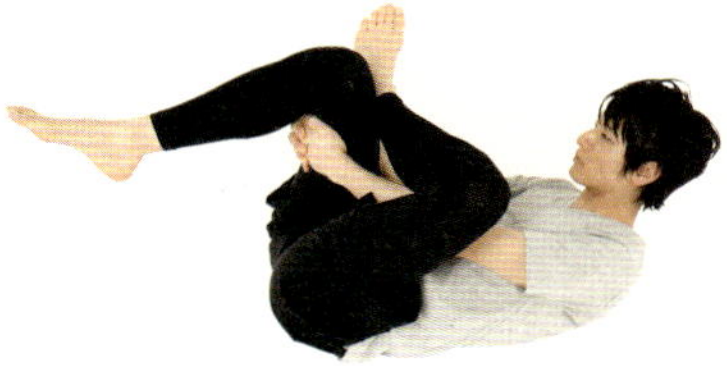

→42ページ

行う順番 5
ストレートクランチ

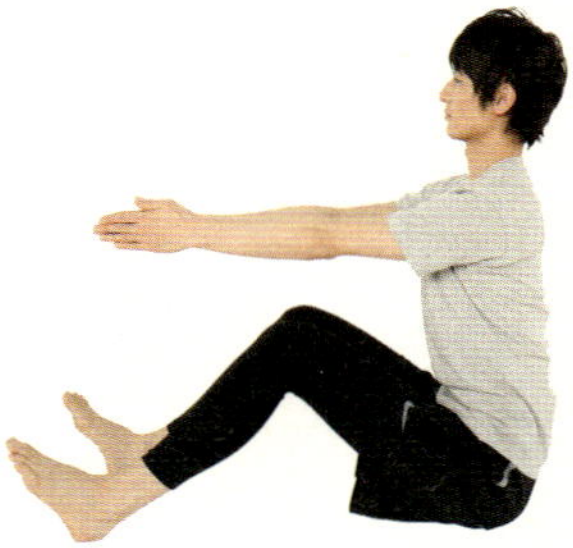

→48ページ

行う順番 6
中殿筋トレーニング

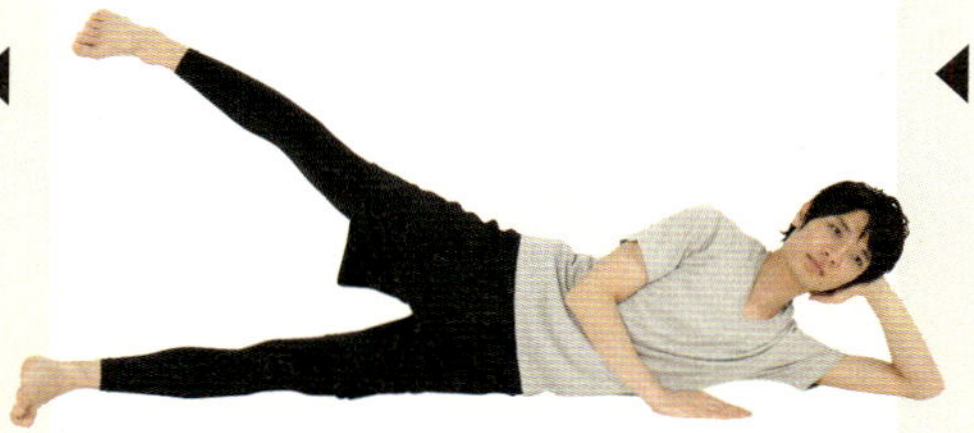

→62ページ

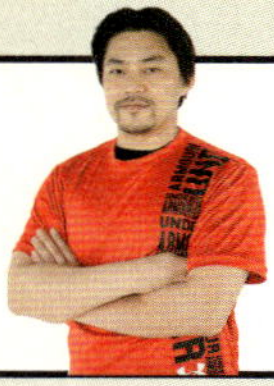

まずは基本工事！
何事も土台が大切です。

行う順番
4
腸腰筋ストレッチ

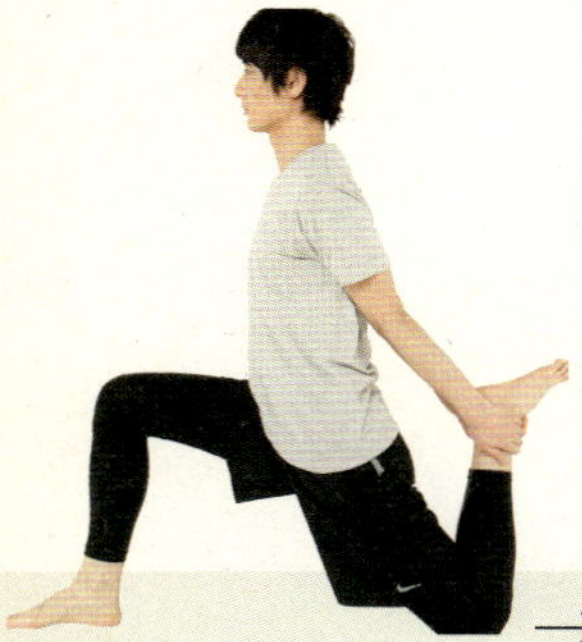

→46ページ

行う順番
3
ハムストリングストレッチ

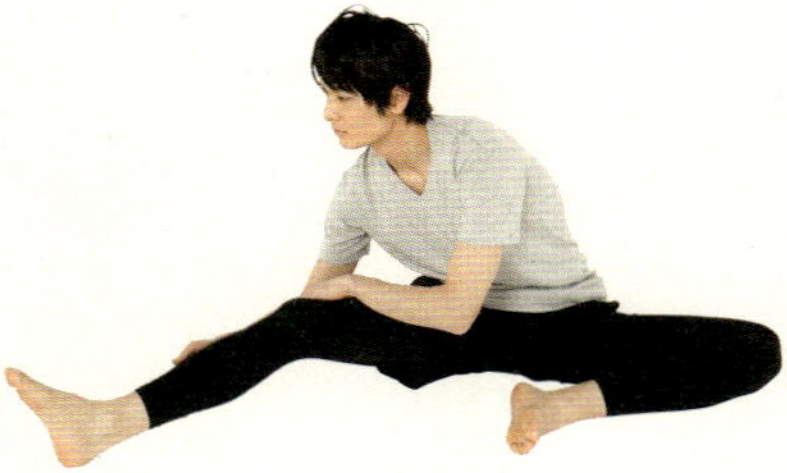

→44ページ

行う順番
8
骨盤クランチ

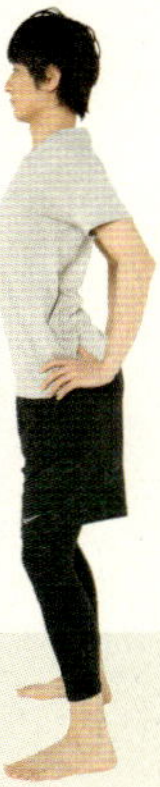

→58ページ

行う順番
7
ヒップリフト

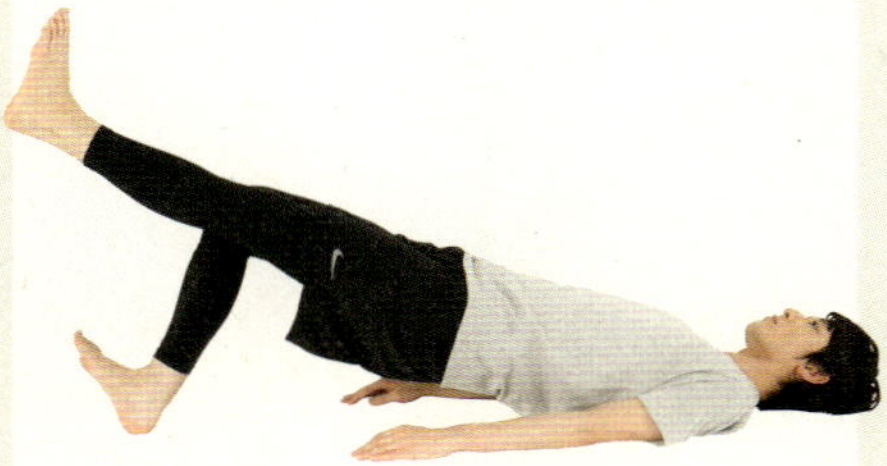

→74ページ

「ゆがみをリセットする」 DAY 2

行う順番 2
股関節ストレッチ

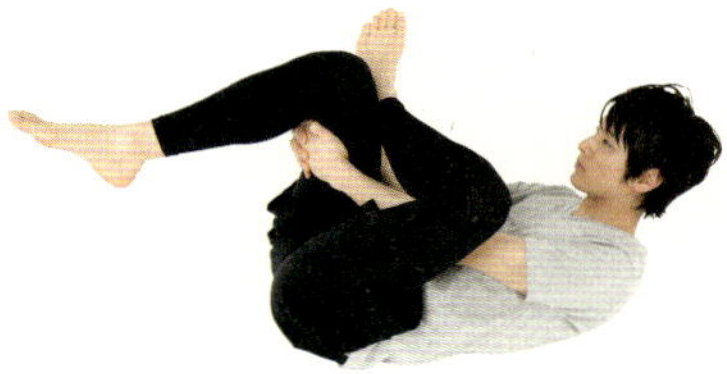

→42ページ

行う順番 1
梨状筋ストレッチ

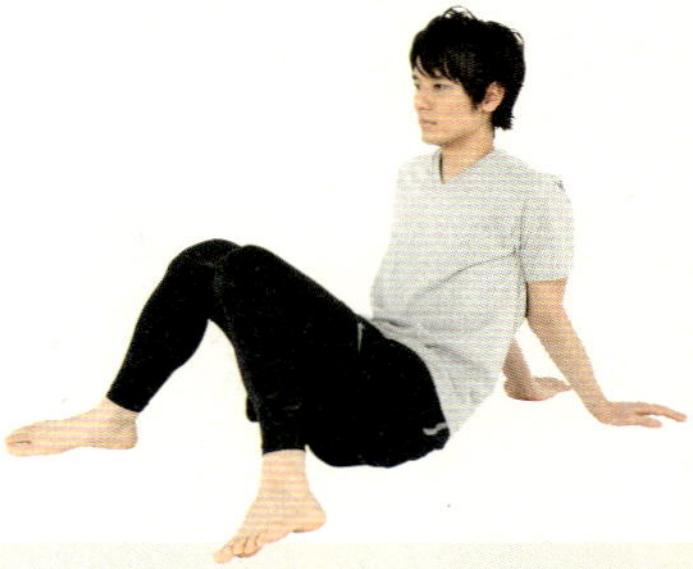

→40ページ

行う順番 6
中殿筋トレーニング

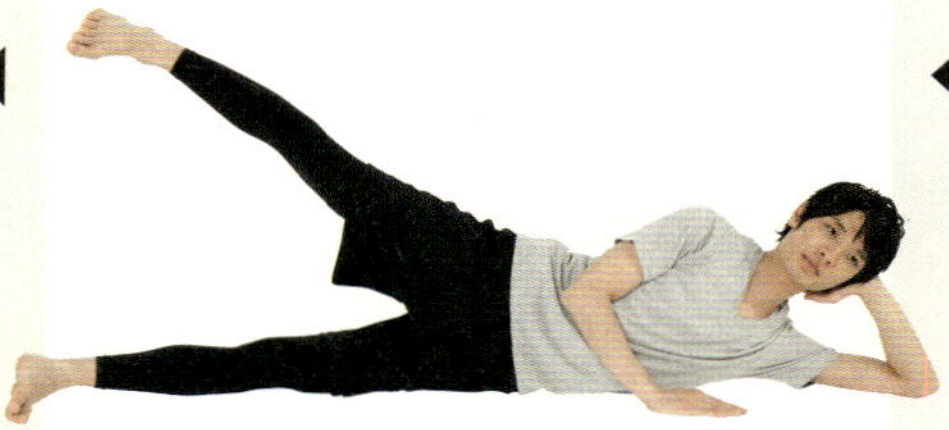

→62ページ

行う順番 5
オブリーククランチ

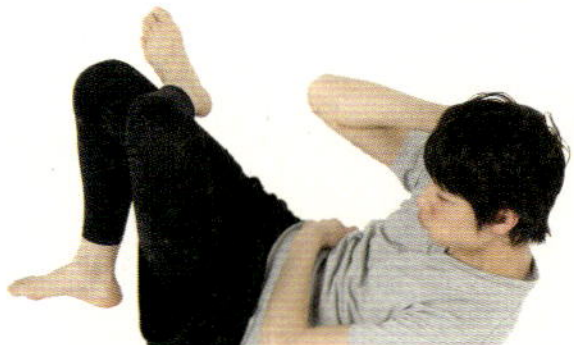

→56ページ

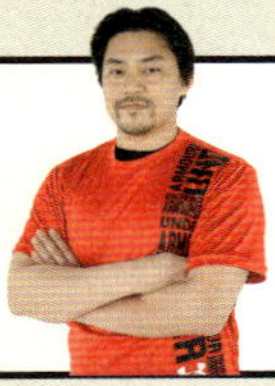

**地味なトレーニングですが
あせらず確実にいきましょう！**

行う順番
4 腸腰筋ストレッチ

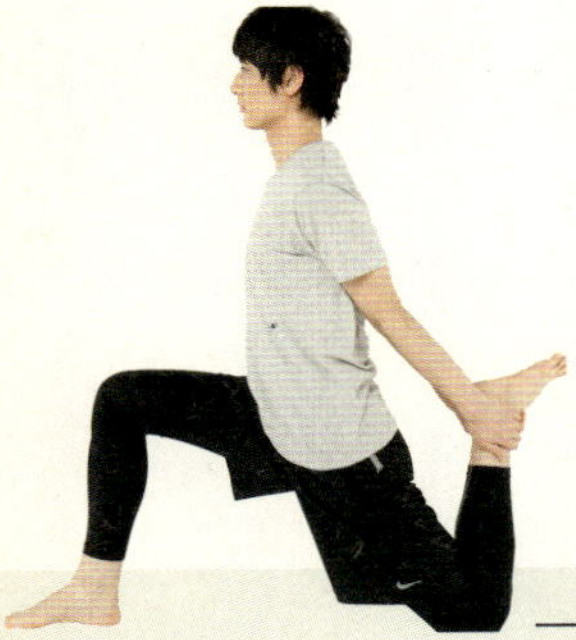

→46ページ

行う順番
3 ハムストリングストレッチ

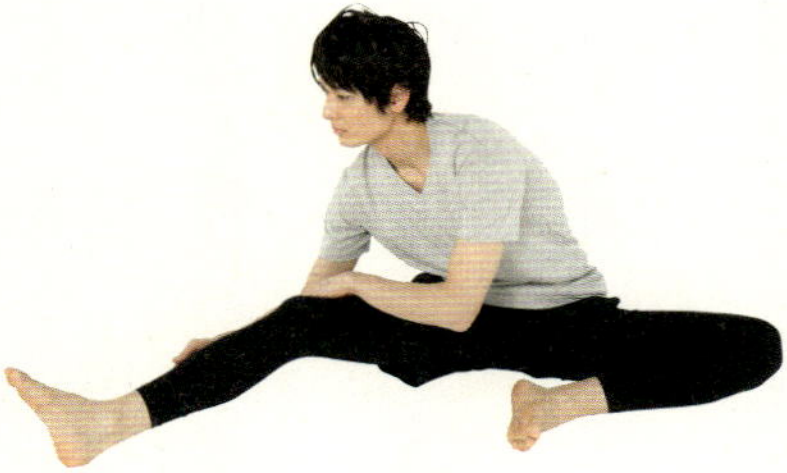

→44ページ

行う順番
8 骨盤クランチ

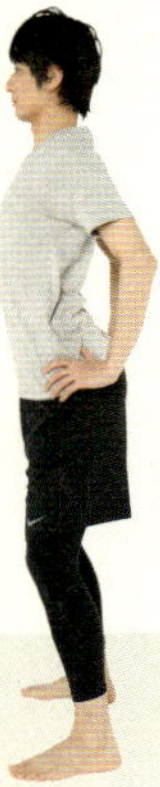

→58ページ

行う順番
7 ヒップリフト

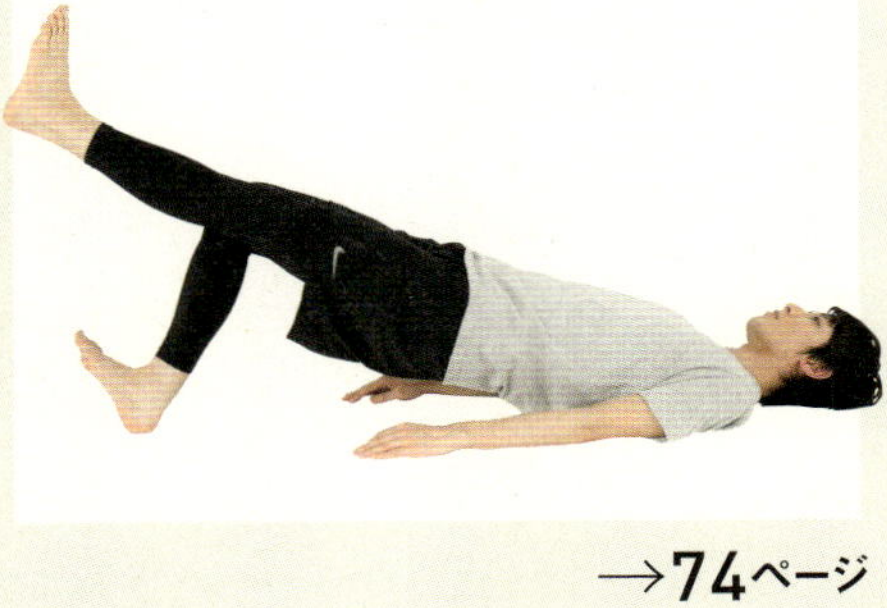

→74ページ

「腹筋への力の入れ方を覚える」 DAY 3

2セットやる!

行う順番 **1**

ストレートクランチ

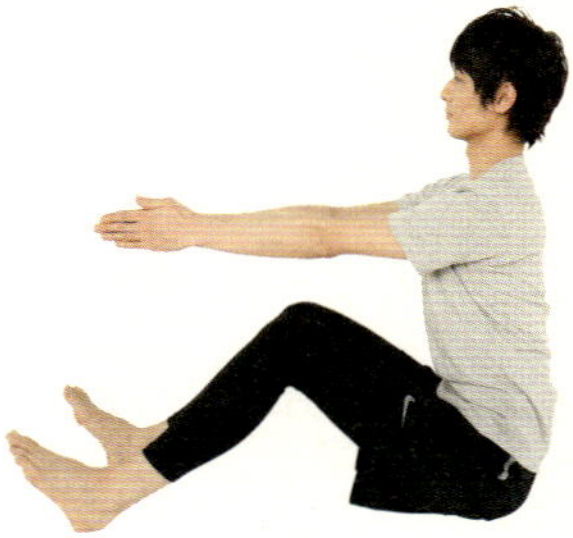

→48ページ

2セットやる!

行う順番 **2**

オブリーククランチ

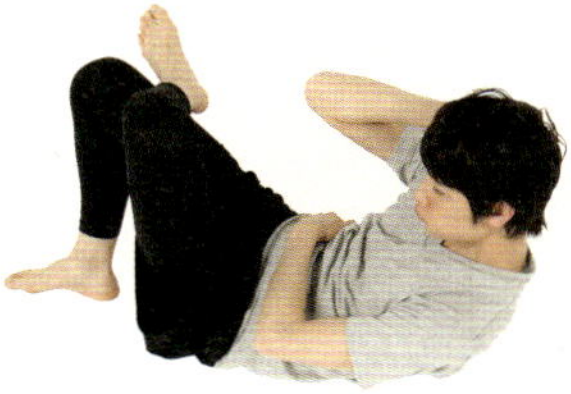

→56ページ

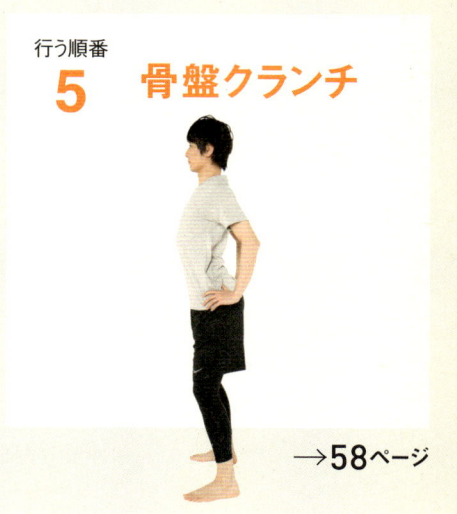

行う順番 **5**

骨盤クランチ

→58ページ

行う順番 **6**

リブクランチ

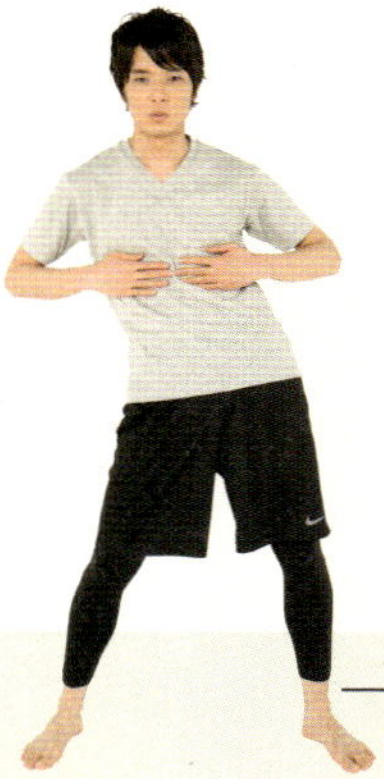

→60ページ

行う順番
3
プッシュアップワイド

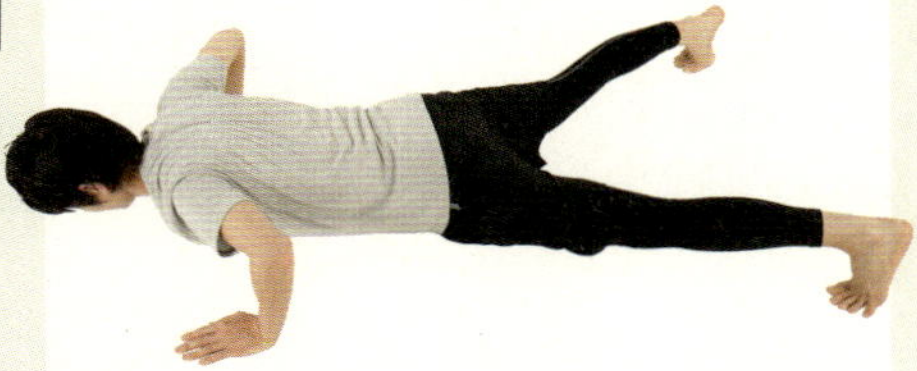

→70ページ

行う順番
4
四股スクワット

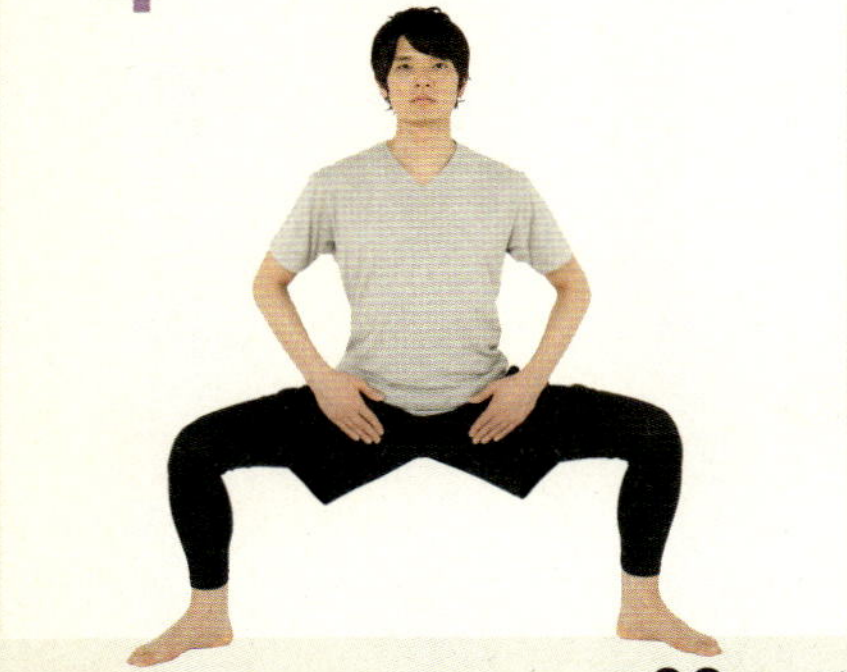

→82ページ

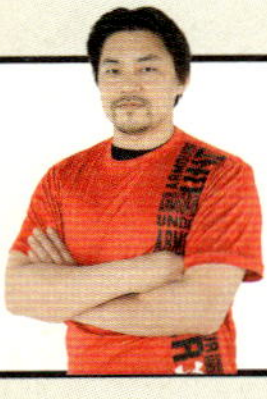

腹筋に意識を集中してください！
テレビを見ながらでは効果がありません!!

「腹筋への力の入れ方を覚える」 DAY 4

行う順番
1
ストレートクランチ

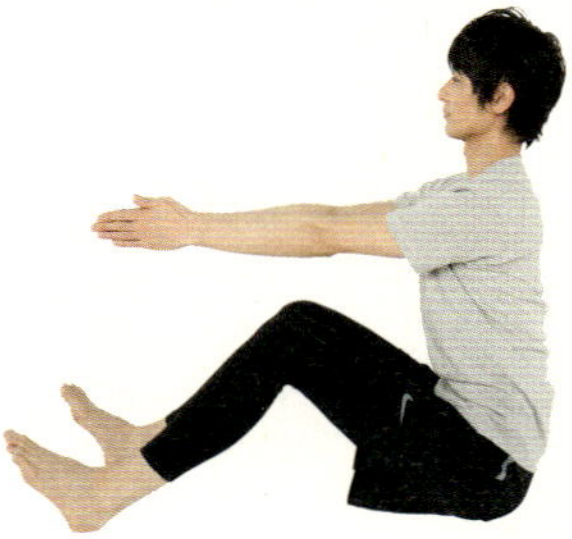

→48ページ

行う順番
2
リバースクランチ

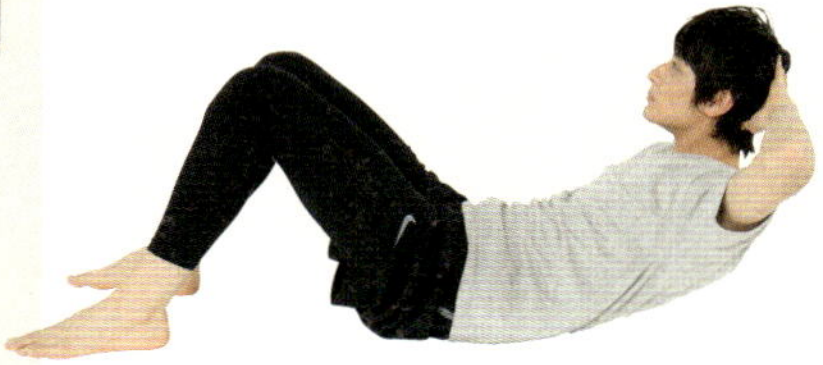

→52ページ

行う順番
5
レッグランジ

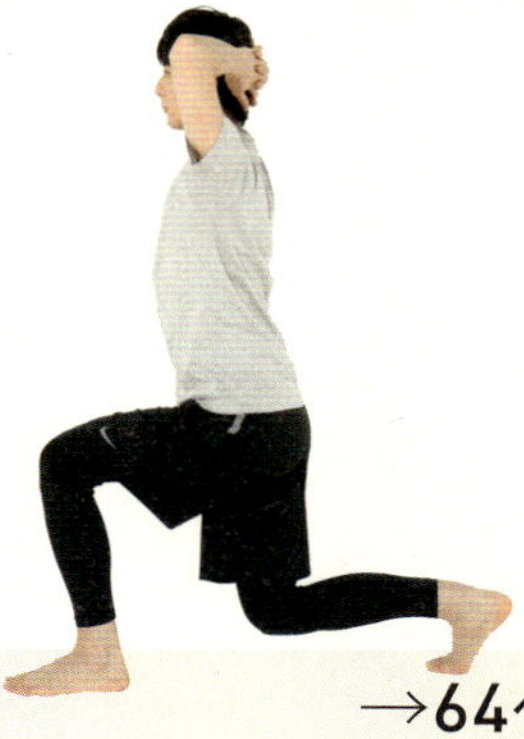

→64ページ

行う順番
6
ツイストランジ

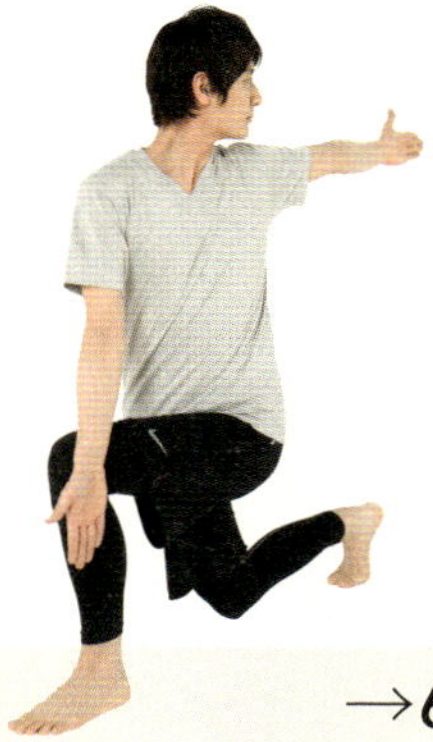

→68ページ

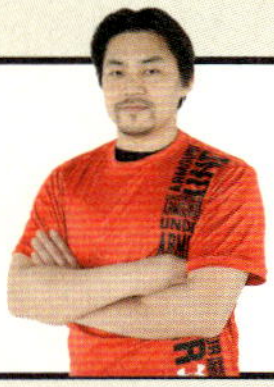

しっかり力が入るようになりました！
明日の朝が楽しみだ！

行う順番
3
クイッククランチ

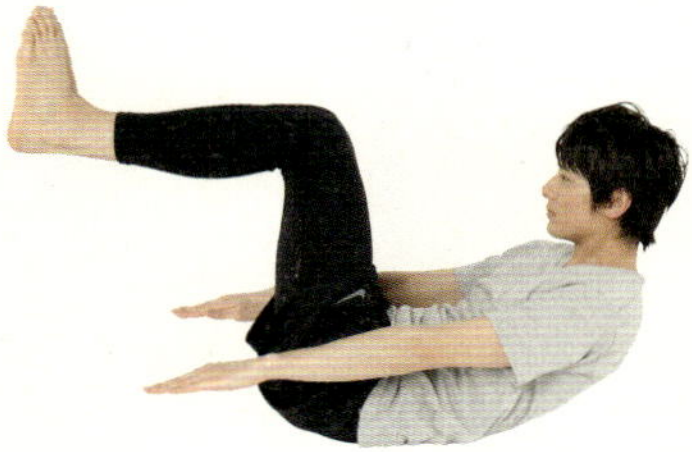

→54ページ

行う順番
4
オブリーククランチ

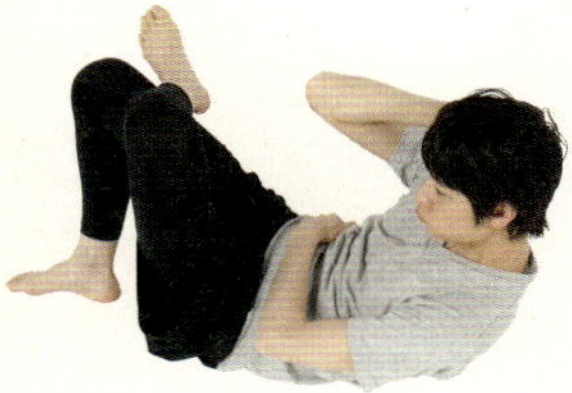

→56ページ

行う順番
7
突き上げ

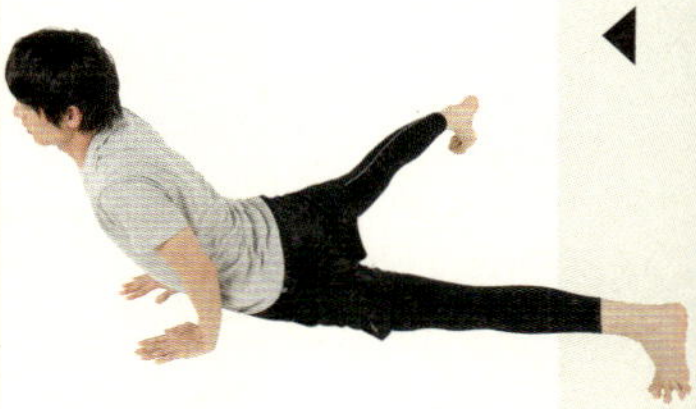

→78ページ

行う順番
8
シンメトリースクワット

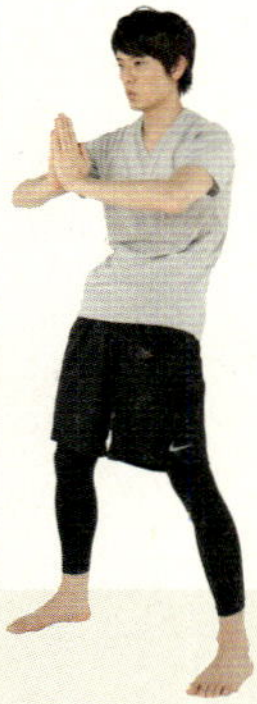

→80ページ

行う順番
9
骨盤クランチ

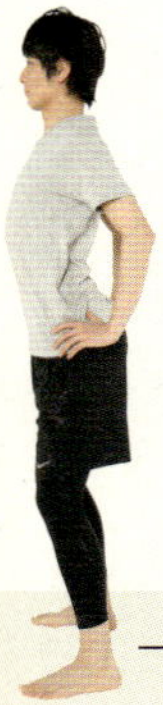

→58ページ

「重力に負けない腹筋をつくる」 DAY 5

行う順番
1
ストレートクランチ

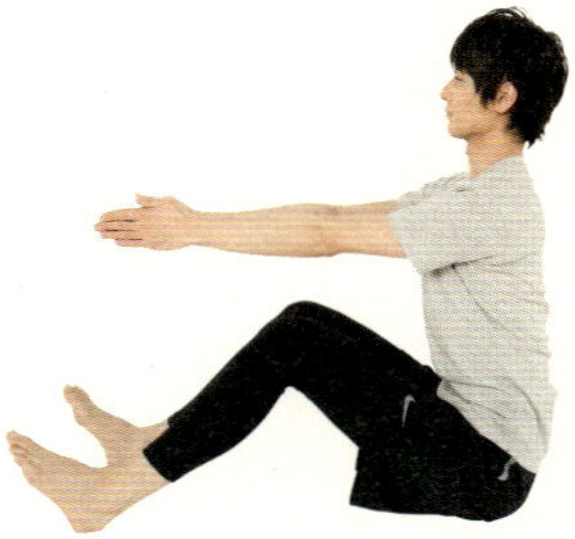

→48ページ

行う順番
2
クイッククランチ

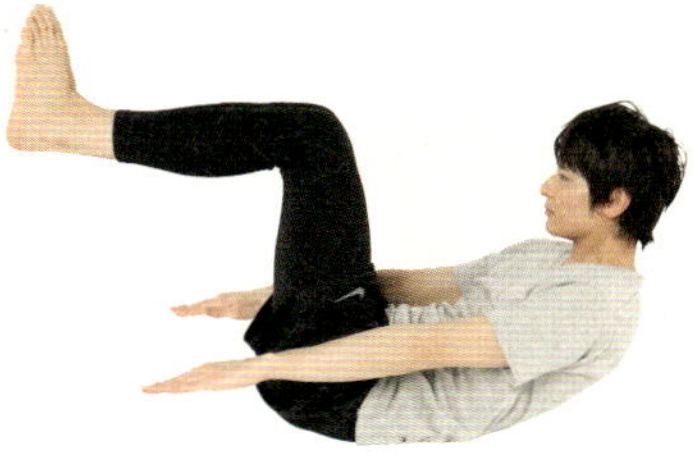

→54ページ

行う順番
5
プッシュアップワイド

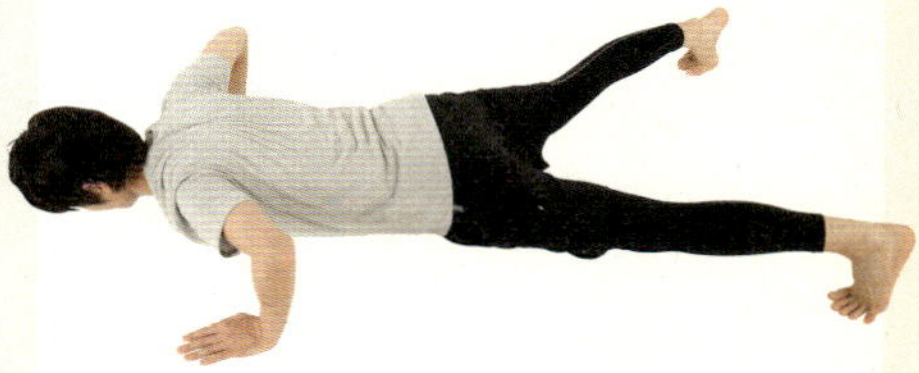

→70ページ

行う順番
6
ニートゥエルボー

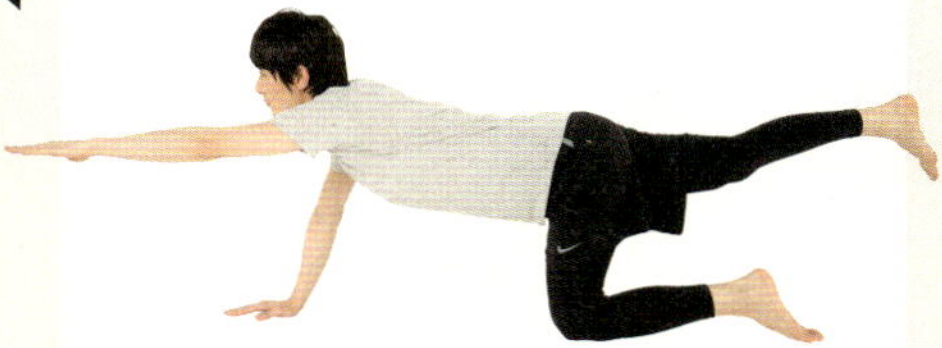

→76ページ

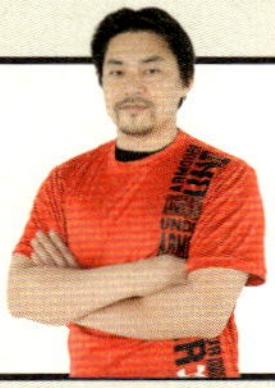

筋肉は立って使うもの。
寝転がってのトレーニングだけでは意味がありません！

行う順番
4 ツイストランジ

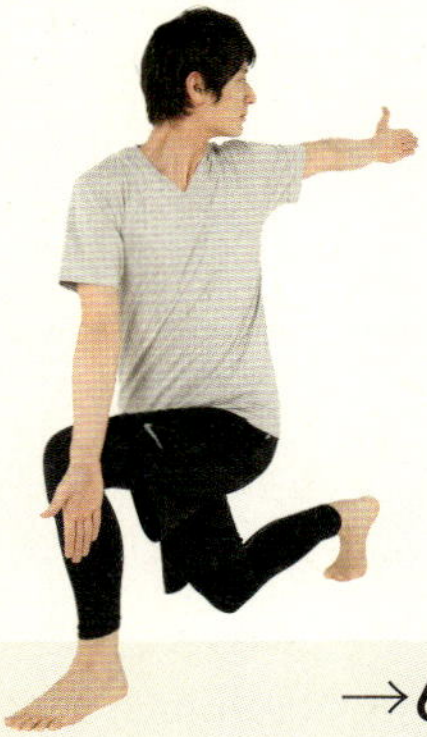

→68ページ

行う順番
3 レッグランジ

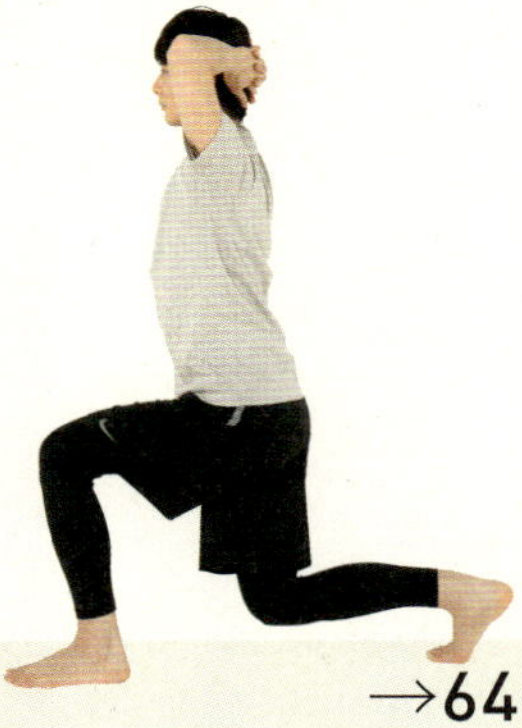

→64ページ

行う順番
8 リブクランチ

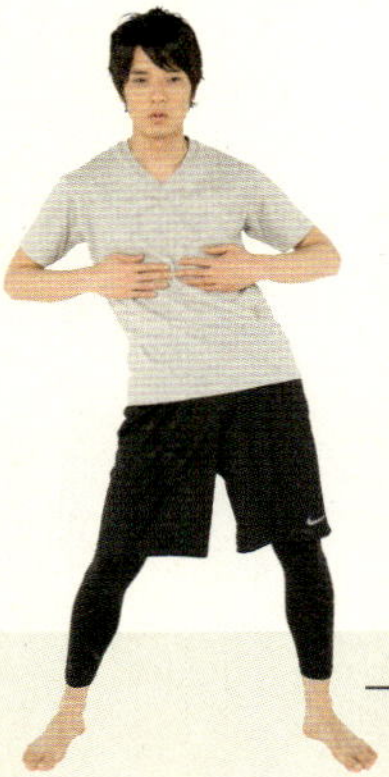

→60ページ

行う順番
7 骨盤クランチ

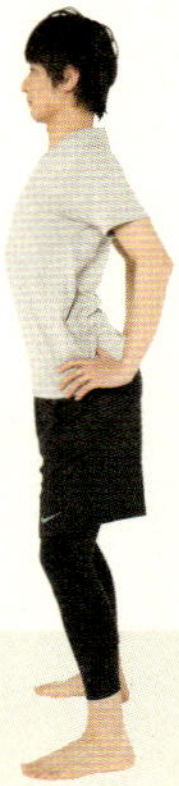

→58ページ

「重力に負けない腹筋をつくる」 DAY 6

行う順番
1 ストレートクランチ

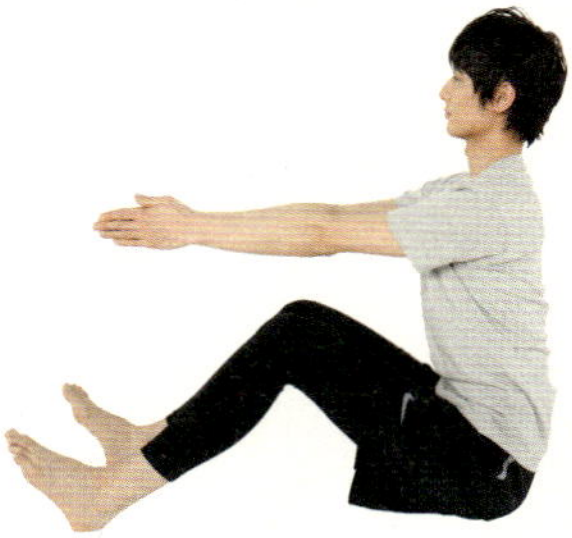

→48ページ

2セットやる!

行う順番
2 オブリーククランチ

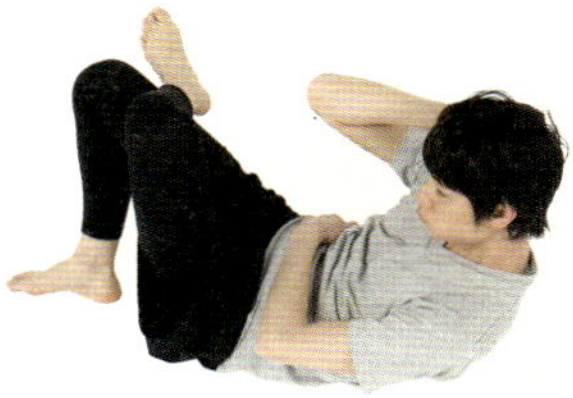

→56ページ

行う順番
5 突き上げ

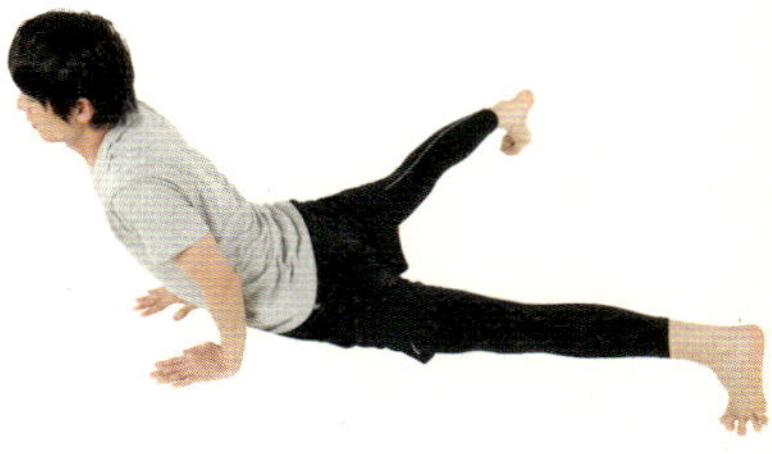

→78ページ

行う順番
6 シンメトリースクワット

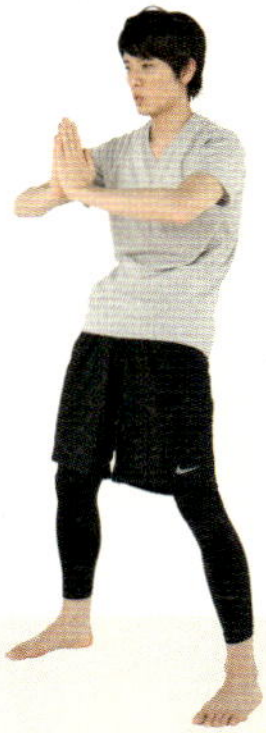

→80ページ

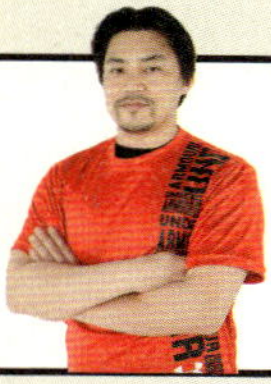

さぁ、ヤマ場です！
今日は筋肉を使い切りましょう!!

行う順番 **3** ツイストランジ

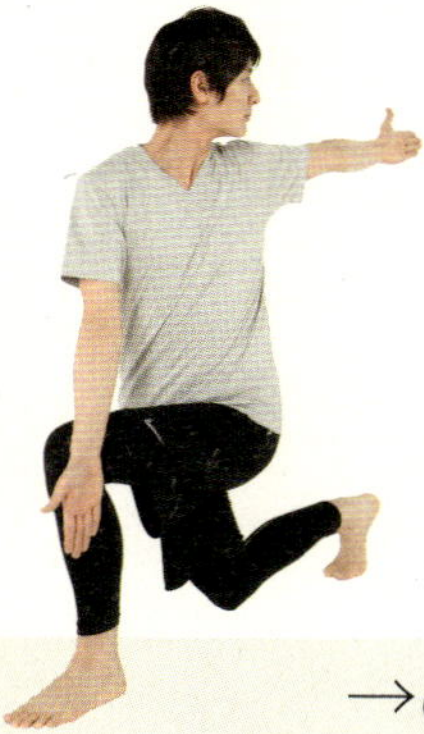

→68ページ

行う順番 **4** プッシュアップナロー

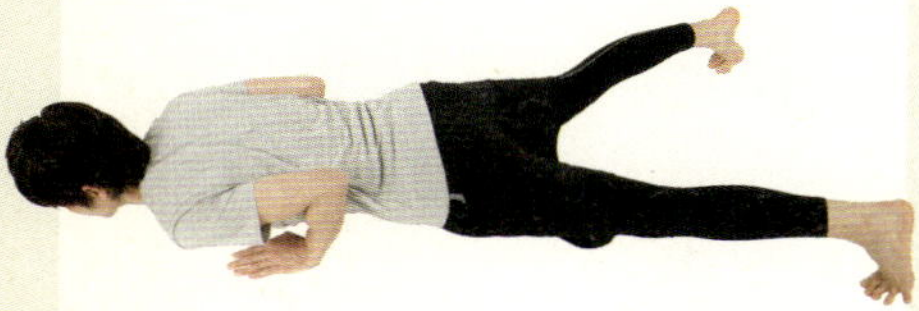

→72ページ

行う順番 **7** 四股スクワット

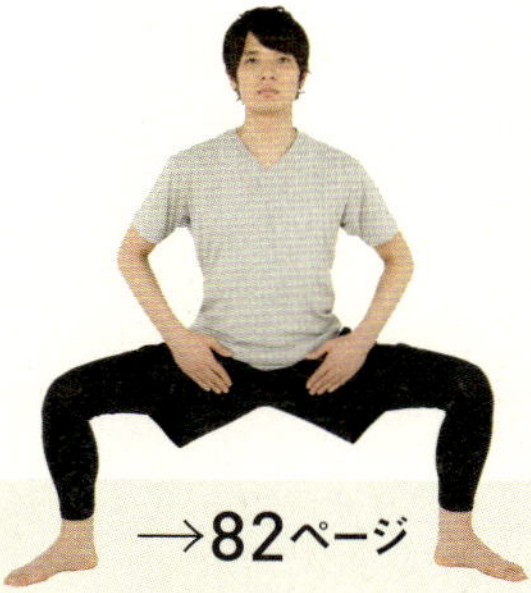

→82ページ

行う順番 **8** 骨盤クランチ

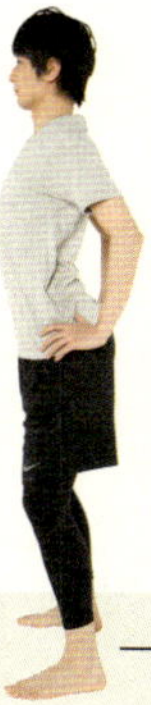

→58ページ

行う順番 **9** リブクランチ

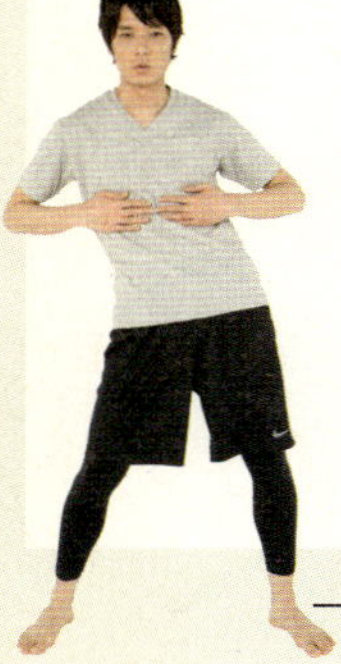

→60ページ

column

下腹に力を入れて日々の効果をCheck!

脂肪の奥に硬さを感じたら下腹が凹みはじめている!!

お腹の奥に硬さを感じれば効果が現れている証拠!

6日目までの前半戦を終えたら、下腹に力を入れて腹筋の具合をチェックしてください。ゆがみをリセットしてから腹筋へさまざまなアプローチをしてきた成果がそろそろ出はじめている頃です。左の写真のような姿勢をとって、お腹の脂肪の奥が少しでも硬くなっていれば下腹が凹みはじめています。効果が順調に出ていますから、安心してください。

もし6日目で硬さが感じられない場合は、トレーニングのやり方が間違っている可能性があります。トレーニング方法をもう一度確認して、体の動かし方や重心の位置、呼吸などを見なおしてください。

本書の通りに行っているのに効果を感じられない人もいるかもしれませんが、もう少し時間をかければ必ず効果が出ます。今の調子で続けてください。8日目からラストスパートをかければ最終日には下腹の奥に硬さを感じられます。

この姿勢をとるとお腹に力が入りますから、ちょっとしたトレーニング効果も得られます。6日目以降はトレーニングのたびに下腹をさわって効果を感じてください。思わず顔がゆるんでトレーニングにも気合いが入ります。

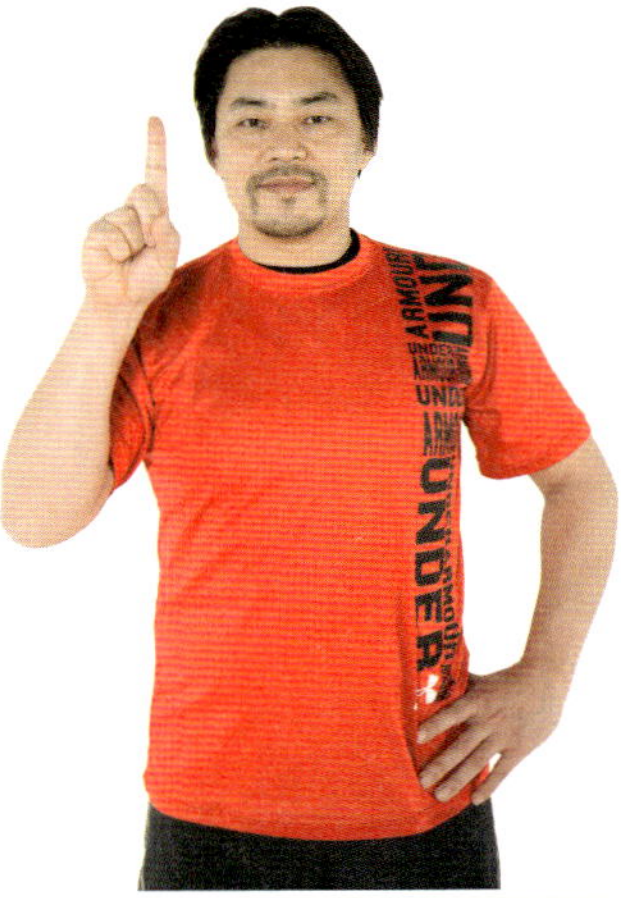

効果を感じるとやる気が倍増します!

この姿勢で下腹をさわるべし!

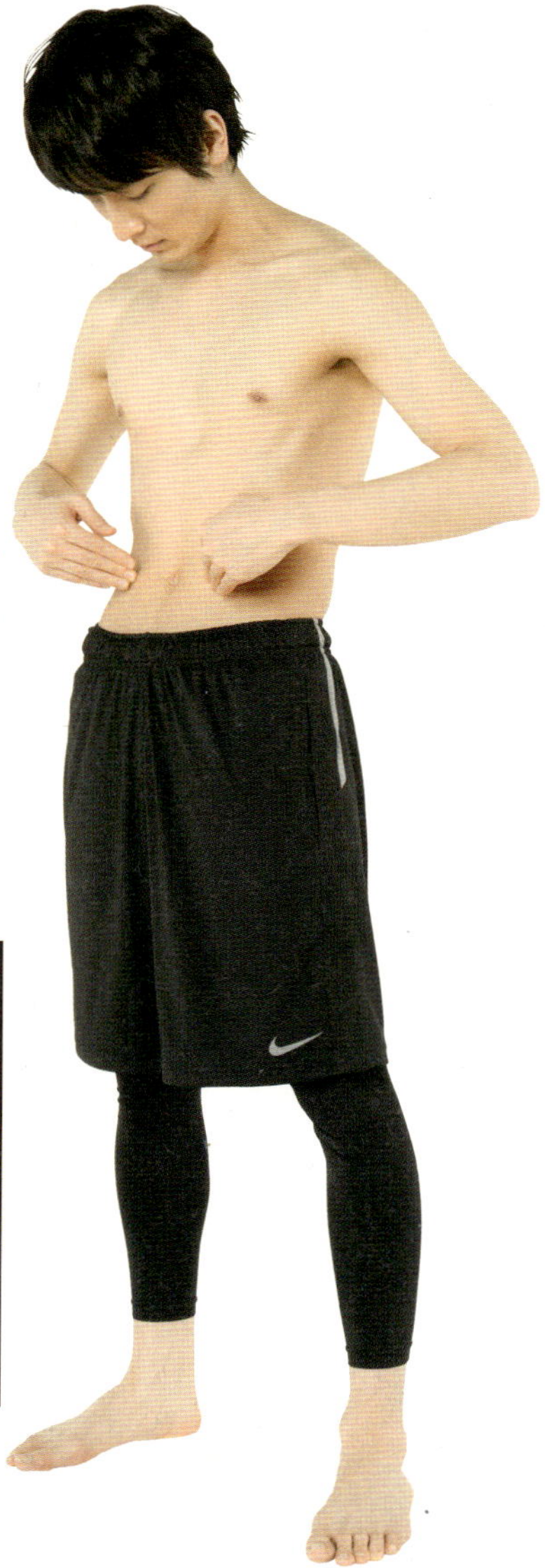

お腹をぐっと引っ込める

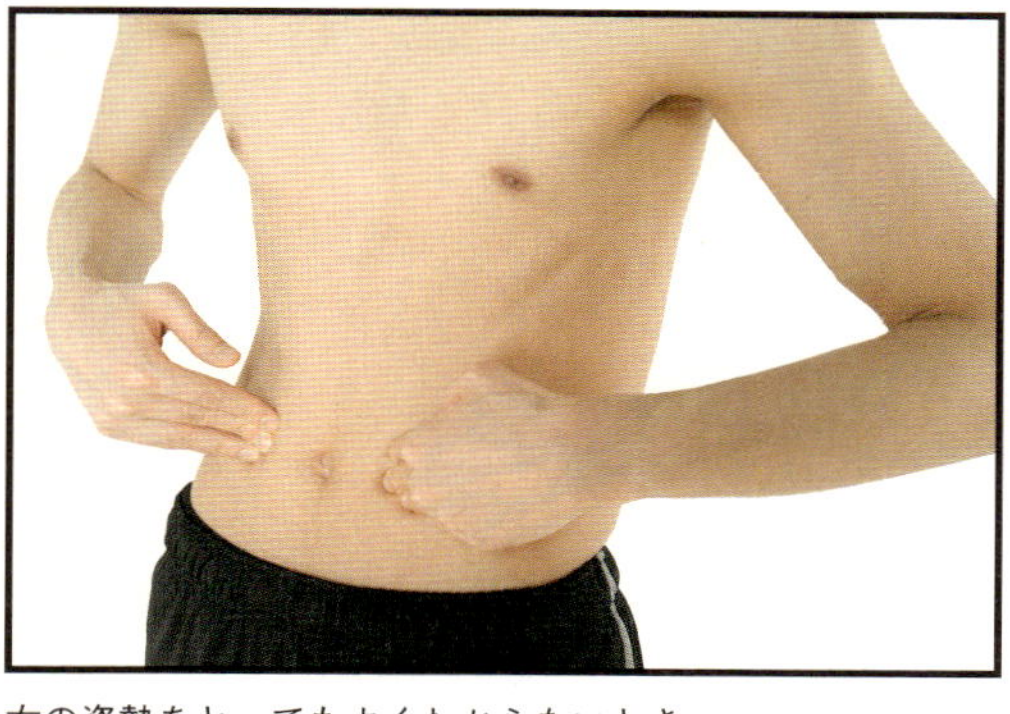

右の姿勢をとってもよくわからないときは、息をはいてお腹をぐっと引っ込めよう。こうすると、下腹の奥に硬さを実感しやすい。

脚を肩幅に開いて立ち、お尻をぎゅっと締めて骨盤をやや前に出す。この状態でおへそのまわりや、その下、わき腹に指先をぐっと押し込む。

「再びゆがみをリセット」 DAY 7

行う順番
1 梨状筋ストレッチ

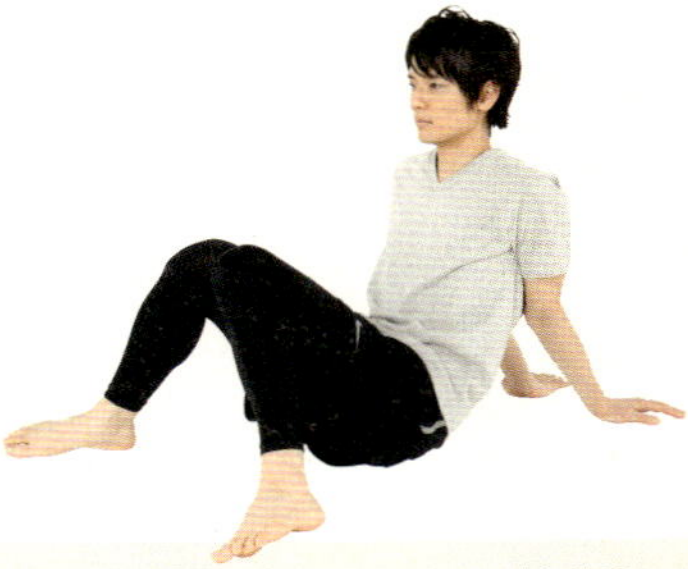

→40ページ

行う順番
2 股関節ストレッチ

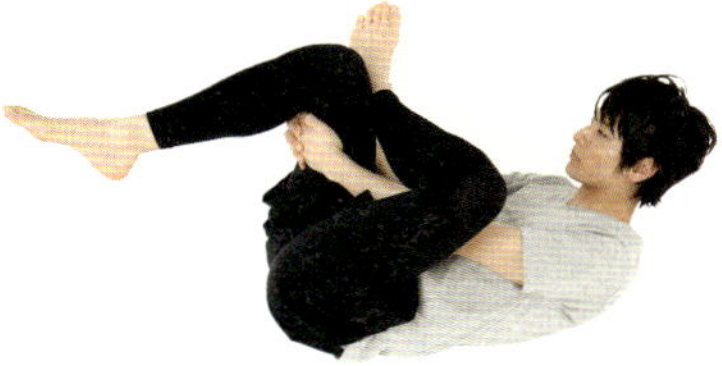

→42ページ

行う順番
5 ストレートクランチ

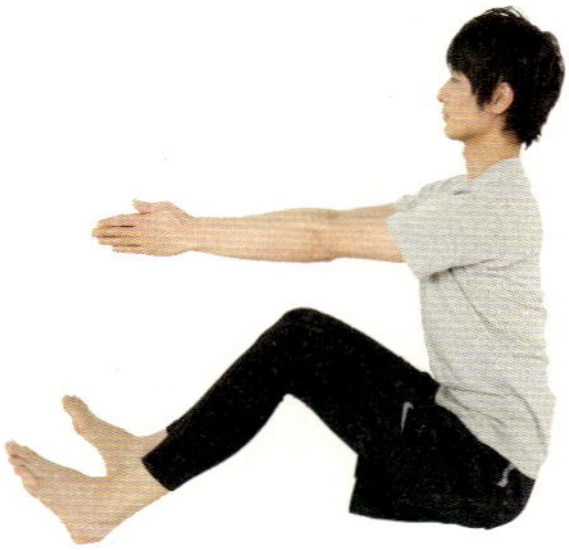

→48ページ

行う順番
6 中殿筋トレーニング

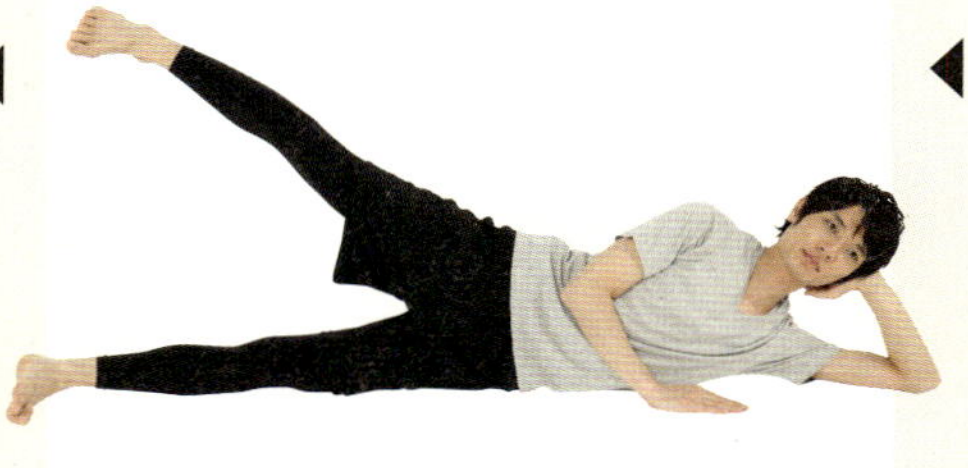

→62ページ

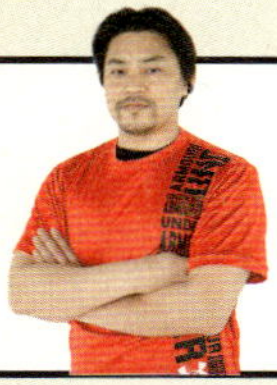

休んでもOK

筋肉を休めるのもトレーニング。
やれる！という人は、今日も続けてください。

行う順番
4
腸腰筋ストレッチ

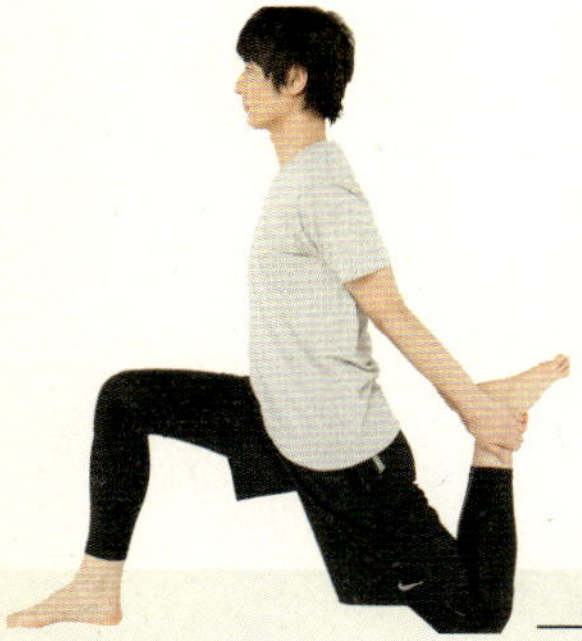

→46ページ

行う順番
3
ハムストリングストレッチ

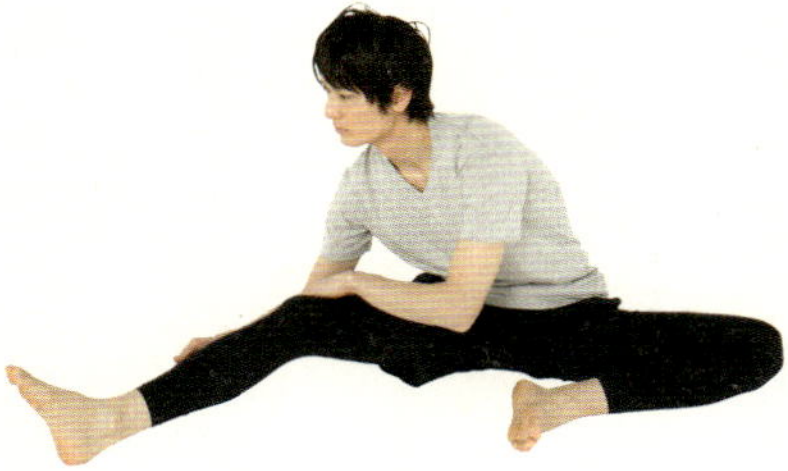

→44ページ

行う順番
8
骨盤クランチ

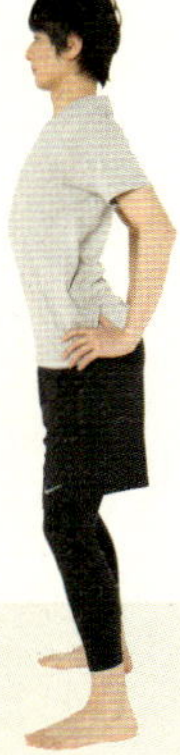

→58ページ

行う順番
7
ヒップリフト

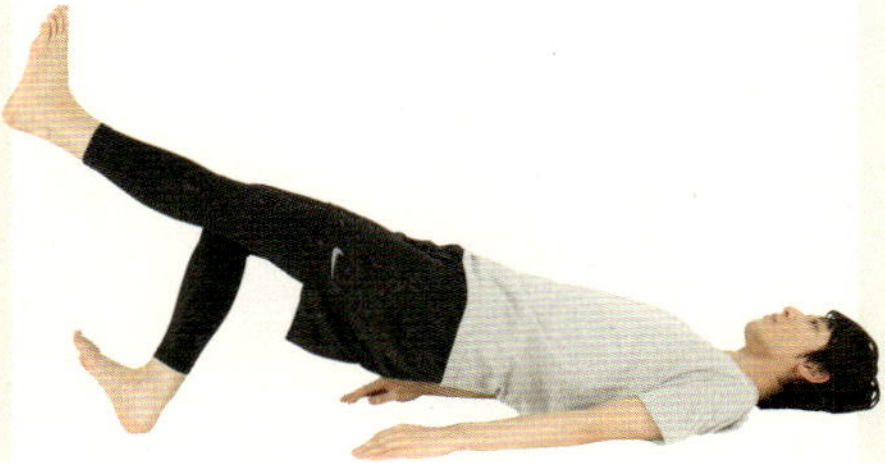

→74ページ

「腹筋への力の入れ方を覚える」 DAY 8

行う順番

1 リバースクランチ

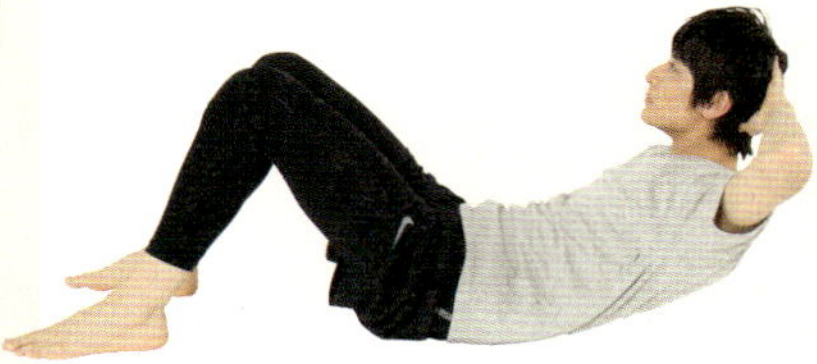

→52ページ

行う順番

2 クイッククランチ

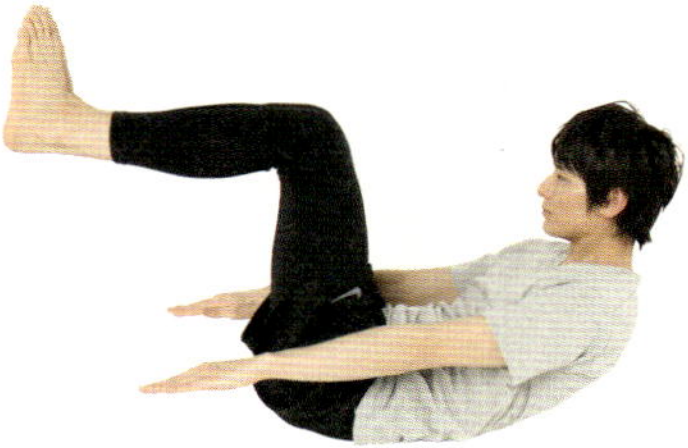

→54ページ

行う順番

5 プッシュアップナロー

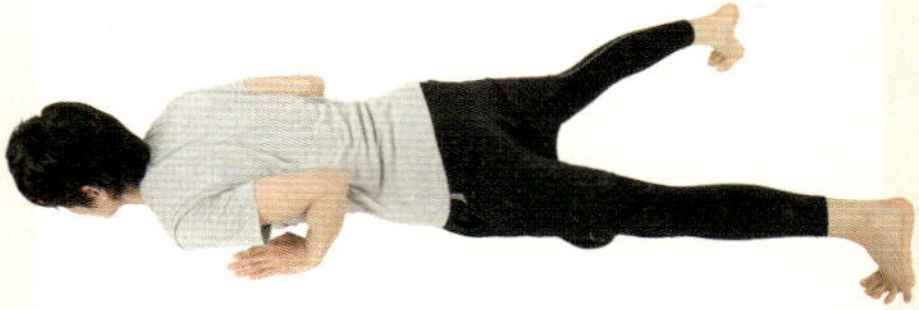

→72ページ

行う順番

6 ニートゥエルボー

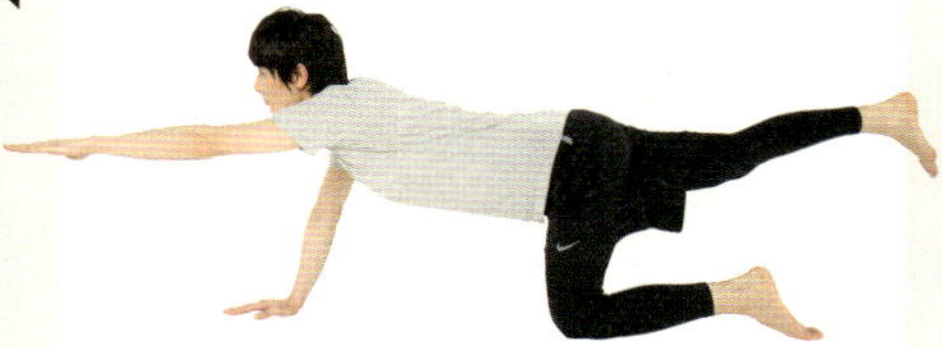

→76ページ

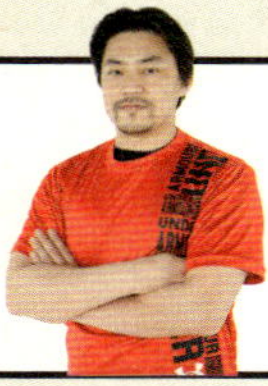

いよいよラストスパート。
ここまでくれば下腹の変化に気づくはず！

行う順番
3 レッグランジ

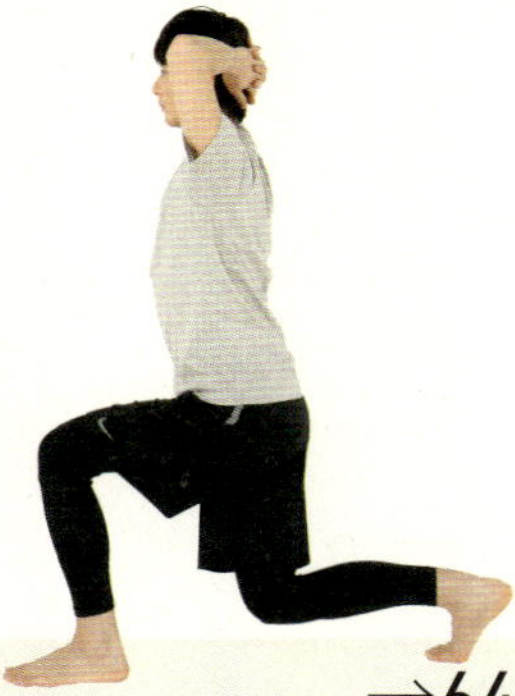

→64ページ

行う順番
4 ツイストランジ

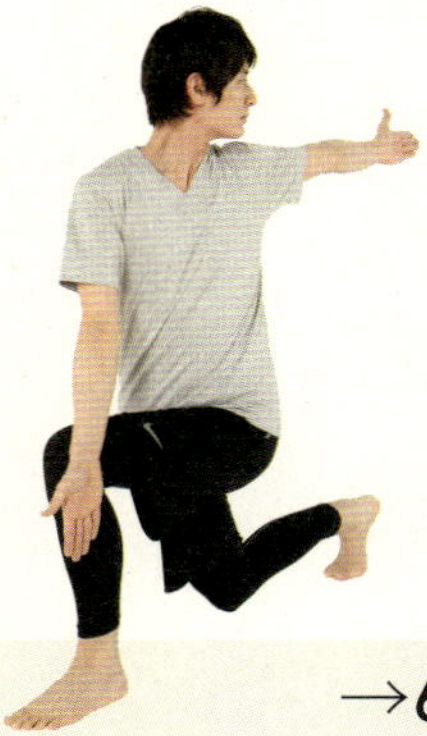

→68ページ

行う順番
7 シンメトリースクワット

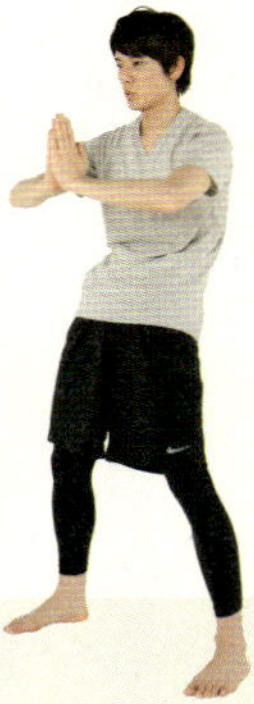

→80ページ

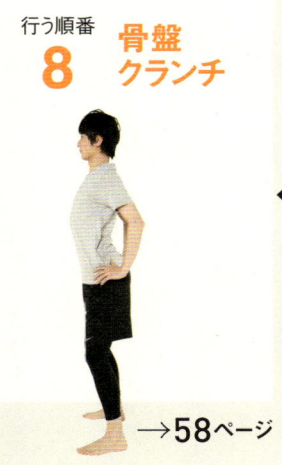

行う順番
8 骨盤クランチ

→58ページ

行う順番
9 リブクランチ

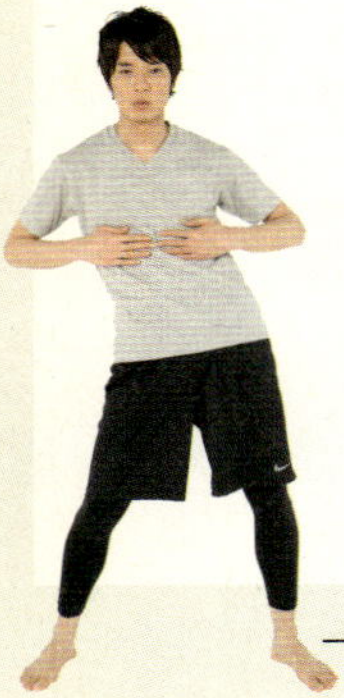

→60ページ

「凹み下腹を仕上げる」 DAY 9

行う順番
1 ストレート クランチ

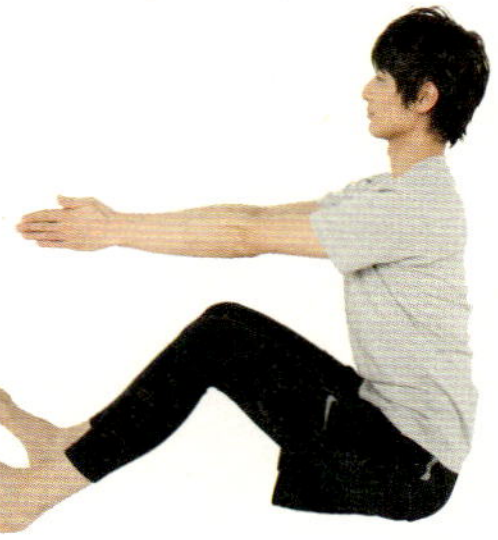

→48ページ

行う順番
2 オブリーク クランチ

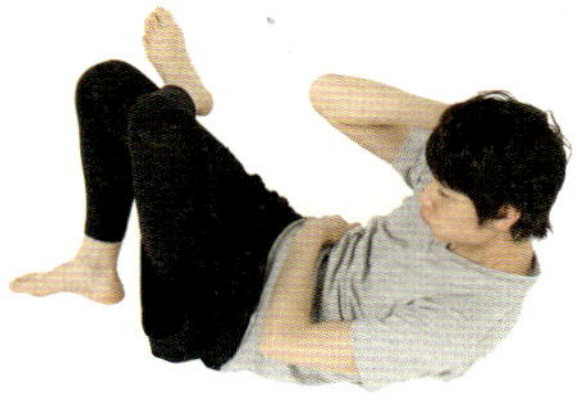

→56ページ

行う順番
6 突き上げ

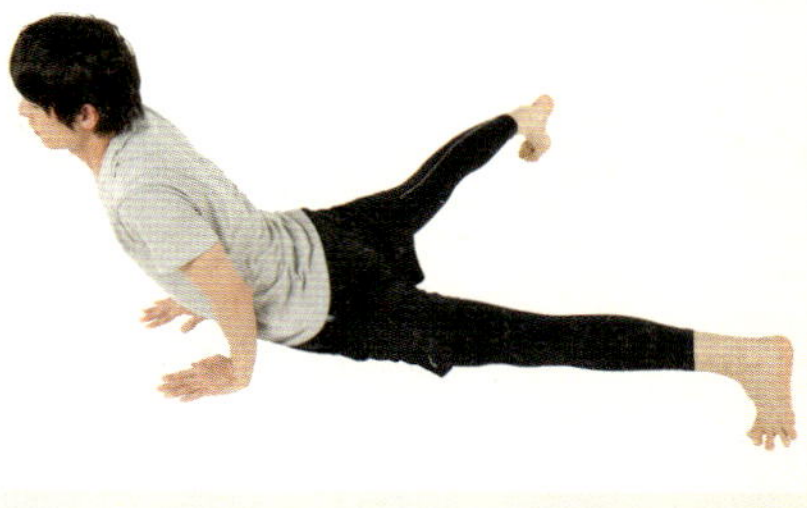

→78ページ

行う順番
7 ニートゥエルボー

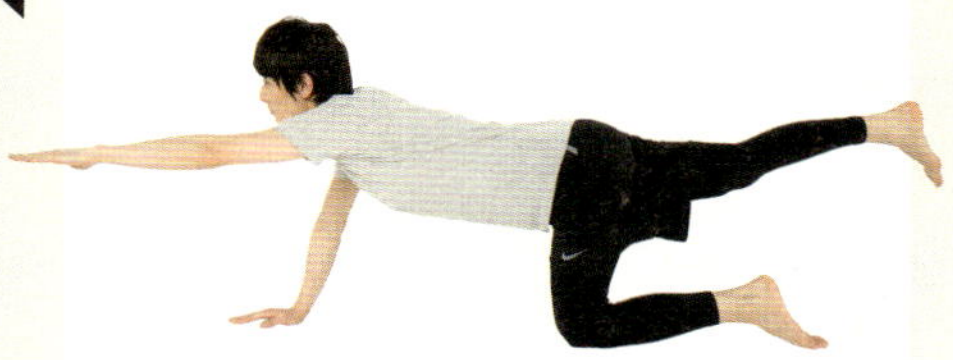

→76ページ

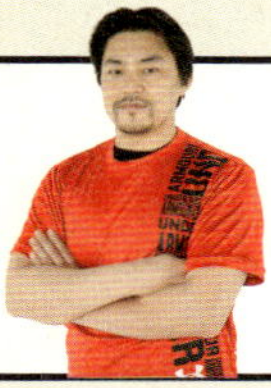

**キツイと感じていたトレーニングでも
効果を実感すると楽しくなりますよね！**

行う順番
3 レッグランジ

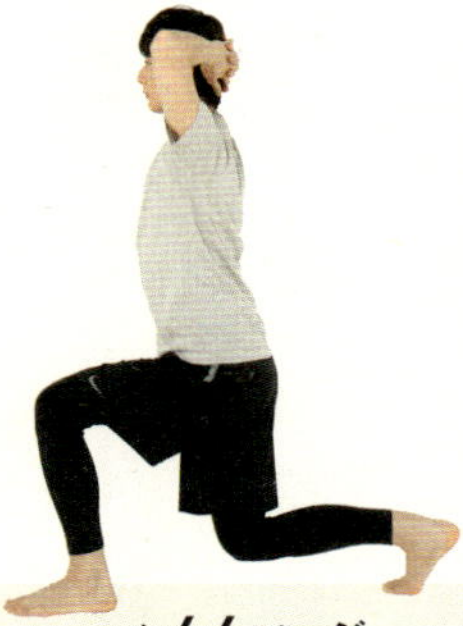

→64ページ

行う順番
4 サイドランジ

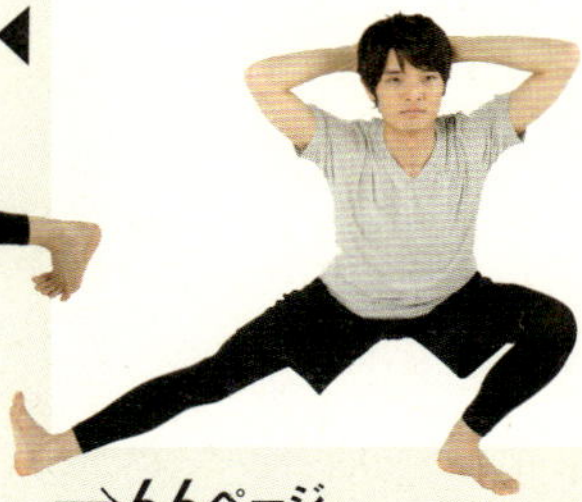

→66ページ

行う順番
5 プッシュアップワイド

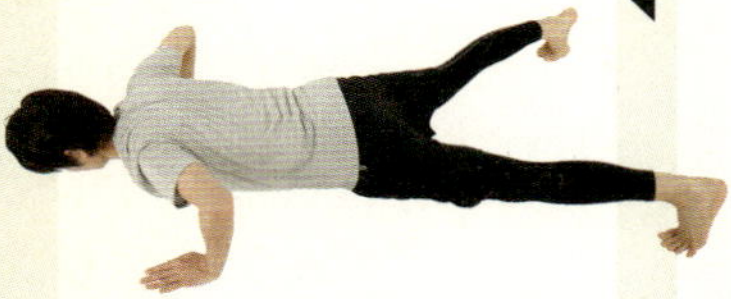

→70ページ

行う順番
8 四股スクワット

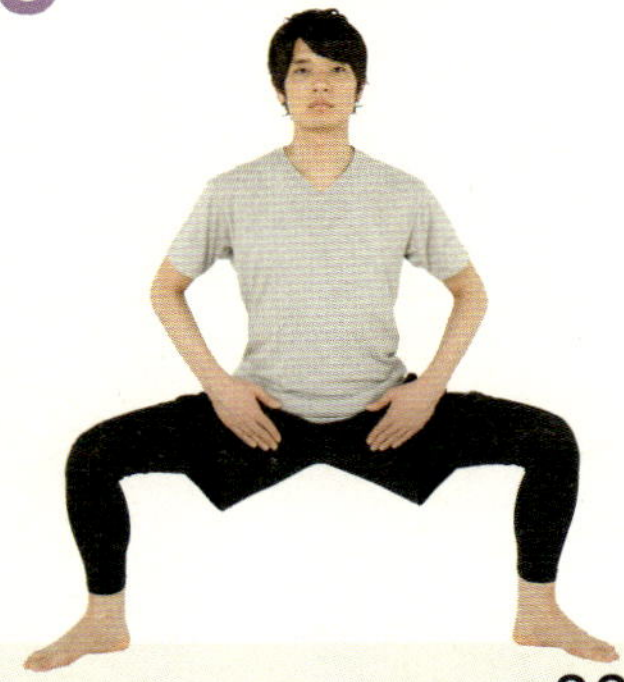

→82ページ

行う順番
9 骨盤クランチ

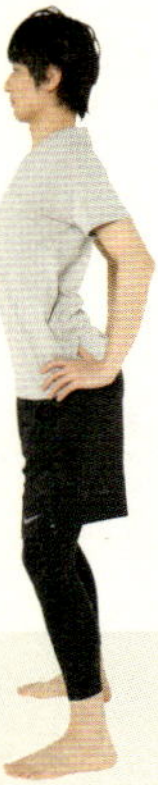

→58ページ

「凹み下腹を仕上げる」　DAY 10

行う順番
1
ストレートクランチ

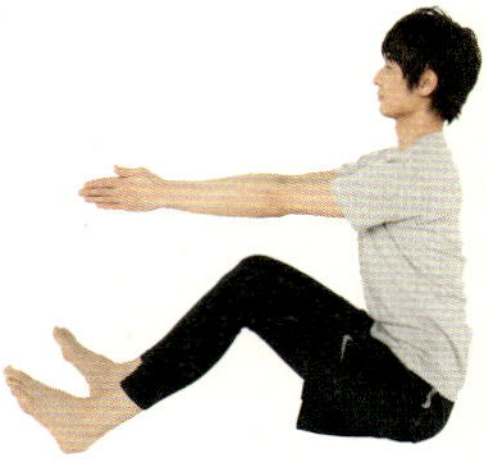

→48ページ

行う順番
2
リバースクランチ

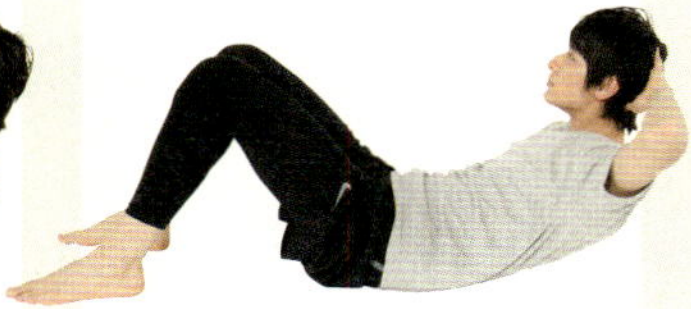

→52ページ

行う順番
3
クイッククランチ

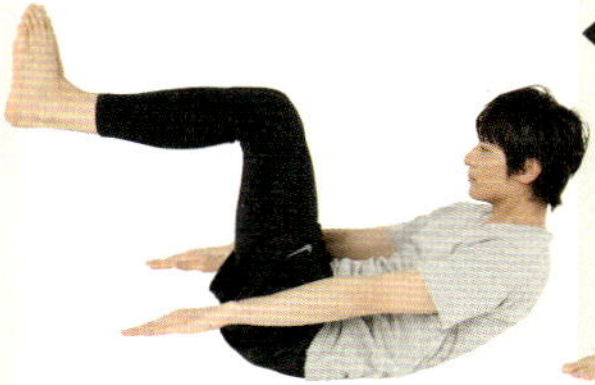

→54ページ

行う順番
6
ツイストランジ

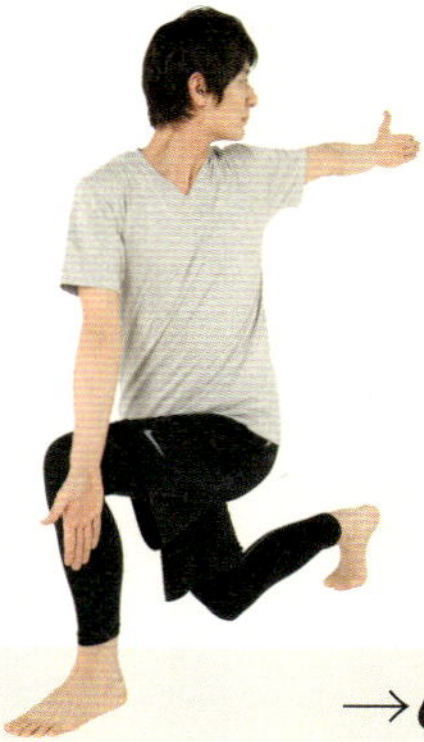

→68ページ

行う順番
7
突き上げ

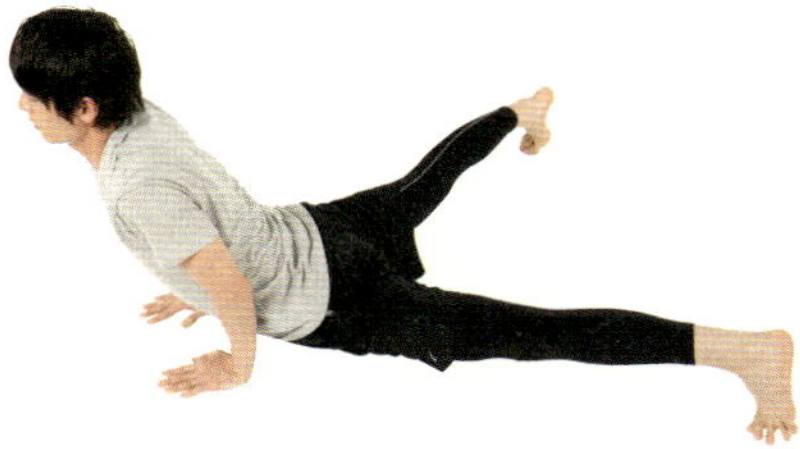

→78ページ

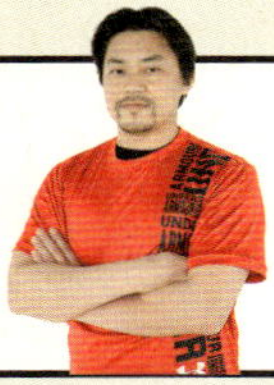

**総仕上げ。引き締まった下腹を感じながら、
基本に戻って筋肉に意識集中！**

行う順番
5 サイドランジ

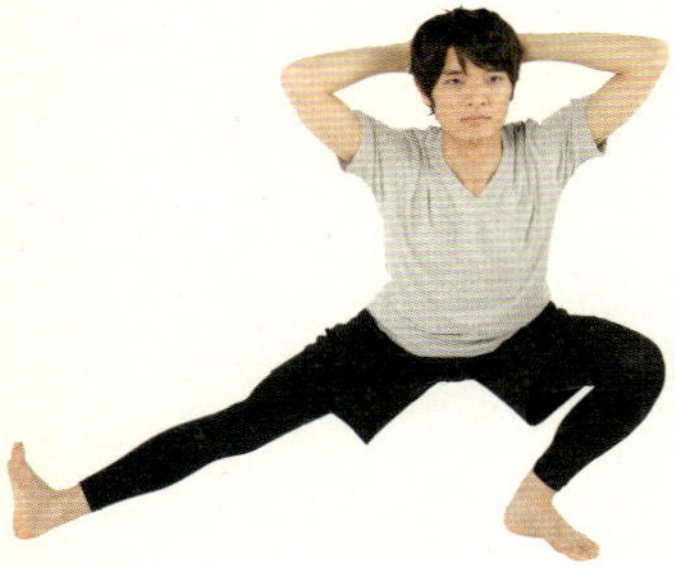

→66ページ

行う順番
4 オブリーククランチ

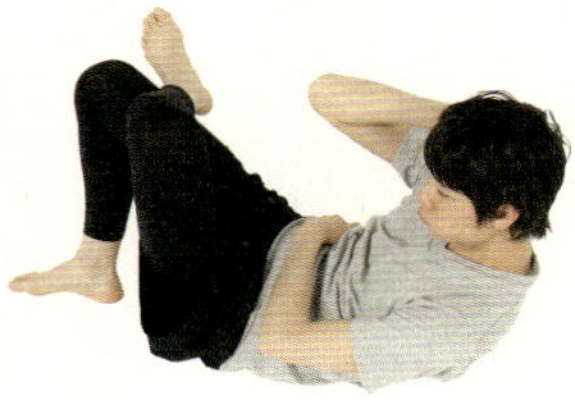

→56ページ

行う順番
10 リブクランチ

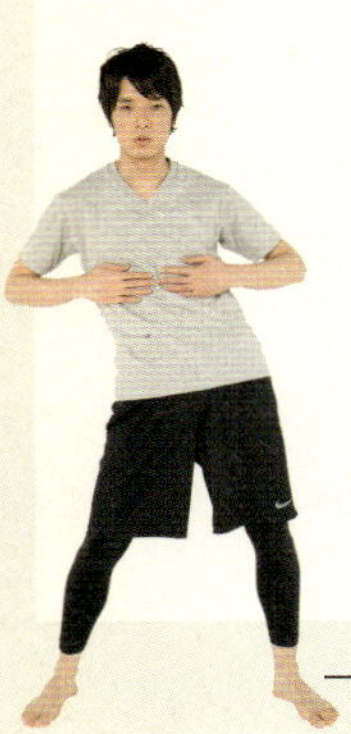

→60ページ

行う順番
9 骨盤クランチ

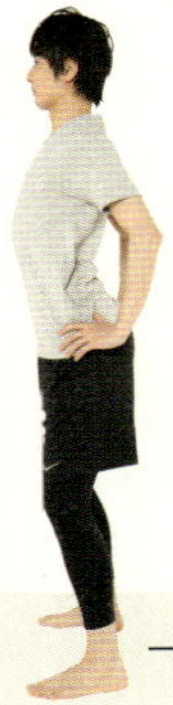

→58ページ

行う順番
8 シンメトリースクワット

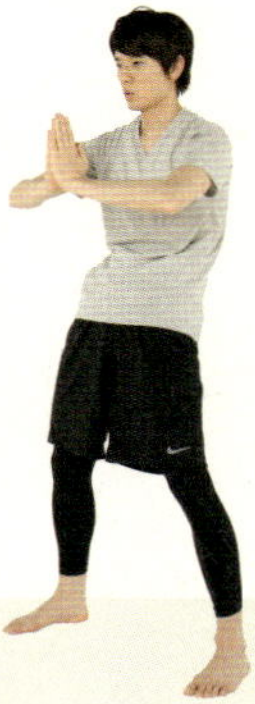

→80ページ

10日間プログラムを終えたら

凹み下腹を実感しよう!

いよいよ10日間の成果を実感するとき。
プログラムを終えた下腹には確実に変化が起きています。
効果の出方には個人差がありますが、
少しでも変化を感じて達成感を得てください。
この喜びが下腹のリバウンドを防ぐモチベーションになります！

小さな変化を見逃さず自分をほめながらこなす!!

トレーニング後も体は変身し続ける

筋肉を使っていることを感じながら10日間プログラムを終了した下腹には、確実に変化が起きています。目で見て、サイズを測って、手でさわって効果をかみしめてください。

万が一、見た目とサイズに変化がなくても、それは筋肉改造のスタートが少し遅れているだけで、下腹まわりの筋肉には変化が起きています。99ページで紹介した姿勢をとって下腹周辺の筋肉をさわってみてください。どうです？　10日間プログラムにとりかかる前とはまるで違った下腹に生まれ変わっていることでしょう。

さらに、プログラムを終えて左右対称に整った筋肉のおかげで姿勢も改善しているはずです。改造された体じゅうの筋肉がしなやかになり、使える筋肉になったことで、脂肪を貯めにくい体にもなっています。10日間プログラムは、トレーニングを行っている間だけ体が変化するものではなく、トレーニング後も体が改善し続けるのです。

見た目やサイズに変化がなかった人は、2〜3日下腹の観察を続けてください。必ずうれしい変化に気づきます。

凹み下腹実感法 1

before写真とサイズで実感!

10日間プログラムをはじめる前に撮った写真と今の下腹を前から、横から、うしろからじっくり見比べてください。

メジャーでおへそ周りを測っていた人は、同じ場所を計測してください。ここで確実な効果が出ていたら大拍手です!

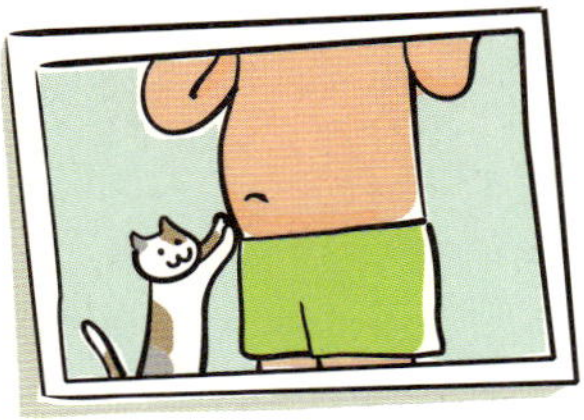

凹み下腹実感法 2

ズボンをはいて実感!

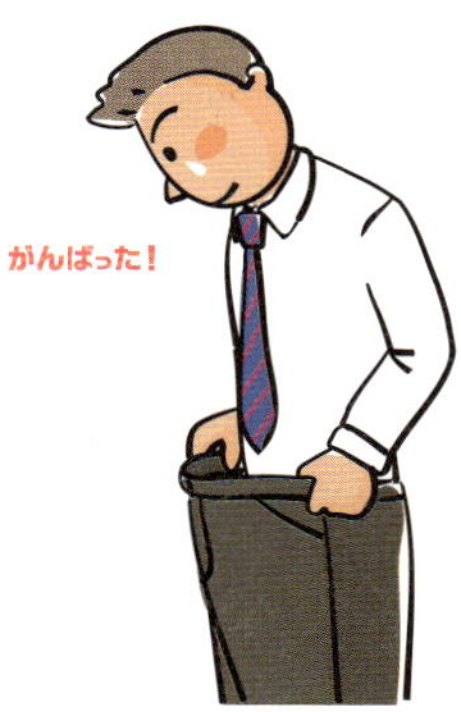

きつくなりかけていたズボンをはいてみてください。お腹を凹まさなくてもラクにボタンが留まりませんか? ベルトにのっていた脂肪が減っていませんか? なんとなく余裕ができていませんか?

ズボンがゆるくなっていたら新しく買い替えてたるみ下腹と決別しちゃってください。

凹み下腹実感法 3

鏡で全身の締まりをチェック!

下腹が凹んでいるのはもちろんですが、全身の筋肉を使う10日間プログラムでは下腹以外の部分も引き締まっている可能性が大。ぜひとも鏡で全身をチェックしてください。ひとまわりコンパクトになって若々しさまでよみがえっているかもしれません。

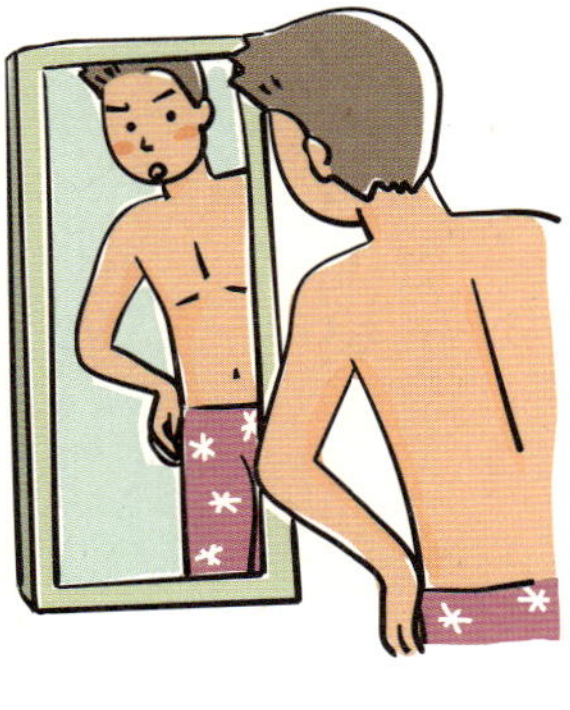

column もしかして腰痛持ちですか?

下腹が気になる男性には腰痛を抱えている人が少なくありません。というのも、右下のイラストのような下腹を突き出しているような姿勢は骨盤がうしろに傾いて腰に負担がかかるからです。

ところが下腹が凹むと左のイラストのように姿勢が変化します。下腹を前に突き出さなくても体の前後のバランスがとれるので、骨盤がまっすぐになって背骨のカーブが正しい形に戻り、腰痛が消えていきます。

もともと腰を丸めるような姿勢がクセになっていた人も、10日間プログラムでよい姿勢を保つための筋肉が養われるため、このような腰痛がなくなります。

下腹が凹むと、見た目やサイズだけでなく腰の痛みまで吹き飛んでしまうのです。

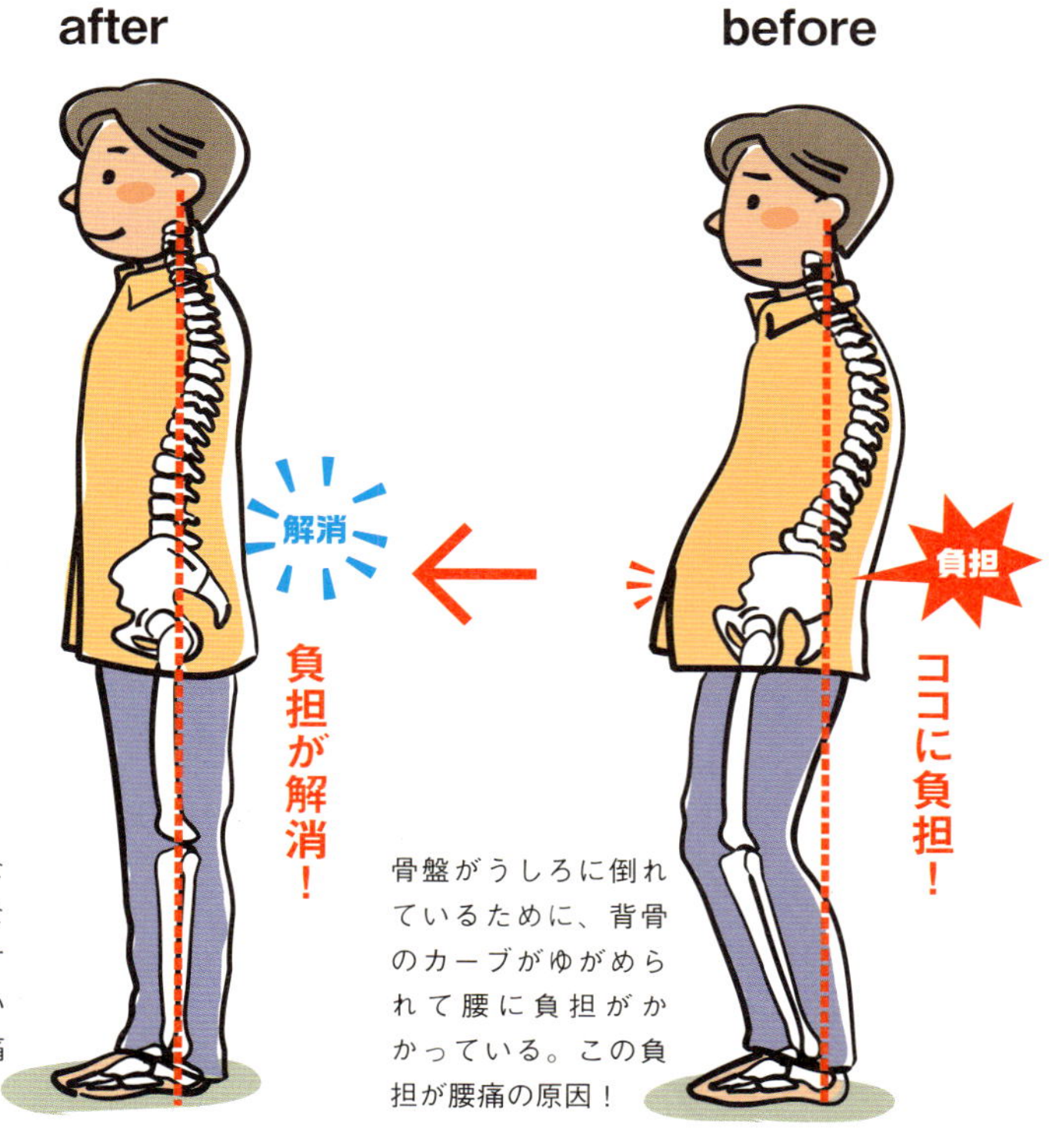

骨盤がまっすぐになると背骨が理想的なカーブへと変化する。腰にかかっていた負担がなくなり痛みが解消する。

骨盤がうしろに倒れているために、背骨のカーブがゆがめられて腰に負担がかかっている。この負担が腰痛の原因！

Part 3 : maintenance

凹《へこ》み下腹を キープするワザ

トレーニングの効果で体のゆがみが解消された直後は
下腹が凹みます。しかし、どんなに気をつけても
利き手と利き脚がある以上、体はゆがむもの。
10日間プログラム終了から時間が経過したら、
時々ゆがみをリセットすることが必要です。

凹み下腹をキープするワザ その1

つま先立ちで体をゆがませない

ゆがみを調整しつつ凹み下腹もキープできる

つま先立ちは骨盤のゆがみをチェックするもっとも簡単な方法であると同時に、軽いゆがみを調整する効果もあります。

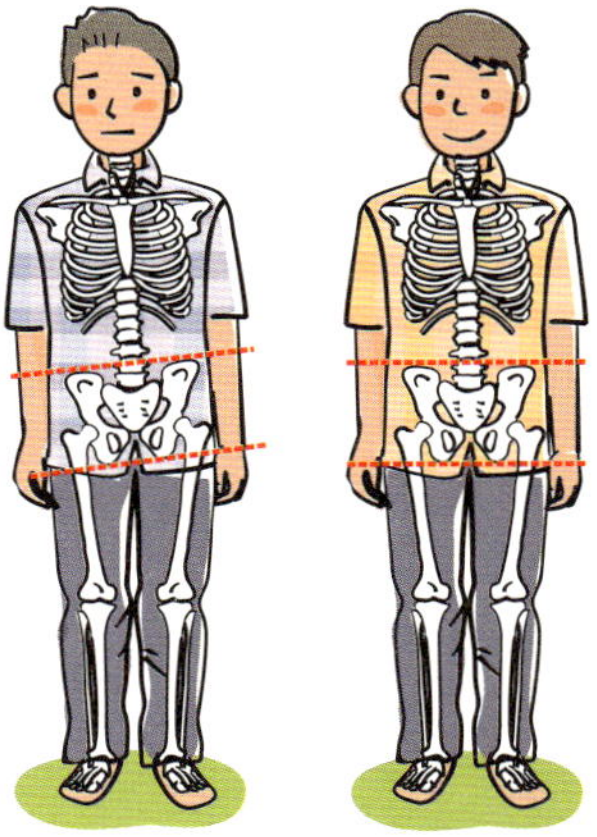

ゆがみをチェックするには、はだしでつま先立ちをして体を静止して5秒キープできるかどうかを確認してください。5秒キープできれば問題なし。前につんのめりそうになったら骨盤が前に傾いています。うしろに倒れそうになる人は骨盤がうしろに傾いています。

つま先で立とうとするとぐらぐらと体が動いて少しも静止できないようなら、もう一度10日間プログラムを行ってゆがみを整えてください。ゆがみが整わないうちは下腹がなかなか凹みません。もし凹んだとしてもその状態が長続きしません。

ゆがみを調整するには左ページのようにつま先で立ち、体をピタッと静止させて10秒キープしてください。つま先で立つと左右前後のバランスをとるために必要な筋肉を強化することができます。たった10秒でできますから、日課にするとよいでしょう。

お尻をぎゅっと締めて下腹を引っ込めたよい姿勢で立たないと体がぐらつくため、自然と凹み下腹をキープすることになりますし、よい姿勢も身につきます。たった10秒ですが、体のどこの筋肉を使っているかを意識して行うと、効果抜群です！

10秒キープ

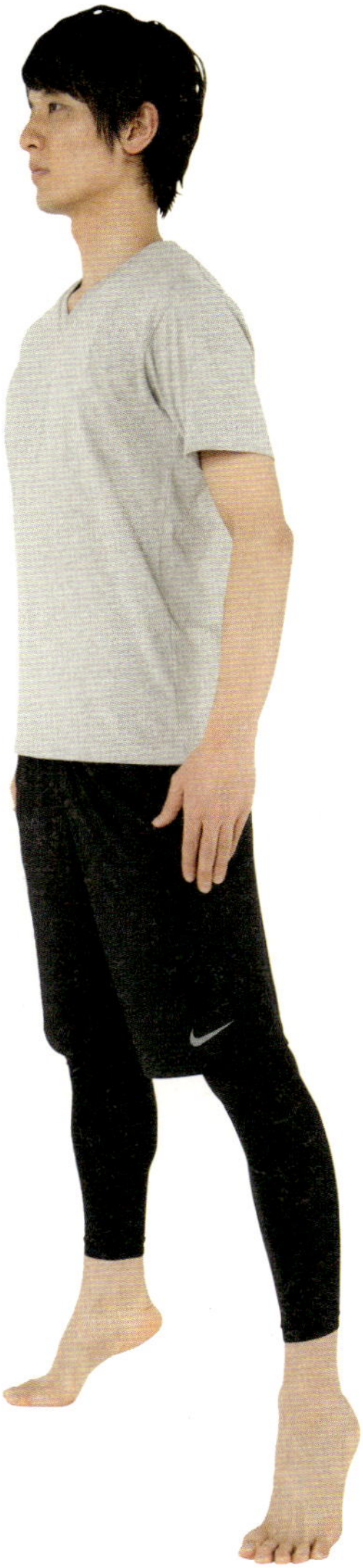

お尻をぎゅっと締めて下腹を引っ込めると、前後のバランスがとれてぐらつかない。この姿勢が身につけば、かかとを下ろしてもよい姿勢をキープできる。

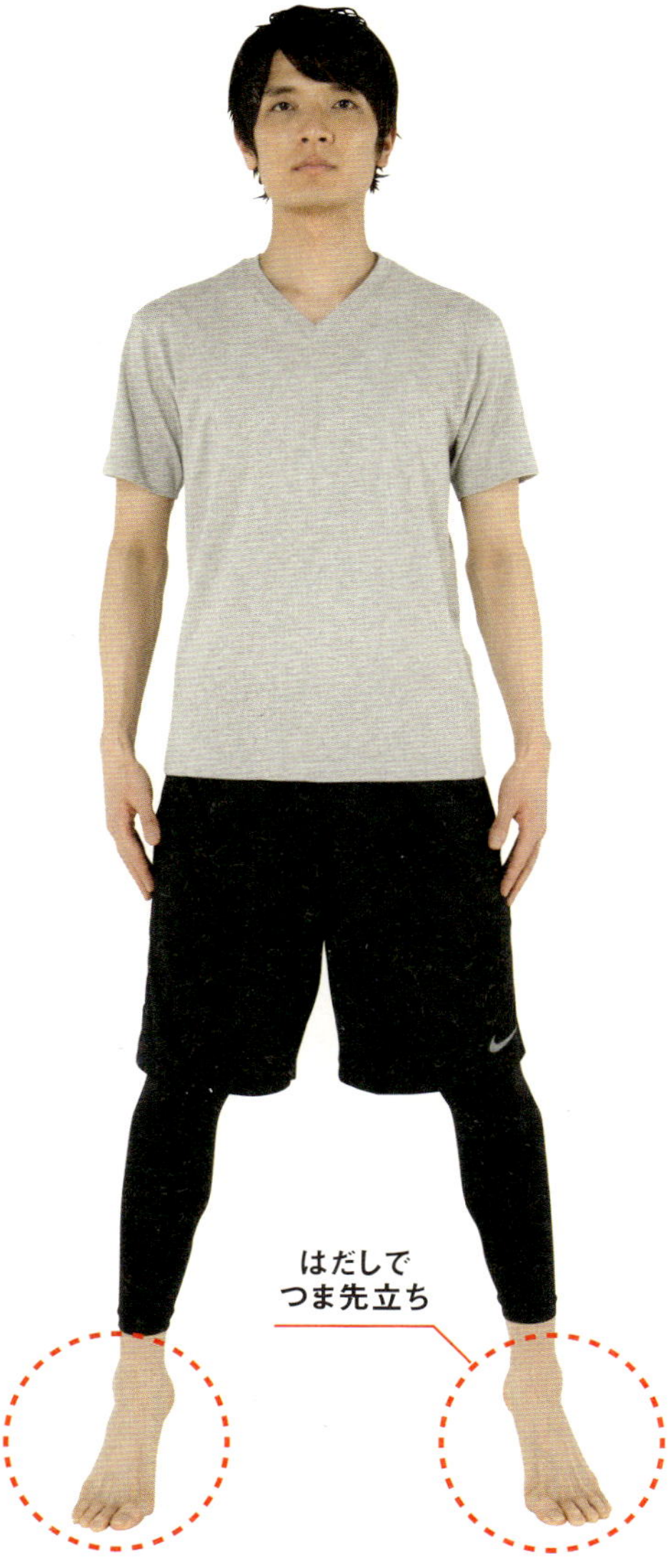

はだしになって両脚を肩幅くらいに開く。そのまま伸び上がってつま先で立つ。体の中心に重心を置いてまっすぐに立つのがポイントだ。

凹み下腹をキープする
ワザ その**2**

筋肉を使う歩き方を実感！

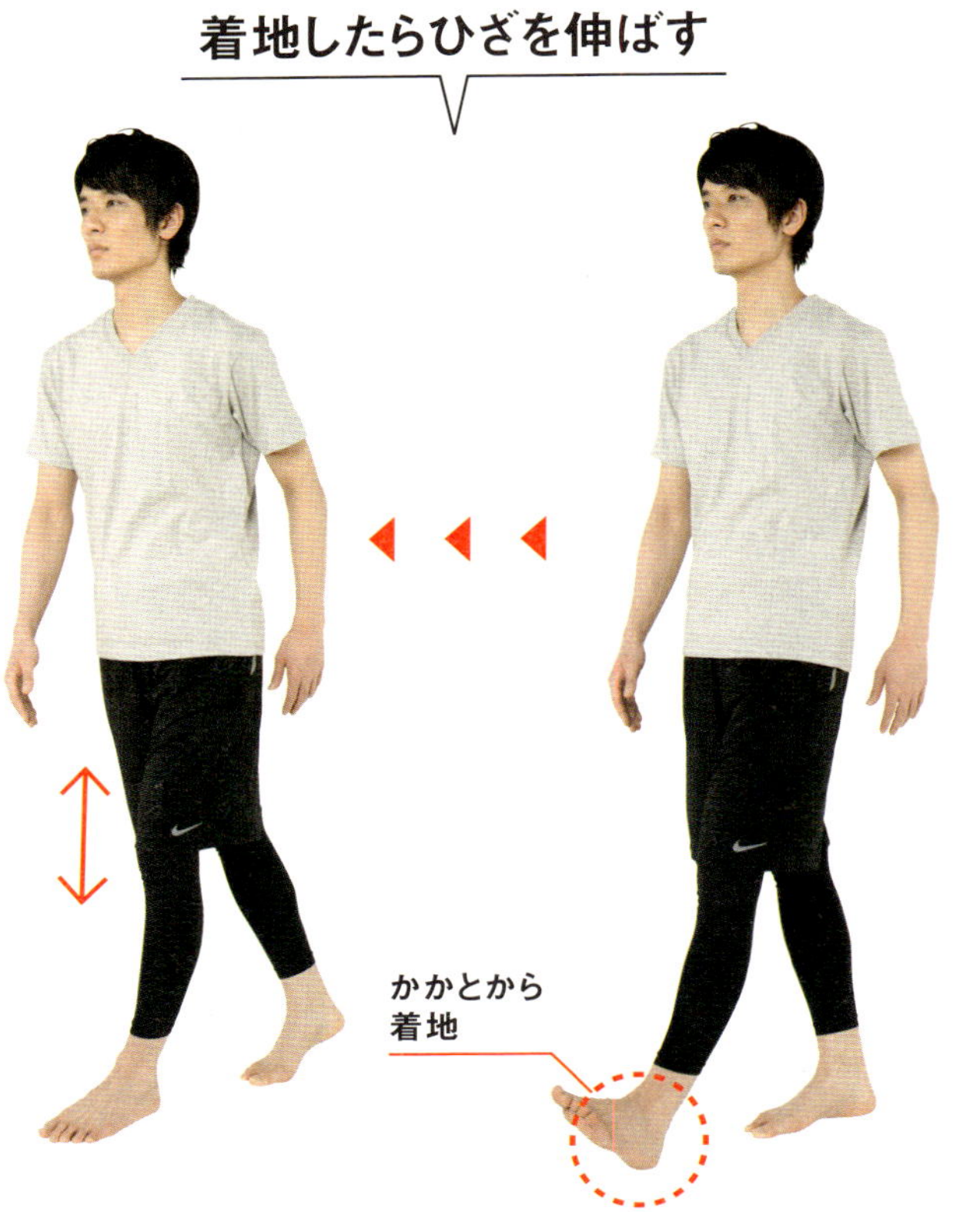

かかとから着地した脚のひざを意識してぐっと伸ばし、お尻と太ももの裏、ふくらはぎがいっせいに伸びるのを感じよう。

前に踏み出した足はかかとから着地する。かかとを着地しようとすると自然と脚のうしろ側の筋肉が伸びる。大股で歩くとやりやすい。

2つのポイントを押さえて歩けばカンペキ

10日間プログラムを終えて下腹が凹んだら、歩くときに使う脚の前側の筋肉も内側の筋肉もうしろ側の筋肉も、お尻の筋肉もしなやかになっています。それらの筋肉を最大限に使って歩けば、歩くだけで下腹をトレーニングしているような効果があります。ちょっとそこまで歩くときでも無意識に歩かず、脚とお尻の筋肉を意識して歩いてください。

そのためのコツは次の2つです。

1　着地したらひざを伸ばす

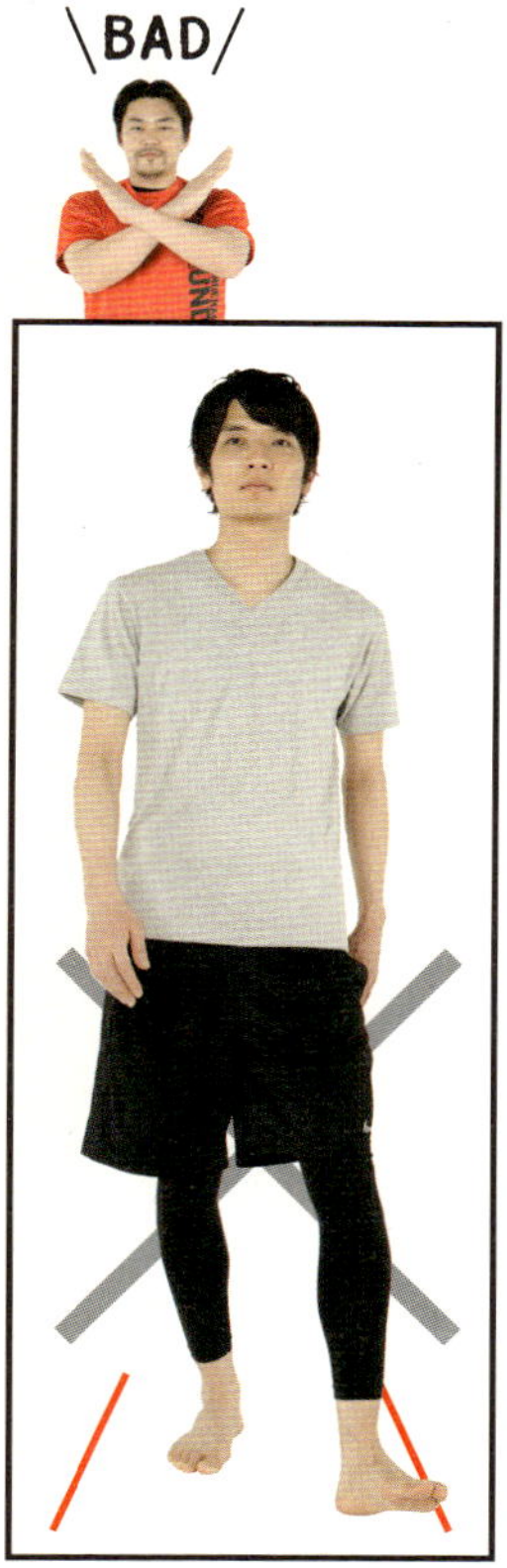

足を外側に踏み出すと脚の横幅が広がる。この状態では内転筋が使われず、太ももの前側の筋肉ばかりを使ってしまう。

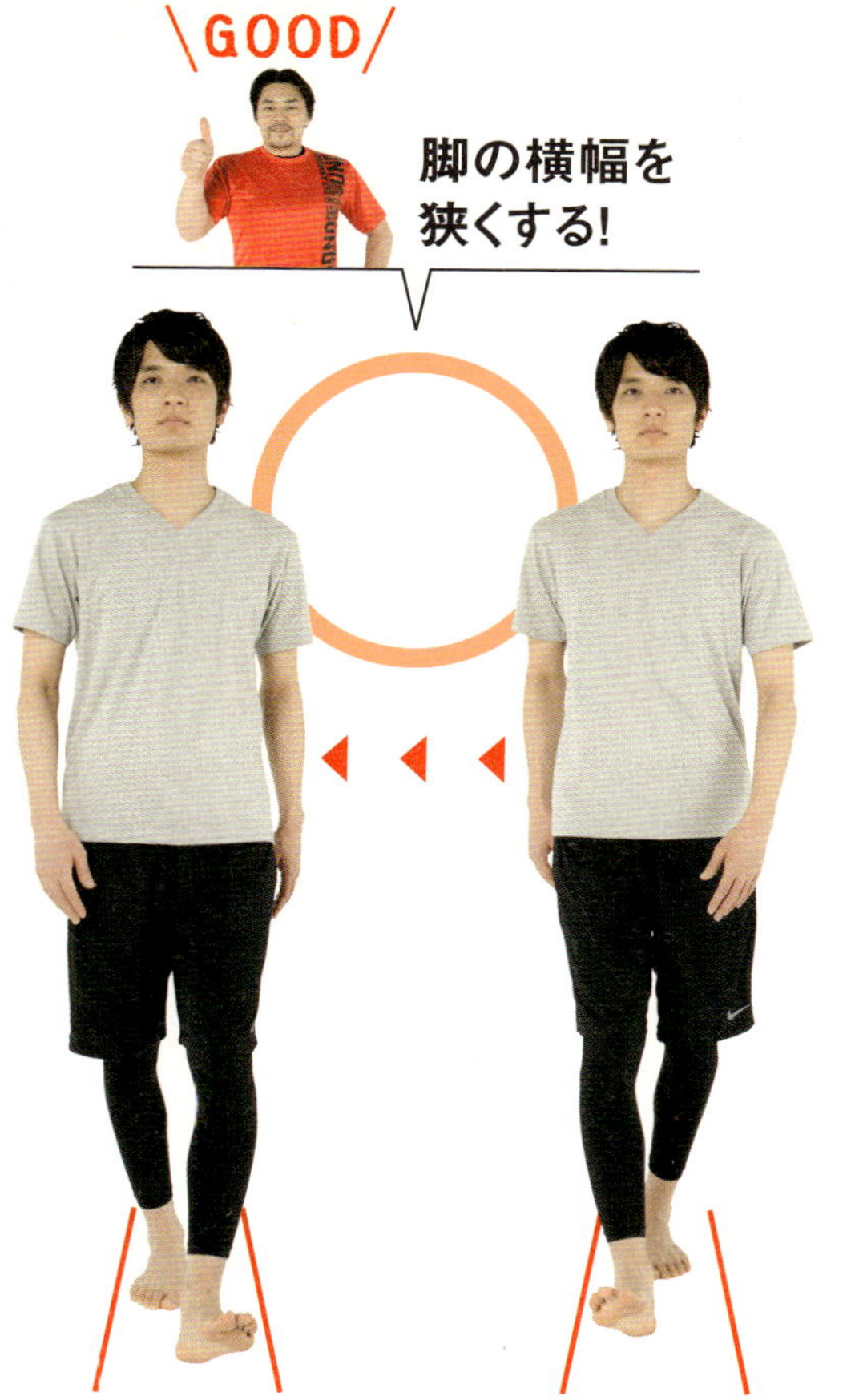

前に踏み出す足をまっすぐ前に出して、うしろになった足と半分程度重なるようにする。このとき内転筋を使っていることを感じよう。

2　脚の横幅を狭くする

着地した脚のひざをしっかり伸ばすと太ももからふくらはぎまで脚のうしろ側がぐっと伸びるのに加えて、お尻の筋肉も使えます。こうするだけで脚とお尻のトレーニングができてしまいます。

脚の横幅を狭くして歩くのは内転筋のトレーニングに有効です。内転筋はあえて意識しないとほったらかしになりやすい場所ですから、歩くときはチャンス！と思ってください。

前から見たときに左右の脚の幅が広くなるガニマタ歩きは、太ももの前側ばかりを使うだけでなく、骨盤がうしろに倒れて下腹を突き出した姿勢になりやすいので禁物です。また、歩くたびに重心が右へ左へと移動するので見た目にも美しくありません。

凹み下腹をキープするワザ その3

ウォーキングで脂肪をけちらす！

有酸素運動が下腹に蓄えた脂肪を燃やす

下腹をたるませたり、出っぱらせているのは脂肪です。この脂肪を燃やすには、呼吸を止めずに行う有酸素運動が効果的。激しい筋トレや短距離走など呼吸を止めて瞬間的に筋肉に力を入れる無酸素運動で使われるのは、おもに筋肉に貯蔵されたグリコーゲンだからです。

有酸素運動というと何かスポーツをしなくてはいけないと思いがちですが、特にスポーツをしなくても、歩く、掃除するなど体を少し動かす程度で十分に有酸素運動になります。有酸素運動は5分でも10分でもそれなりの脂肪燃焼効果がありますが、凹み下腹をキープするには30分程度のウォーキングをするとよいでしょう。

そのとき、左ページの３つのポイントを実行するとさらに効果的です。さっそうとカッコよく歩けば姿勢がよくなりますし、速く歩けば燃焼エネルギーが増えます。脚の横幅を狭くすれば太ももの内側の筋肉も使えて一石二鳥です。ひとつ手前の駅で降りる、遠回りするなどすると手間もかかりません。

有酸素運動とは?

ウォーキングやエアロビクス、サイクリングなど呼吸を止めずに行う、継続的で弱い力がかかり続ける運動のことで体内に蓄えられている脂肪を燃やすことができる。時間を割いてスポーツをしなくても、呼吸をしながら体を動かしていればそれが有酸素運動となる。以前は20分以上しないと脂肪が燃えないとされていたが、最近の研究では短時間でも脂肪燃焼効果があることがわかってきた。

30分以上歩くと効果絶大!
わざわざ時間をつくらなくてもOK!

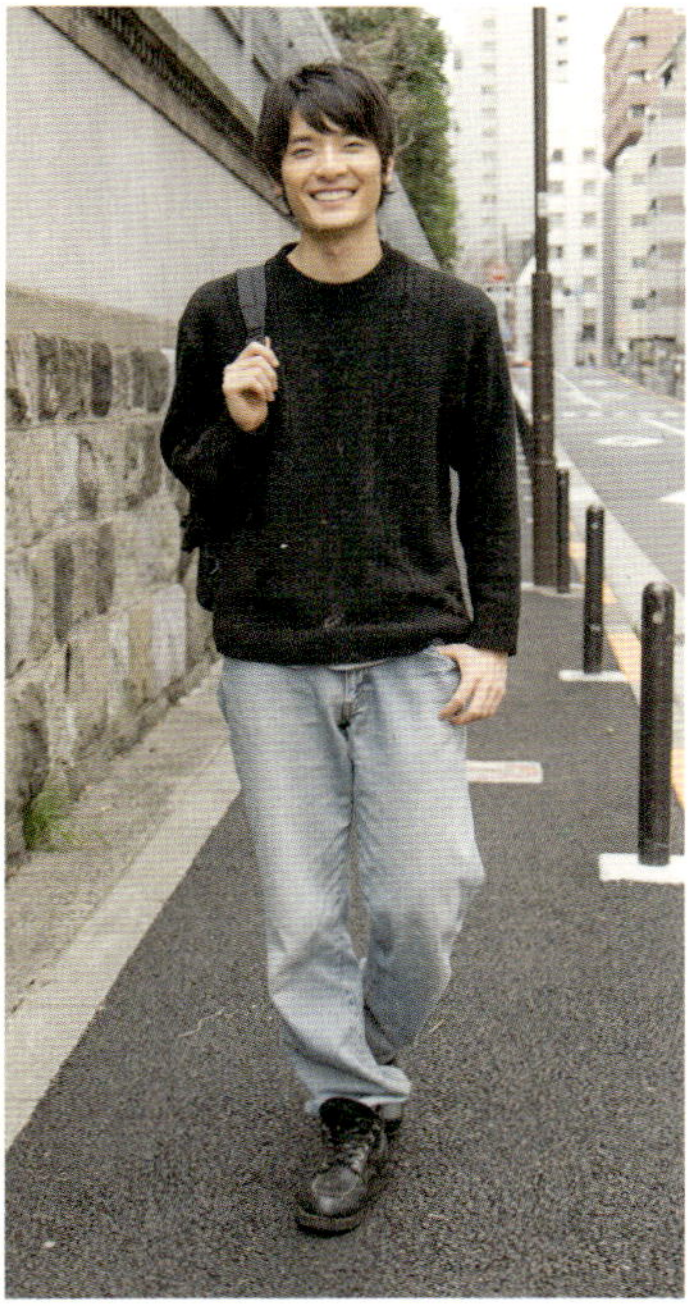

脚の横幅を狭くして内転筋のトレーニング！できればひざを伸ばして脚の裏側の筋肉もしっかりと使いたい。

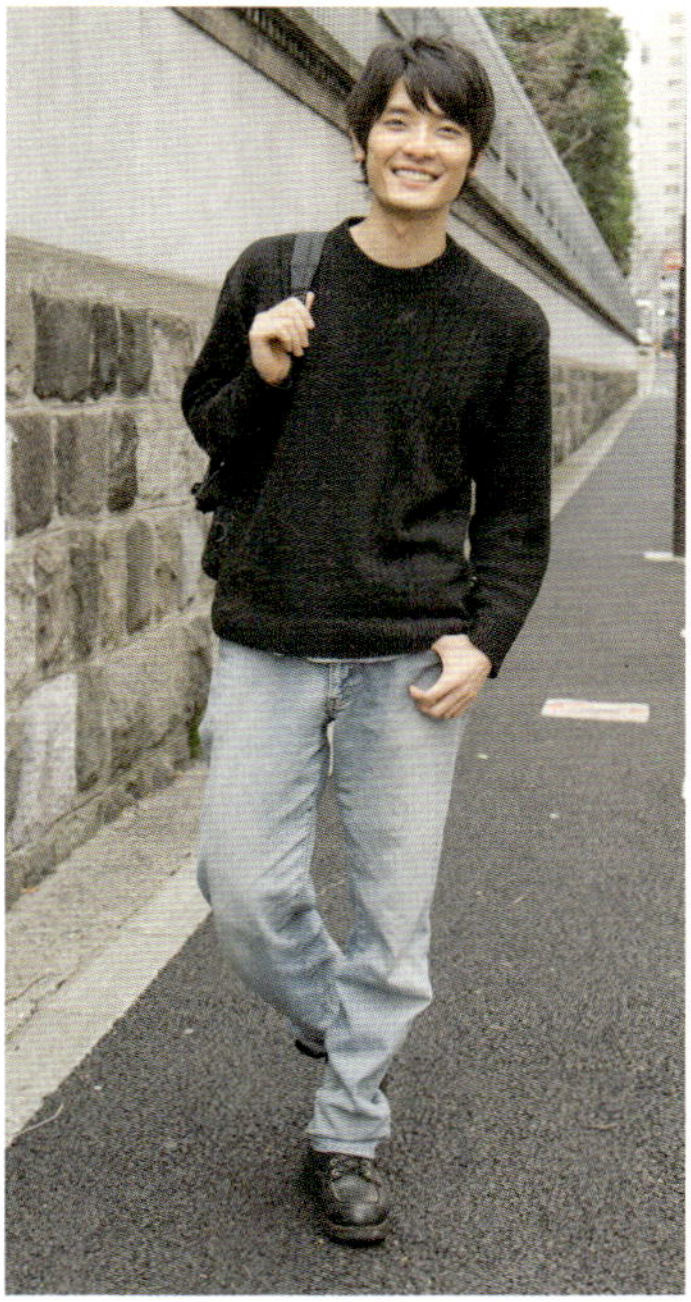

顔を上げて前を見て歩くと自然と姿勢がよくなる。呼吸を止めずに歩ける範囲ではやく歩くと効率よく脂肪を燃やせる。

Point 1 さっそうとカッコよく歩く

Point 2 ふだんよりはやいスピードで歩く

Point 3 脚の横幅を狭くする

凹み下腹をキープする
ワザ その4

あお向けに寝て左ひざを両手で抱え込み、股関節の詰まる感じを覚えておく。次に、同様に右ひざを抱え込む。左右の股関節の詰まり感に差があれば、股関節にゆがみがある。

股関節のゆがみをチェック!

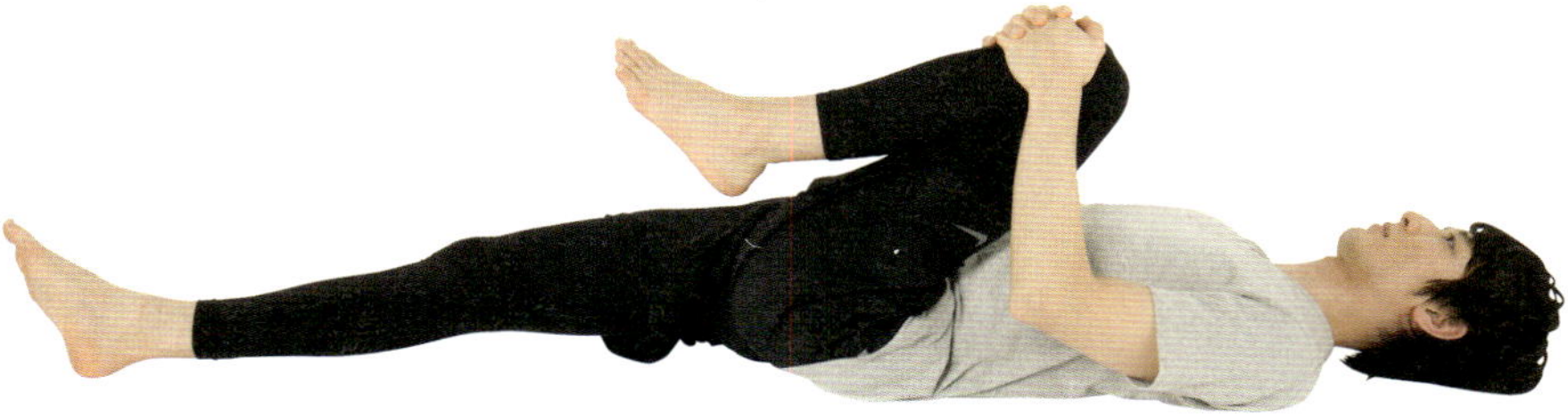

体のゆがみをまめにリセットする

ゆがみが小さなうちにリセットしよう

凹んだ下腹をキープしようとあれこれ実践しているのに、再び下腹が出てきた!と感じたら、上の写真の姿勢で股関節のゆがみチェックをしてみてください。その結果、股関節がゆがんでいたら体のほかの部分にもゆがみが生じはじめています。ゆがみがひどくならないうちに10日間プログラムのDAY1プログラムをしてゆがんだ体をリセットしてください。

Part1でも書いた通り、ふつうに生活していれば体はゆがむものです。体の前後左右を完全に均等に使うことなど無理な話です。ですから、体をゆがませないように生活しようなどとは思わず、ゆがんだらリセットすればよいと思ってください。

ただし、できるだけゆがみが小さなうちにリセットすることが肝心! ゆがみが大きくなれば、リセットするのに時間も労力も必要になってしまいます。まめにゆがみチェックとリセットをくり返していれば、ゆがみのない体をある程度キープできます。また、そうしていれば、下腹にたるむ隙を与えずにすみます。

左右の関節の動きに違いを感じたら
DAY 1 プログラムをやる

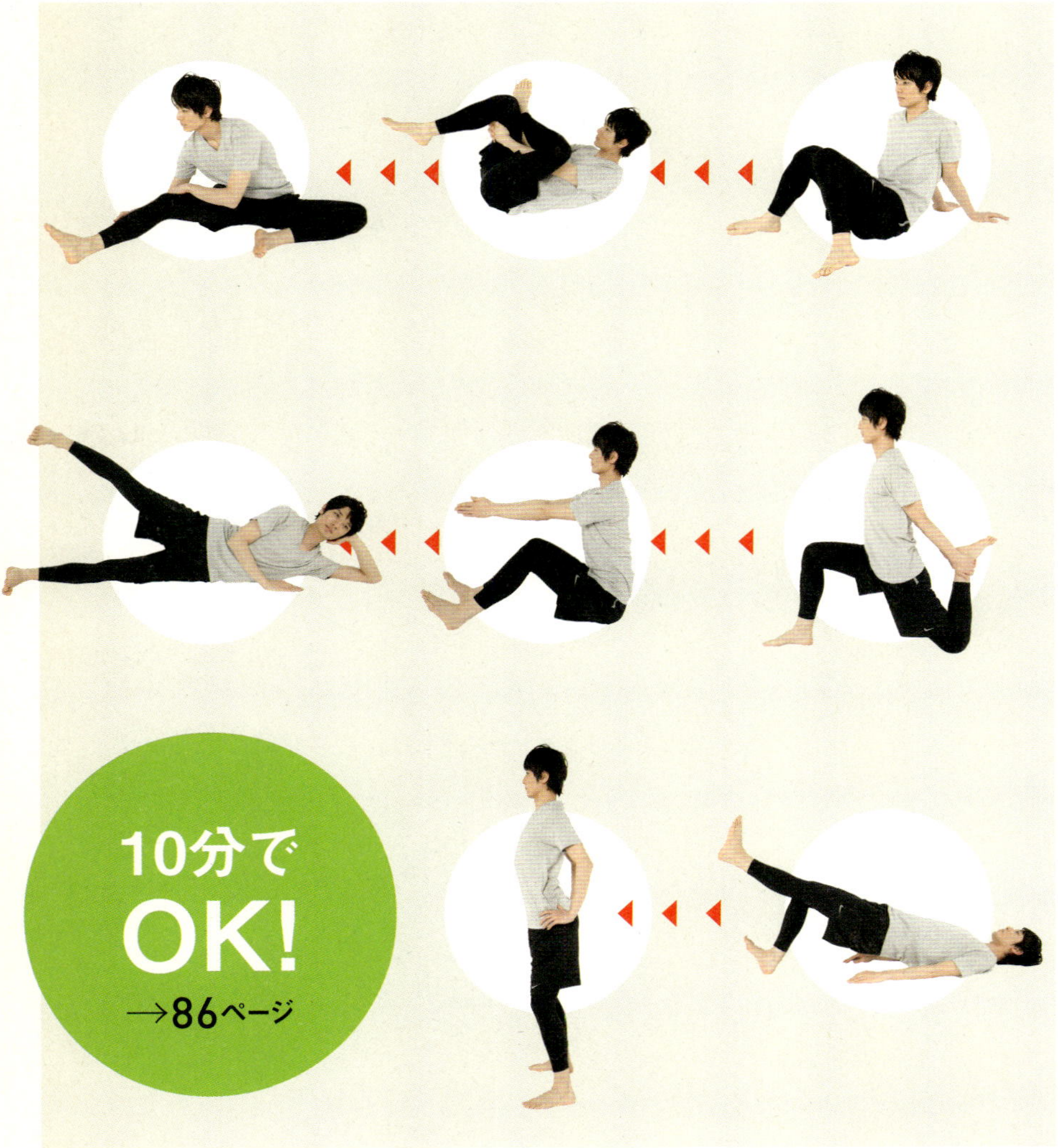

凹み下腹をキープするワザ その5

3か月に1回、下腹を凹ますトレーニングをする!

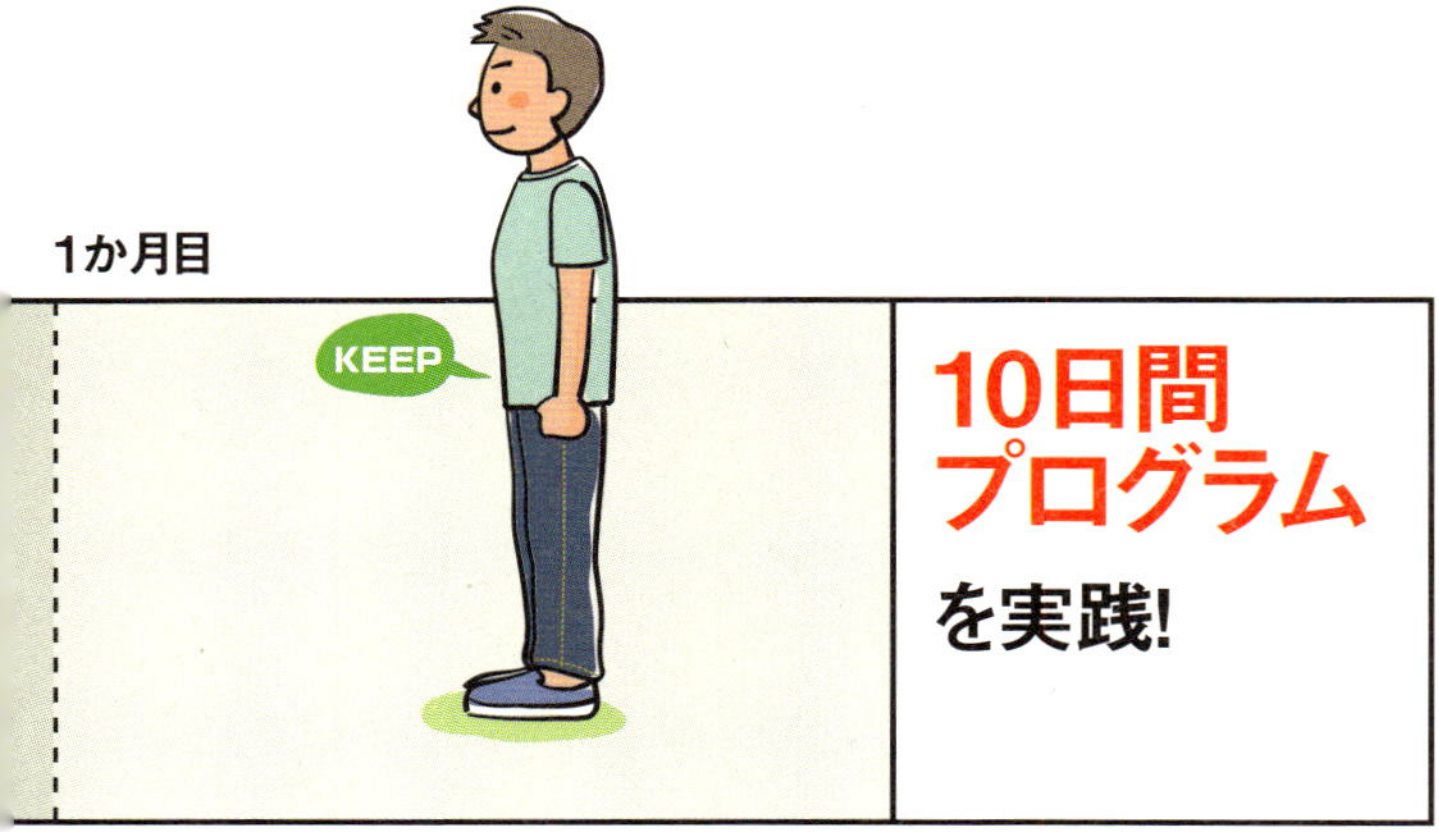

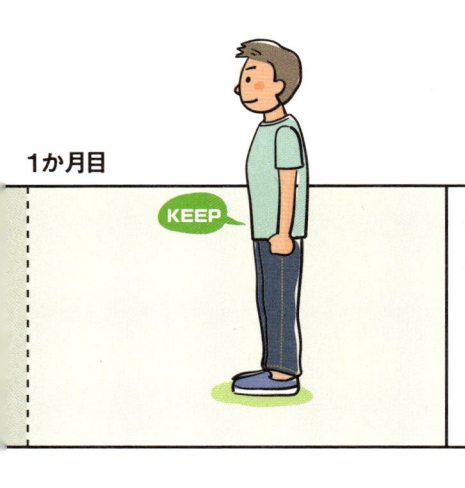

下腹を凹ませれば若い体が維持できる!

何度も書いてきたように、体は時間の経過とともにゆがむものです。10日間プログラムで下腹が凹んだのは、筋肉を均等に使えるように整えて体のゆがみをなくし、お腹の筋肉をしっかり使える体に改造したからです。

つまり、体が再びゆがんでくれば、その隙をついて下腹が出やすくなるということです。凹み下腹を手に入れてから月日が経ち、下腹がまた出てきたことに気づいたら、もう一度10日間プログラムを行ってください。少しでも下腹が出るのは二度とごめん!という人は、下腹が変化しはじめたことに気づいたらすぐに行ってもかまいません。

どれくらいの期間で体がゆがむかは姿勢や体の使い方、筋力の強さなどによって違うため個人差が大きいのですが、目安として3か月に1回の頻度で、定期的に10日間プログラムを行ってゆがみをリセットするとよいでしょう。

私が体のゆがみを原因とする体の不調を抱える患者さんやアスリートの体を、トレーニングによって改善してきた経験から言っ

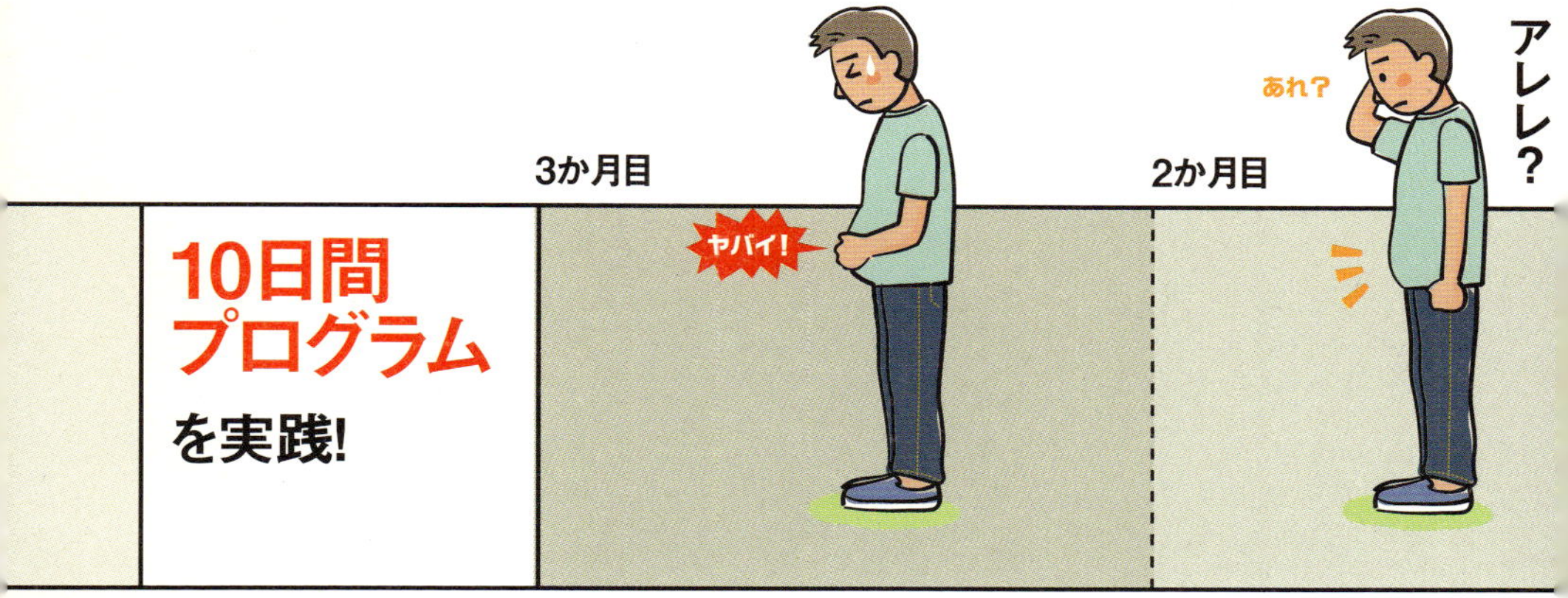
アレレ?
2か月目
あれ?
3か月目
ヤバイ!
10日間プログラムを実践!

て3か月程度で再びゆがむことが多いようです。ふだんの体の使い方によっては1～2か月でゆがみがぶり返すこともあるので、下腹の奥にある筋肉の様子やゆがみチェックの結果に合わせて10日間プログラムを行ってください。

112ページで紹介したつま先立ちを日常的に行っていたり、118ページで紹介した股関節のゆがみチェックのあとでDAY1プログラムを行って凹み下腹をキープできている場合は、4か月ごと、あるいは5か月ごとに行ってもかまいません。

この章で紹介している複数の「凹み下腹をキープするワザ」をうまくとり入れ、一度凹んだ下腹をぜひともキープしてください。下腹が出ていない体を目標にしていれば、全身の筋肉がしなやかになって引き締まり、いつまでも精《せい》悍《かん》で若々しい体でいられます!

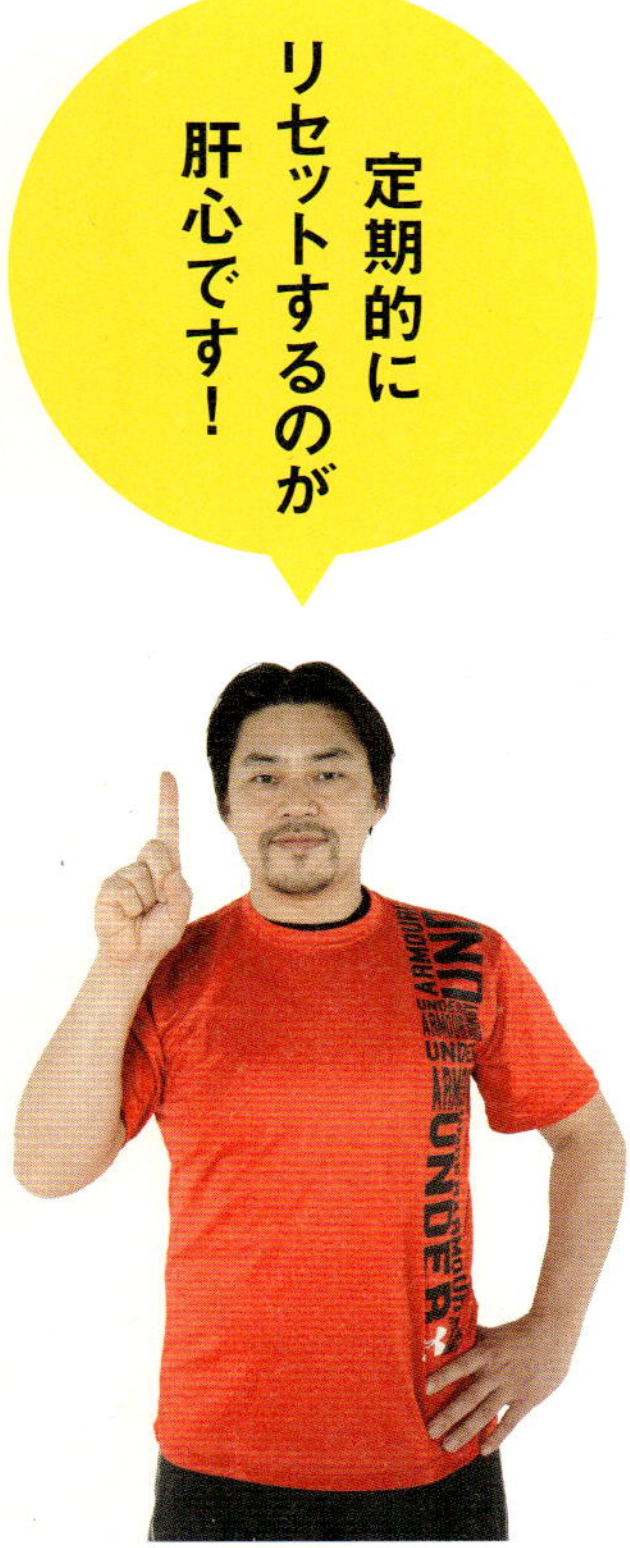
定期的にリセットするのが肝心です!

座談会

必要最低限のトレーニングで下腹は確実に凹む!

痛みをなくす、体のパフォーマンスを上げる、余分な脂肪を落とすことを接骨院の支柱としている、永井先生の指導で体を改造した3人の方にシンメトリーエクササイズの威力について語っていただきました。トレーニングの効果を知れば、モチベーションが上がること間違いなし！

集まってくださったのはトライアスロンの大会出場を目指している30代の方々。みなさん、引き締まったボディの持ち主ですが、シンメトリーエクササイズをする前はそれぞれに改善したいところがあったそう。シンメトリーエクササイズの実践方法とその効果、体を改造するモチベーションの持ち方を伺いました。

横っ腹の肉が消えて体脂肪率が8％減った！

——シンメトリーエクササイズで改善したのはどの部位ですか？

ヤマガミ　僕は横っ腹が気になっていました。ベルトの上に肉がのりそうで。家族にはわき腹がつかめるよって言われていました。それがシンメトリーエクササイズを朝、晩に30分程度するようにしたら、3か月で体脂肪が8％も落ちました。食事も糖質を控えたりしましたけど。

ノガミ　すごく変わったよね。あのままいってたらいわゆる中年体型になってた気が……。

ヤマガミ　もともとはぎっくり腰になりやすくてトレーニングをはじめたんですよ。でも、シンメトリーエクササイズで体のバランスが整ってきたら、なんであんなにぎっくり腰になってたんだろうと思うほど腰の調子がいいですね。

フジイ　僕もぎっくり腰がひどかった。中学生の頃から頻発して、ぎっくり腰と友達みたいだったから。3歳の頃の写真を見たら、すでに体がゆがんでたんですよ。今でも体が左右対称になったという認識はありませんけど、体にダメージが出ない程度によくなって

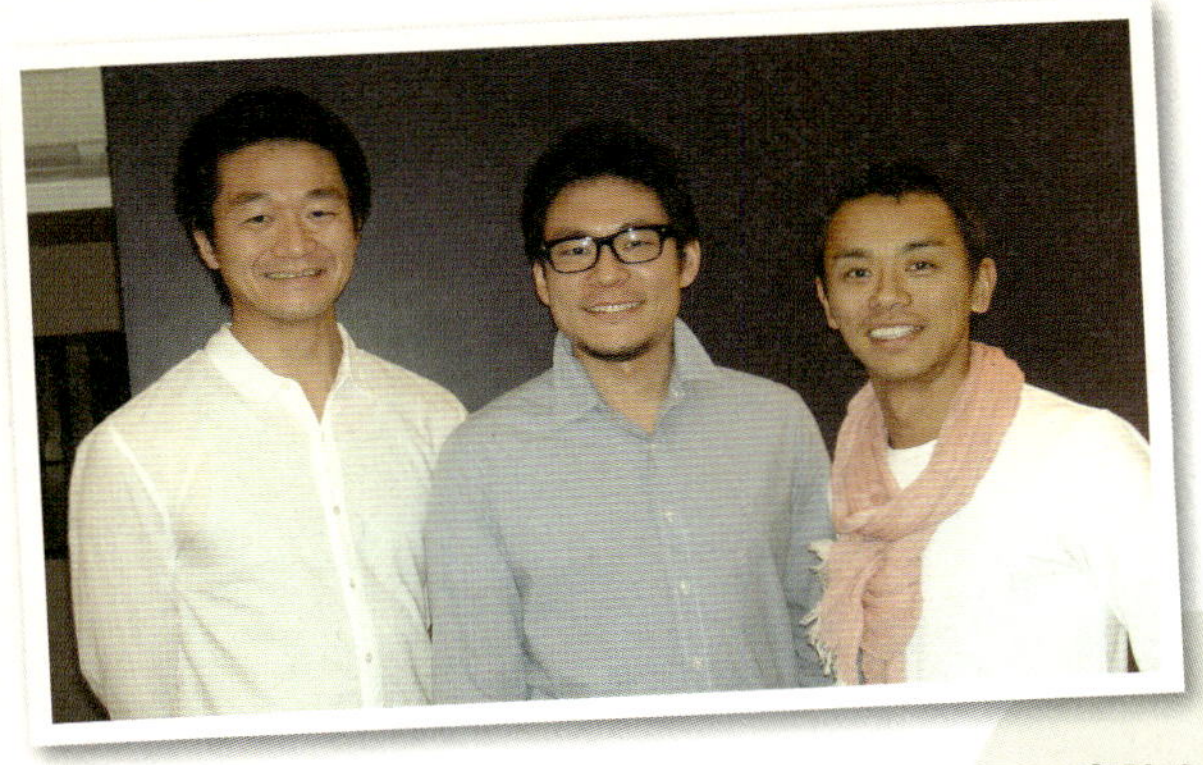

座談会メンバー

左からフジイさん（34歳）
ヤマガミさん（35歳）
ノガミさん（38歳）

きた気がします。

――エクササイズをしたらすぐによくなったのですか？

フジイ　毎晩5〜10分くらいを2〜3週間続けたらよくなりましたね。1種類のトレーニングを5回とか10回やるだけでした。

筋肉をピンポイントで動かすことが大事

フジイ　以前は自己流でトレーニングしてましたけど、的を射てなかったというか。腹筋に力を入れると腰がラクになる感じがするので腹筋をやってみたり。ピラティスをやってみたり。今は、この筋肉がこうなっているから痛くなるというのがわかって、その筋肉をピンポイントで使っているからとても効率がいいんです。動かす場所を意識することも大切だと思います。

ノガミ　僕は肩が痛かったんですけど、実は肩が痛むのは脚が原因だった。1年半くらいあぐらがかけなかったんですよ。それが、1か月ほどシンメトリーエクササイズをしたらあぐらがかけるようになりました。僕は毎日5分トレーニングしただけですよ。

――たくさんのトレーニングや長い時間はいらない？

ベルトにのっていたわき腹が見事に消滅してスッキリ！

どれだけ下腹に危機感があるか、それが下腹を凹ますカギ

ノガミ　やっているのは骨盤クランチと中殿筋トレーニングだけですけど、あぐらをかけなかった脚がスムーズに開くようになりました。以前は脚を45度くらい開くと電気が走るように痛んでいたのに、今ではなんともない。

体を本来の形に戻すとやせていくんじゃない？

フジイ　そんなに長い時間、体を動かしているわけじゃないけど、最初はぽわんとしてたお腹が少しずつ変化してきて、1か月くらいでお腹が割れてきました。

——みなさん、ラクに体を改造されたように感じますが。

フジイ　自分の体にどれだけ危機感があるかということがポイントですよね。腰の痛みはすぐに治したいし、僕らで言えばトライアスロンの大会に向けて体をメンテナンスしたいし。目標を定めてピンポイントで効率よくトレーニングするとすぐに結果が出ると思います。だらだらやってもしょうがないですもんね。

ノガミ　人間の骨格や筋肉を考えたちゃんとした動きをして、人間本来の体に戻すと痛みもなくなるし、やせるんじゃないのかな。

ヤマガミ　そうかも。シンメトリーエクササイズをはじめてから体の左右が対称になるように意識するようになりましたね。今は会社のデスクに座っていても、体が横に寄っていると感覚的にわかる。「あ、今、体が右に寄ってるな」って。そういえば肩こりもひどかったのにすごくラクになってきた。

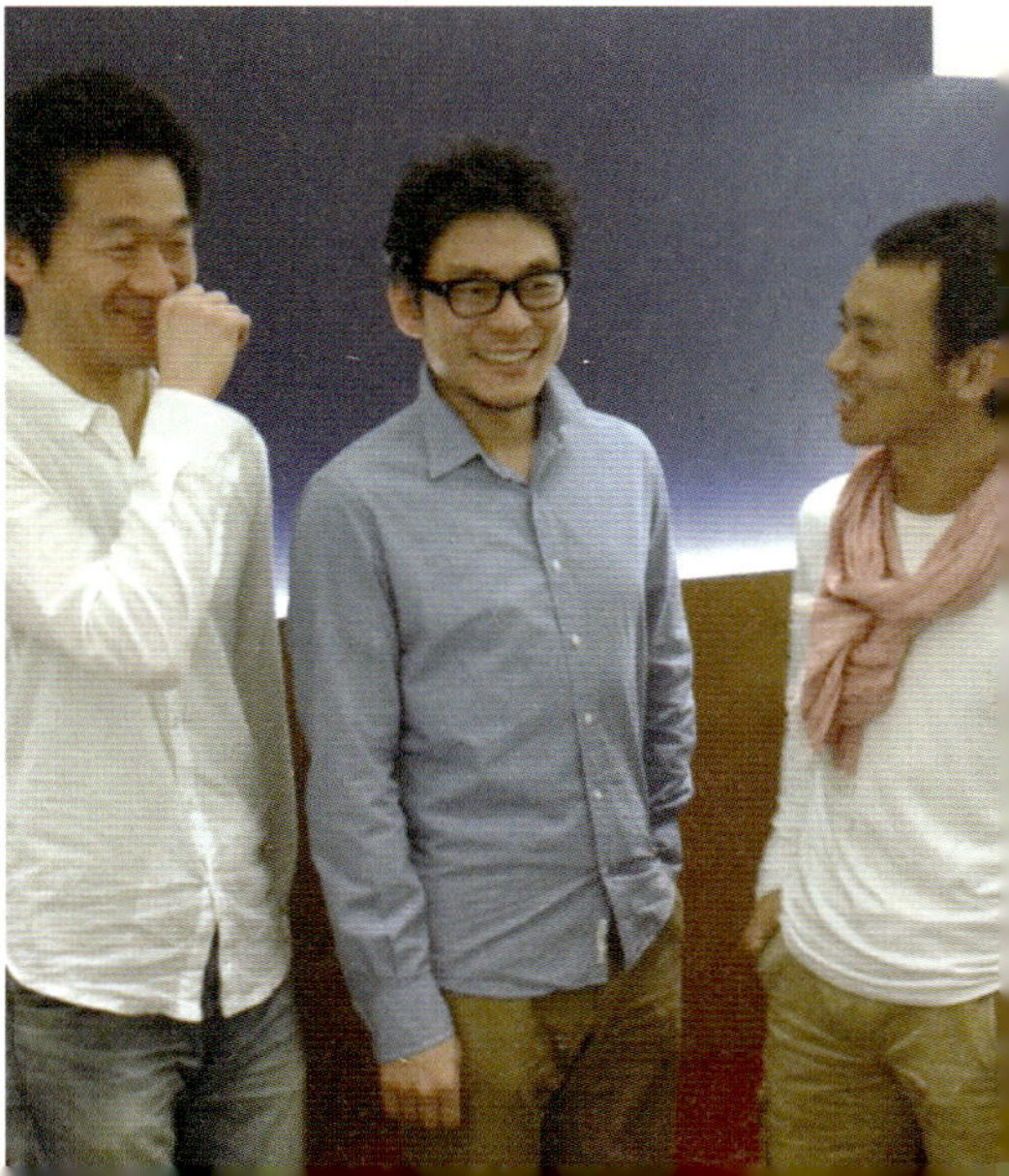

モチベーションをどれだけ維持できるかだよね

ノガミ　気づいたらすぐにやることも必要だよね。

ヤマガミ　僕は横っ腹がゆるんだときに体を動かしたのがよかったのかも。あのまま放っておいたらきっと下腹が前に出てきてた。

ノガミ　10日間で下腹を凹ますって無理な感じもするけど、モチベーションがあれば凹みますよ。僕は6年前くらいに下腹が出てきてヤバい！と思って、鏡に映った自分の写真を撮ったんですよ。運動習慣がまったくなかったので、そこから体を動かしはじめたら7kg減量して、20%弱あった体脂肪が今は4%くらいです。

フジイ　確かに丸っこい感じだったかも。

ノガミ　でしょ？　顔にぶつぶつができててね。でも、運動するようにしてトライアスロンという目標をつくったらすごかった。

フジイ　最近は職場の昼休みに2セットくらい体を動かすようになりました。午後に備えて腹斜筋と中殿筋を動かしておくと、腰がラクになって腰が痛くなる不安がなくなる。やっぱり自分の体に対する危機感と目標が必要かも。

ノガミ　それと正しく体を動かすことだよね。いくらやっても効果を実感できなければ続けられないから。

ヤマガミ　僕の横っ腹のゆるみがなくなったのも、人に「変わった」「やせた」と言ってもらえたから効果が出ているとわかったし、自分自身のモチベーションが上がって体を改造できたのかもね。

30代男性のデータを紹介します

	トレーニング開始時	2か月後	3か月後
下腹周囲（cm）	83	79	77
体脂肪率（%）	26.70	19.80	18.80

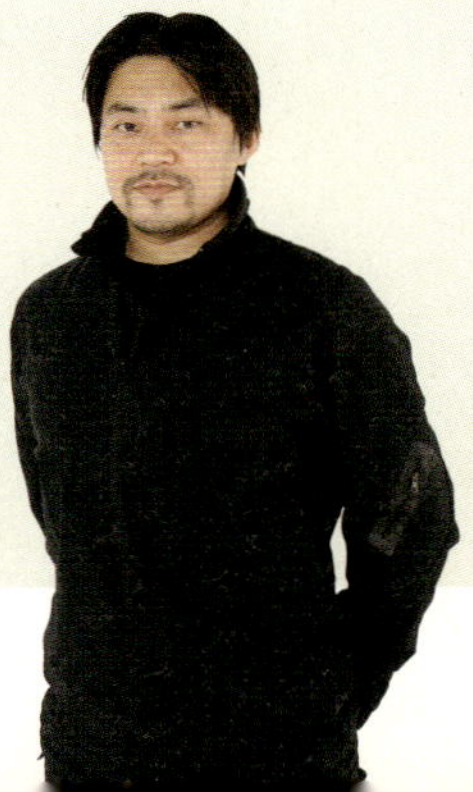

34歳男性。デスクワークで1日中座っていることが多い。腰痛と肩こりが慢性的にあった。痛みをとるためにシンメトリーエクササイズを1日5分程度はじめたところ、腰痛・肩こりは1週間で軽減。1か月後には完全に消失した。これは体のゆがみが無くなったためであるが、関節や筋肉の動きがスムーズになったおかげで体脂肪や下腹周囲も減少した。

おわりに

単に下腹の筋肉を鍛えて脂肪をなくすのでなく、
体のゆがみをとって全身の筋肉をしなやかにすることで
下腹が凹むことを体験していただけたでしょうか。
そして、下腹が凹むと同時に体じゅうが引き締まり、
精悍で若々しい体つきに変わっていくことを
実感していただけたでしょうか。
シンメトリーエクササイズをベースにした
「下腹を確実に凹ます10日間プログラム」は、
下腹だけにとらわれたトレーニングとは違い、
体じゅうの筋肉を総動員することで

下腹も凹ませるものです。

下腹以外の筋肉も使うトレーニングが遠回りに見えて
もどかしく感じたかもしれませんが、
実は、これこそがもっとも効率のよい方法です。

下腹が再びゆるんだときにはもちろん、
筋肉量が低下して体がゆるんできたと思ったら
ぜひ10日間プログラムを行ってください。
しなやかな筋肉のある引き締まった体になれますよ！

柔よく剛を制す

永井正之

10日間で確実に
下腹を凹ます

2013年5月3日　第1刷発行

著者　永井正之
発行人　蓮見清一
発行所　株式会社宝島社
〒102-8388
東京都千代田区一番町25番地
営業 03-3234-4621
編集 03-3239-0646
http://tkj.jp
振替 00170-1-170829　(株)宝島社

印刷・製本　株式会社リーブルテック

編集　水口千寿
構成・執筆協力　黒川ともこ
取材協力　伊藤美穂(M-style)
撮影　城石裕幸
ヘアメイク　山崎由里子
モデル　小木曽宜久(OSCAR PROMOTION)
イラスト　笹山敦子
装丁・本文デザイン　松崎理、福田明日実(yd)
DTP　藤原政則(ihub)

乱丁・落丁本は送料小社負担にてお取り替えいたします。
本書から無断転載・複製・放送を禁じます。
©Masayuki Nagai, TAKARAJIMASHA 2013 Printed in Japan
ISBN978-4-8002-0938-2